智能医学与大数据系列

SPSS
医学数据
统计与分析

宗敏 徐君南 ⊕ 编著

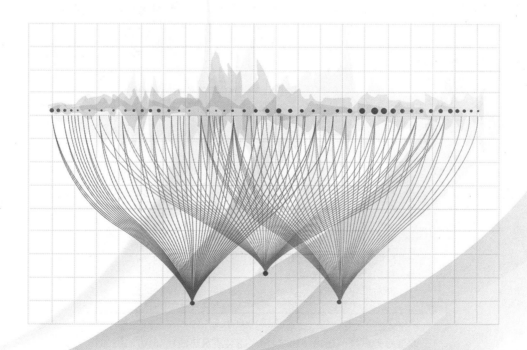

人民邮电出版社
北京

图书在版编目（CIP）数据

SPSS医学数据统计与分析 / 宗敏，徐君南编著. --
北京：人民邮电出版社，2024.4
（智能医学与大数据系列）
ISBN 978-7-115-62977-7

Ⅰ．①S… Ⅱ．①宗… ②徐… Ⅲ．①医学统计－统计
分析－软件包 Ⅳ．①R195.1-39

中国国家版本馆CIP数据核字（2023）第203065号

内 容 提 要

本书以 SPSS 28.0 为软件应用平台，由浅入深地全面讲解 SPSS 软件在医学统计学上的应用。本书通过图文并茂的方式讲解 SPSS 在医学统计工作中的各项操作，讲解深入浅出，以案例引导，内容翔实、清晰、直观，易学易用。

本书分为 16 章，详细介绍 SPSS 与医学统计学，医学资料的描述性统计分析、参数检验、非参数检验、方差分析、相关分析、回归分析、聚类分析与判别分析、主成分分析与因子分析、对应分析、可涵盖信度与多维尺度、生存分析、时间序列分析、统计表与统计图、观察性研究设计、实验性研究设计等内容。本书涉及面广，涵盖医学数据处理中需要使用的各种 SPSS 功能，全书按逻辑顺序编排，自始至终结合案例进行描述，内容完整且每章相对独立，是一本详尽实用的 SPSS 医学统计用书。

本书适合医学、生物科学领域的学生、科研人员学习使用，也适合作为高等院校医学、生物学等相关专业的教学参考书。

◆ 编　著　宗　敏　徐君南
　　责任编辑　胡俊英
　　责任印制　王　郁　焦志炜
◆ 人民邮电出版社出版发行　　北京市丰台区成寿寺路 11 号
　　邮编　100164　　电子邮件　315@ptpress.com.cn
　　网址　https://www.ptpress.com.cn
　　三河市君旺印务有限公司印刷
◆ 开本：787×1092　1/16
　　印张：22　　　　　　　　　　2024 年 4 月第 1 版
　　字数：515 千字　　　　　　　2024 年 4 月河北第 1 次印刷

定价：109.80 元

读者服务热线：(010)81055410　印装质量热线：(010)81055316
反盗版热线：(010)81055315
广告经营许可证：京东市监广登字 20170147 号

前　　言

医学统计学是描述、归纳、探索医学数据分布特征和解释医学数据规律的一门学科，广泛应用于临床医学、基础医学、公共卫生学和医疗卫生服务研究中。SPSS 是广受认可的统计分析软件，因功能丰富、效率高、操作简便而著称，是非常适合进行医学统计学数据分析的工具软件。

本书基于 SPSS 28.0 编写，该版本在界面设置、数据管理、报表和图标、编程能力等方面有很大改进和提高。本书采用"完全案例"的编写形式，知识点与相关操作技巧结合紧密，专业性、层次性、技巧性等特点鲜明，这也使该书的实用价值达到一个很高的层次。

本书讲解医学统计学与 SPSS 的基础知识和综合应用，主要分为 3 个部分，即基础知识、数据分析和实验设计，其中基础知识部分包括第 1 章，数据分析部分包括第 2~14 章，实验设计部分包括第 15、16 章。

第一部分：基础知识。该部分从医学统计学的基本概念、SPSS 的发展简史及数据输入输出等方面切入，使读者掌握 SPSS 的基本知识及数据分析前的数据整理方法，为之后的数据分析打下基础。

第二部分：数据分析。该部分全面讲解 SPSS 在医学统计学领域的应用，以实用为目标，通过简明扼要的讲解，并以案例引导，使读者全面掌握各种统计方法的操作。

第三部分：实验设计。该部分以案例作为导向，通过全面的数据分析，培养读者的医学统计实验设计能力，进一步加深读者对 SPSS 的理解。

本书结构合理、叙述详细、案例丰富，既可以作为从事医学数据分析的广大科研工作者、在校学生等不同层次的读者的自学用书，也可以作为高等院校相关专业的教学参考书。

SPSS 也是一个庞大的资源库与知识库，本书所讲难窥其全貌，虽然在本书的编写过程中编者力求叙述准确、完善，但由于水平有限，书中欠妥之处在所难免，希望广大读者能够及时指出，共同促进本书质量的提高。

本书提供所有配套案例素材，读者可通过异步社区网站免费获取。此外，读者可通过扫描书中二维码观看视频讲解，以更好地提升学习效果。

如果读者在学习过程中遇到与本书有关的技术问题，可以访问"算法仿真"公众号并回复"62977"获取帮助，公众号提供了读者与编者的沟通渠道，我们将竭诚为您服务。

资源与支持

资源获取

本书提供如下资源：

- 案例素材；

- 配套彩图；

- 本书思维导图；

- 异步社区 7 天 VIP 会员。

要获得以上资源，您可以扫描下方二维码，根据指引领取。

提交错误信息

作者和编辑尽最大努力来确保书中内容的准确性，但难免会存在疏漏。欢迎您将发现的问题反馈给我们，帮助我们提升图书的质量。

当您发现错误时，请登录异步社区（https://www.epubit.com），按书名搜索，进入本书页面，单击"发表勘误"，输入错误信息，单击"提交勘误"按钮即可（见下页图）。本书的作者和编辑会对您提交的错误信息进行审核，确认并接受后，您将获赠异步社区的 100 积分。积分可用于在异步社区兑换优惠券、样书或奖品。

与我们联系

我们的联系邮箱是 contact@epubit.com.cn。

如果您对本书有任何疑问或建议，请您发邮件给我们，并请在邮件标题中注明本书书名，以便我们更高效地做出反馈。

如果您有兴趣出版图书、录制教学视频，或者参与图书翻译、技术审校等工作，可以发邮件给我们。

如果您所在的学校、培训机构或企业，想批量购买本书或异步社区出版的其他图书，也可以发邮件给我们。

如果您在网上发现有针对异步社区出品图书的各种形式的盗版行为，包括对图书全部或部分内容的非授权传播，请您将怀疑有侵权行为的链接发邮件给我们。您的这一举动是对作者权益的保护，也是我们持续为您提供有价值的内容的动力之源。

关于异步社区和异步图书

"异步社区"(www.epubit.com)是由人民邮电出版社创办的 IT 专业图书社区，于 2015 年 8 月上线运营，致力于优质内容的出版和分享，为读者提供高品质的学习内容，为作译者提供专业的出版服务，实现作者与读者在线交流互动，以及传统出版与数字出版的融合发展。

"异步图书"是异步社区策划出版的精品 IT 图书的品牌，依托于人民邮电出版社在计算机图书领域的发展与积淀。异步图书面向 IT 行业以及各行业使用 IT 的用户。

目 录

第一部分　基础知识

第二部分　数据分析

第三部分 实验设计

第一部分　基础知识

第1章 SPSS 与医学统计学

医学统计学是运用概率论与数理统计的原理及方法，结合医学实际，研究数字资料的收集、整理、分析与推断的一门学科。SPSS 是广受认可的统计分析软件，适合进行各类数据分析，在医学统计学中具有广泛应用。将医学统计学与 SPSS 结合可以快捷方便地解决各类医学统计问题。在正式进入学习前，本章首先介绍医学统计学的相关概念和 SPSS 的入门级操作。

学习目标：
（1）了解 SPSS 的发展简史。
（2）熟知 SPSS 窗口及基本功能含义。
（3）了解医学统计工作的基本步骤。
（4）了解常见的医学统计资料的类型。

1.1 医学统计工作基本步骤

医学研究的对象主要是人体以及与人的健康有关的各种因素，是评价人类健康水平，探索疾病发生及疾病预测的学科，能帮助我们更好地认识和掌握个体及群体健康变化的规律。

生物现象的一个重要特点就是普遍存在着变异。所谓变异（个体差异），是指相同条件下同类个体之间某一方面发展的不平衡性，系偶然因素起作用的结果。

例如同地区、同性别、同年龄的健康人，他们的身高、体重、血压、脉搏、体温、红细胞计数、白细胞计数等的数值都会有所不同。又如在同样条件下，用同一种药物来治疗某病，有的病人被治愈，对有的病人疗效不显著，对有的病人可能无效，甚至可导致其死亡。

引起客观现象差异的原因是多种多样的，归纳起来，一类原因是普遍的、共同起作用的主要因素，另一类原因则是偶然的、随机起作用的次要因素。这两类原因总是错综复杂地交织在一起，并以某种具有偶然性的形式表现出来。

医学科学研究的任务就在于，要从看起来错综复杂的偶然性中揭露出潜在的必然性，即事物的客观规律。这种客观规律是在大量现象中发现的，比如临床上要观察某种疗法对某病的疗效时，如果观察的病人很少，便不易正确判断该疗法对某病是否有效；但当观察病人的数量足够多时，就可以得出该疗法在一定程度上有效或无效的结论。所以，医学统计学是医学科学研究的重要工具。

医学统计工作的基本步骤包括医学研究设计、收集资料、整理资料和分析资料，它们紧密相连、缺一不可，任何一步的缺陷都将影响最终研究结果。

1.1.1   医学研究设计

医学研究设计是医学统计工作中的重要内容，它是医学统计工作的第一步，是对研究过程、内容及具体实施方法和步骤的总设想或安排，即制定周密、具体的要求和计划。因此，医学研究设计是整个统计工作过程中最关键的一步，也是后面 3 个步骤实施的依据。

医学研究通常包括实验性研究和观察性研究，前者主要指在人为干预的条件下获得数据，后者则指在自然发展的情况下收集数据。研究设计有专业设计和统计设计，实际应用过程中两者相辅相成。专业设计主要反映研究者对专业知识的掌握程度，与科研课题和项目的深度及水平有关。统计设计主要反映研究者对统计知识、技术正确应用的程度和科学研究的能力，主要与科研工作的质量有关。在整个统计设计中，有关收集资料的计划是核心部分，它主要包括拟定研究方案、确定观测对象和观测单位、确定样本含量和抽样方法、制定实验过程中的质量控制措施、初步确定拟使用的统计方法等。

1.1.2   收集资料

收集资料是获得研究所需原始资料的过程，要根据研究目的与设计确定收集方式。实验性研究的收集方式主要是通过专项实验，如临床试验、动物实验；观察性研究的收集方式主要是通过专题调查。无论是通过何种途径收集到的资料，都应强调它的准确性、完整性。

医学科学研究原始资料的来源如下。

（1）报表资料

医疗卫生领域里的各种报表，如传染病报表、疾病检测报表、医院年度统计报表、卫生统计年鉴等。

（2）医疗、预防机构的日常工作记录

如住院病例、经常性工作记录和数据库等。在疾病治疗质量评价的研究中，确定了评价指标后，要对医院住院患者的病例数据进行收集，利用统计分析方法进行影响因素调整和治疗质量评价。

（3）专题研究的实验数据和调查资料

专题研究或实验研究一般指为解决某个问题或验证某个假说等所进行的专门研究。如全国 7～10 岁儿童龋病现场调查、某地 Ⅱ 型糖尿病调查、全国膳食营养水平调查、某地中小学生抑郁情况调查、某地中小学生的健康状况研究等。

1.1.3   整理资料

整理资料是对收集到的原始资料进行有目的的审核、校正、整理，使之系统化、条理化，以便于进一步计算统计指标并进行分析。整理资料的过程包括：

（1）对原始资料进行检查、核对、纠错，消除收集和录入数据的过程中可能出现的差错；

（2）根据常识、专业知识、逻辑关系对资料的合理性和一致性进行检查与核对，如研究某种妇科疾病发生的影响因素时，排查资料中是否有男性患者的记录；

（3）根据统计分析的要求，将观察单位按类别（如性别、职业、疾病分类、婚姻状况等）或数值大小（如年龄、体重指数等）归类分组，并分组汇总资料。

1.1.4 分析资料

分析资料是对整理的资料进行统计分析，获取资料中有关信息的过程，包括统计描述和统计推断两个方面。统计描述是通过计算有关的统计指标，对资料进行全面概括的描述，包括统计指标的计算和统计图表的绘制。统计推断是从样本中的信息推断总体特征，包括参数估计和假设检验两部分，参数估计是指用样本统计量估计总体参数，假设检验是用来判断样本与样本、样本与总体的差异是由抽样误差引起还是本质差别造成的统计推断方法。

1.2　医学统计学的基本概念

医学统计学涉及许多概念和原理，下面的几组基本概念是医学统计学的基础。

1.2.1 同质与变异

同质是指个体的观察指标所受的影响因素相同。这里所说的"相同"有时是相对的，也就是说，观察单位所受的影响因素有时不可能达到绝对一致。

特别是在医学研究中，有些影响因素是难以控制的，甚至是未知的，如遗传、心理等因素，这时只要保证主要影响因素相同或基本相同就可以认为个体是同质的。

变异是指在同质的基础上个体间的差异性，如相同年龄、性别、身高的正常儿童的体重不是都相同的，这种情况就称为体重的变异。对于人和其他生物体，变异是广泛存在的。尽管变异具有一定的随机性和偶然性，但变异是有规律的。统计学正是探讨并利用变异规律的科学，若无变异则无须统计。

1.2.2 总体与样本

总体就是根据研究目的确定的同质个体的全体，它实际上是某一指标值的集合。样本是从总体中随机抽取的部分个体，样本中的个体的数目称为样本含量。

由于直接研究总体通常是不可能或不必要的，因此实际工作中总是从总体中抽取个体组成样本，根据样本所提供的信息推断总体的特征。从总体中抽取的样本必须具有代表性、随机性和可靠性。

（1）代表性

代表性是指样本要满足总体对个体同质性的规定，属于所规定的总体的范围。

（2）随机性

随机性是指总体中任何个体都有同等机会被抽取进入样本，样本中的任何个体都有同等机会被分配到任何一个处理组中。

（3）可靠性

可靠性是指样本含量要足够大，这样根据样本推断总体得出的结论才是可靠的。在实际工作中，确定样本含量大小的原则是既要保证研究结果可靠，又要避免浪费。

1.2.3 误差

统计学所说的误差泛指测量值与真实值之差，以及样本指标与总体指标之差。根据误差产生的原因及其性质，可以将误差分为 3 类。

（1）系统误差

系统误差是指由确定原因（如测量仪器未校准、医生判断标准偏高或偏低等）引起的观测值与真实值呈倾向性的偏差。由于系统误差影响了原始资料的准确性，且其产生的原因是明确的，因此在收集资料的过程中必须消除系统误差。

（2）随机测量误差

随机测量误差是指由于非人为的偶然因素造成的同一个体的多次观测结果之间存在的没有固定倾向的偏差。对于这类误差应尽可能加以控制，至少将其控制在一个允许的范围内。在实际工作中，可以通过多次测量后计算平均值的方法减小甚至消除随机测量误差。

（3）抽样误差

抽样误差是指由于研究的对象是样本而非总体以及总体中个体存在变异而造成的样本指标与总体指标之间的偏差。抽样误差是不可避免的，但抽样误差是有规律的，因而是可控制的。统计推断过程正是对抽样误差进行计算后由样本估计总体的过程。

1.2.4 频率与概率

频率是指某事件出现的次数与总试验次数的比值。随着总试验次数无限增加，某事件出现的频率在某一确定值附近摆动并无限趋近于这个值，这个值就确定为该事件出现的概率。在医学统计中常将频率简称为率，如患病率、有效率等，这时频率也称为统计概率。概率是对随机事件发生可能性大小的量度，用符号 P 表示。概率的范围为 0～1，必然发生的事件其概率为 1，不可能发生的事件其概率为 0。某事件的发生概率 P 越大，该事件发生的可能性越大。

在医学研究中，通常将 $P<0.05$ 或 $P<0.01$ 的事件称为小概率事件。一般认为在一次随机抽样中小概率事件基本不会发生，这就是小概率事件原理。小概率事件原理是统计推断的一个重要原理。

1.2.5 变量与资料

变量是描述研究对象某种特征的指标，变量全部或部分的测量值构成资料。例如在研究癌症患者的影响因素时，获得了癌症患者的年龄、性别、用药类型、生存时间等变量，这些变量的测量值构成资料。

统计分析中识别变量和资料的类型非常重要，这决定了统计分析方法的选择，不同类型的变量和资料要用不同的统计方法去分析。资料分为计量资料、计数资料和等级资料，变量分为定量变量和定性变量。

（1）计量资料

每个研究对象的变量值为一数值，表现出量的大小，由这样的一组研究对象的定量测量值所构成的资料即计量资料。

计量资料可以是离散变量资料，也可以是连续变量资料。离散变量（如一年中的住院患者数、新生儿数等）只能取整数值；连续变量可以取实数轴上的任何数值，"连续"是指该类型变量可以在实数轴上连续变动，如身高、体重、骨密度等。

（2）计数资料

每个研究对象的变量值为互不相容的属性（类别）之一，由这样的一组研究对象的定性变量值组成的资料即计数资料，包括二分类计数资料与多分类计数资料。

若变量值的属性（类别）为二分类，则称该资料为二分类计数资料，如性别（男或女）、疾病预后（生或死）等资料；若变量值的属性（类别）为无序多分类，则称该资料为无序多分类计数资料，如血型（O 型、A 型、B 型、AB 型）资料。

（3）等级资料

每个研究对象的变量值为互不相容的属性（类别）之一，且这些属性（类别）间有不同程度的递增或递减关系，由这样的一组研究对象的变量值组成的资料即等级资料，如结核患者的痰涂片结果（阴性、可疑、阳性）、临床检验结果（−、±、+、++、+++）等资料。

为了研究需要或数据分析方便，有时要对资料进行转换，一般是将计量资料转为计数资料或等级资料。

（4）定性变量

定性变量又名分类变量，观测的个体只能归属于几种互不相容类别中的一种时，一般是用非数字来表达其类别。

（5）定量变量

定量变量也就是通常所说的连续量，如长度、重量、产量、人口、速度和温度等，它们是由测量或计数、统计所得到的量，这些变量具有数值特征。

1.2.6 参数与统计量

参数是根据总体中个体值计算出来的描述总体特征的指标。参数一般用希腊字母表示，如总体均数、总体方差、总体率等。

统计量是根据样本中个体值计算出来的描述样本特征的指标。统计量一般用英文字母表示，如样本均数、样本方差、样本率等。

1.3 实验设计基本概念

医学实验根据研究对象的不同分为动物实验和临床试验两类。它们分别以动物或生物材料和人为研究对象，在研究过程中对研究对象进行干预或处理，观察不同干预或处理的结果是否存在差异。

1.3.1 实验设计要素

一般来说，在设计中应该明确 3 个要素：实验因素、实验对象和实验效应。

（1）实验因素

实验因素亦称为处理因素，是指研究者根据研究目的在实验中需要观察并阐明其效应的因素。影响实验结果的因素很多，实验设计时应该抓住实验中的主要因素，明确处理因素和非处理因素。处理因素要标准化，要选用适当的设计方案来控制重要的非处理因素的影响，以便有效地控制和估计误差。

（2）实验对象

实验对象亦称为受试对象，是处理因素作用的客体。受试对象的选择在医学实验中十分重要，对实验结果有重要影响，受试对象应满足两个基本条件：对处理因素敏感；反应必须稳定。

同时受试对象还应具有明确的标准，实验进行前还必须对研究对象的筛选条件做严格的规定，即明确纳入标准与排除标准，以保证它们的同质性。

（3）实验效应

实验效应是实验因素作用于受试对象后产生的变化。实验效应通过实验中所选用的指标来体现。反映实验效应的观测指标称为效应指标。选用的效应指标与要反映的问题之间应具有较高的关联性、有效性、精确性、客观性、特异性、敏感性和稳定性。

效应指标有主观指标与客观指标之分，主观指标由患者回答或医生定性判断来描述观察结果，客观指标则借助仪器等手段进行测量来反映观察结果。主观指标易受研究者和受试对象心理因素影响，因此，在选用指标时应尽量选用客观的、定量的指标。

1.3.2　实验设计原则

实验设计的主要作用就是有效地排除非处理因素的干扰和影响，减少误差、提高实验的效率，使随机现象的统计规律更好地显露出来。因此在设计时还必须遵守 3 个基本原则，即随机化原则、对照原则及重复原则。

（1）随机化原则

随机化可以使不可控制的因素在不同的处理组中的影响较为均匀，是保证非处理因素均衡一致的重要手段。

随机不是随意，也就是说，不能由受试对象自己选择，也不能由研究者主观决定，要按照随机化的实现方法，从统计学的角度来完成。

（2）对照原则

对照是在确定接受处理因素的实验组的同时设立对照组。因为有比较才有鉴别，只有通过对比分析才能判明优劣，只有正确地设立了对照，才能将处理因素的效应充分显露出来。常用的对照方法有标准对照、相互对照、自身对照、配对对照、空白对照、实验对照和安慰剂对照等。

（3）重复原则

重复是指在相同的实验条件下的受试对象要具有一定数量。由于个体差异、观测操作方法等影响因素的存在，同一种处理对不同的受试对象（甚至对同一受试对象）所产生的效应会不尽相同。只有在大量重复实验的条件下，才能减少随机测量误差，降低实验误差，真实效应才会比较准确地显露出来。

整个实验过程中实验次数的总和称为样本含量或样本大小。样本含量过小，统计规律无法显露出来；样本含量过大，会延长实验时间，浪费人力和物力，并有可能导致系统误差的出现。因此根据医学和统计学知识合理地估计样本含量是实验设计的重要内容。

除以上 3 个实验设计基本原则之外，在临床试验设计中还应遵从均衡性原则、盲法原则等。

1.4　SPSS 统计软件简介

SPSS 由于其操作简单，已经在我国的社会科学、自然科学的各个领域发挥着巨大作用。该软件还应用于经济学、数学、统计学、物流管理、生物学、心理学、地理学、医疗卫生、体育、农业、林业、商业等多个学科与领域。

1.4.1　SPSS 的发展简史及基本功能介绍

SPSS 是广受认可的统计分析软件，由美国斯坦福大学的 3 位研究生 Norman H. Nie、C. Hadlai (Tex) Hull 和 Dale H. Bent 于 1968 年开发而成。当时世界上许多有影响力的报刊纷纷就 SPSS 的自动统计绘图、数据深入分析、使用方便、功能齐全等方面给予了高度的评价。

2009 年 7 月 28 日，IBM 公司宣布用 12 亿美元现金收购统计分析软件提供商 SPSS 公司，并将其更名为 IBM SPSS，截至完稿时 SPSS 已升级至版本 29.0。SPSS 是世界上最早采用图形菜单驱动界面的统计软件，它最突出的特点就是操作界面极为友好，输出结果美观。

SPSS 采和 Windows 的窗口方式展示各种管理和分析数据的功能，采用对话框展示出各种功能选项。SPSS 采用类似 Excel 表格的方式输入与管理数据，数据接口较为通用，能方便地从其他数据库中读入数据。

SPSS 也是一个组合式软件包，它集数据录入、整理、分析功能于一身。用户可以根据实际需要和计算机的功能选择模块，以降低对系统硬盘容量的要求，促进了该软件的推广和应用。SPSS 的基本功能包括数据管理、统计分析、图表分析、输出管理等。

SPSS 统计分析过程包括描述性统计、均值比较、一般线性模型、相关分析、回归分析、对数线性模型、聚类分析、数据简化、生存分析、时间序列分析、多重响应等大类，每个大类又分多个统计过程，比如回归分析又分线性回归分析、曲线估计、Logistic 回归、Probit 回归、加权估计、两阶段最小二乘法、非线性回归等，而且每个统计过程又允许用户选择不同的方法和参数。SPSS 有专门的绘图系统，可以根据数据绘制各种图形。

SPSS 的分析结果清晰、直观、易用，而且可以直接读取 Excel 及 DBF 数据文件，现已推广到多种操作系统的计算机上，它和 SAS、BMDP 并称为国际上最有影响力的三大统计软件。

1.4.2　SPSS 操作界面

SPSS 安装完成后，在开始菜单中选择"开始"→"程序"→"SPSS for Windows"命令，即可打开 SPSS。为了方便使用，用户可以设置 SPSS 的快捷方式：

右击"SPSS for Windows"，在弹出的菜单中选择"发送到"→"桌面快捷方式"命令，此时，计算机桌面会出现一个（SPSS 28.0）图标，双击图标即可启动 SPSS。

启动 SPSS 后，首先会弹出一个文件选择对话框（见图 1-1），该对话框中有新建文件、样本文件、新增功能、帮助与支持、教程、社区等，用户根据自己的需求选择相应的选项，即可进入 SPSS 的数据编辑窗口。

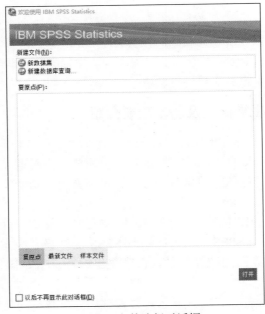

图 1-1   文件选择对话框

若不想每次启动 SPSS 都看到该对话框，勾选最下方的复选框"以后不再显示此对话框"即可。

1.5   SPSS 窗口及其功能

本节着重介绍 SPSS 28.0 中常用的窗口，包括数据编辑窗口、结果输出窗口、语法编辑窗口、脚本编辑窗口。

1.5.1   数据编辑窗口

数据编辑窗口包括两种视图，分别为数据视图、变量视图，如图 1-2 所示。前者是一个可以向下和向右扩展的二维表格，用于查看、录入和修改数据；后者用于输入和修改变量的定义。

数据编辑窗口包括标题栏、主菜单栏、快捷菜单栏、编辑栏、单元格信息栏、视图切换标签页和状态栏等。

（1）标题栏：显示当前的文件名。

（2）主菜单栏：包括文件、编辑、查看、数据、转换、分析、图形、实用程序、扩展、窗口、帮助等。

（3）快捷菜单栏：包含常用的快捷图标。

（4）编辑栏：用于输入和显示单元格中的数据。

（5）单元格信息栏：在数据视图中显示所有个案在各个变量中的取值，表中每一行表示一个个案，每一列表示一个变量；在变量视图中显示所有变量的信息，表中每一行表示一个变量，每一列是关于变量一个方面的信息。

（6）视图切换标签页：包含"数据视图""变量视图"两个选项，可以相互切换。

（7）状态栏：用于查看当前程序运行的状态。

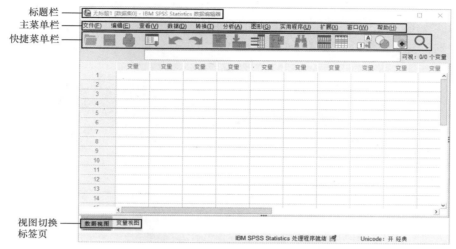

图 1-2　数据编辑窗口

1.5.2　结果输出窗口

结果输出窗口是显示和管理 SPSS 统计分析结果（包括文本、表格及图形）的窗口，如图 1-3 所示。该窗口中的内容可存为以.spv 为扩展名的 SPSS 文件。

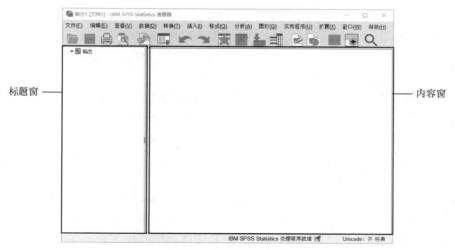

图 1-3　结果输出窗口

在第一次产生分析结果的 SPSS 过程结束后，结果输出窗口自动打开，若要打开新的结果输出窗口，可执行菜单栏中的"文件"→"新建"→"输出"命令。

　　结果输出窗口有标题窗、内容窗。前者用于显示已有的分析结果的标题和内容索引；后者用于显示统计分析的具体输出内容，包括文本、统计表和统计图。若要对内容窗中的结果进行编辑，双击选中内容即可。

1.5.3　语法编辑窗口

　　语法编辑窗口用于编辑和运行命令文件，如图 1-4 所示。该窗口不仅可以编辑对话框操作不能实现的特殊过程的命令语句，还可以将所有分析过程汇集在一个命令语句文件中，以避免处理较复杂资料时因数据的小小改动而大量重复分析过程。

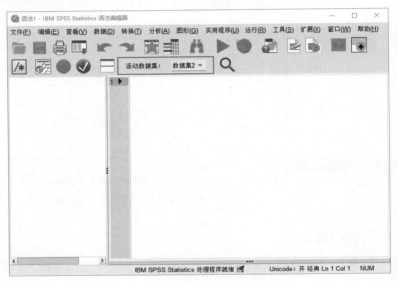

图 1-4　语法编辑窗口

　　该窗口中的内容可存为以.sps 为扩展名的 SPSS 文件。用户可以根据自己的需求对命令文件进行修改、编辑，也可以编写针对当前数据文件的命令程序。

　　在任何统计分析对话框上，都可以通过单击"粘贴"按钮自动打开语法编辑窗口，将执行 SPSS 过程的相应命令语句写在窗口中。

　　若要打开新的语法编辑窗口，可执行菜单栏中的"文件"→"新建"→"语法"命令。编写好命令文件后，可以单击菜单栏上的"运行"按钮，提交系统执行，显示结果输出窗口，得到分析结果。

1.5.4　脚本编辑窗口

　　脚本编辑窗口提供了 SPSS 内置语言 Sax Basic 的编程环境，其不仅可以开发 SPSS 的便捷功能或插件，还可以编写自动化数据处理的程序，如图 1-5 所示。

　　在脚本编辑窗口中，可以利用程序或对话框编辑器编写出友好的 Windows 界面，还可以基于 DDE 或 OLE 机制，实现与其他程序的接口。

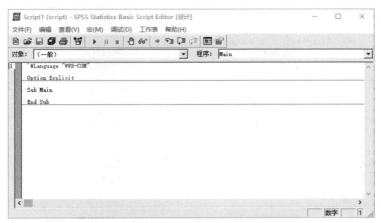

图 1-5　脚本编辑窗口

1.6　数据类型及定义

数据是统计分析的基础，用户在进行分析之前，需要区分不同的数据类型，同时掌握定义变量的方法。

1.6.1　数据类型与变量定义

数据包括常量和变量。常量指取值在一定阶段保持不变的量，如圆周率，SPSS 中的常量分为数值型、字符串型和日期型；变量指在不同的记录行取不同的值，即取值可变的量。

输入数据前首先要定义变量，定义变量时要定义变量名、变量类型、变量宽度、变量小数位数、变量标签、变量值标签和变量的显示宽度等。

1. 定义变量名

SPSS 默认的变量名为 VAR00001、VAR00002 等，用户可以根据自己的需要对变量进行命名。变量的命名有一定的规则，具体内容如下。

（1）必须以字母、汉字或字符@开头，其他字符可以是任何字母、数字或_、#、$等符号。

（2）不能使用空白字符和其他特殊字符（如"！""？"等）。

（3）变量命名不区分大小写且必须唯一。

（4）用户定义的变量不能以"$"开头。以"$"开头的变量名特指 SPSS 的系统变量，系统变量不可修改，而且在程序中不可用。

（5）避免最后一个字符是"."，因为英文句点有时会作为命令的结束标志，若这样定义变量，则容易引起歧义。

（6）避免最后一个字符是"_"，因为下画线一般作为由程序或命令自动生成的变量名的结尾。

（7）SPSS 的保留字不能作为变量名，SPSS 的保留字有 ALL、AND、WITH、NOT、OR、BY、EQ、GE、GT、LE、LT、NE、TO 等。若使用了上述保留字作为变量名，系统会自动提示。

2. 定义变量类型

单击"类型"相应的单元格中的按钮 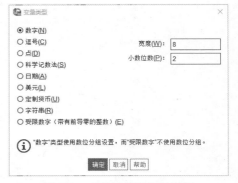，弹出"变量类型"对话框，如图 1-6 所示，在该对话框中选择合适的变量类型并单击"确定"按钮，即可定义变量类型。

SPSS 28.0 的变量类型包括数值型、字符串型、日期型，具体介绍如下。

图 1-6　"变量类型"对话框

（1）数值型变量

数值型变量的长度是用字符个数度量的数字宽度，小数点和其他分界符也计算在内，常用的数值型变量表示方法如下。

- 数字：可以定义数值的宽度和小数位数，SPSS 默认宽度和小数位数分别为 8、2。数值的宽度包括整数部分的位数、小数点、小数部分的位数。
- 逗号：指整数部分每 3 位数添加一个逗号，如"1,234.00"。
- 点：以整数形式显示的数值每 3 位数加一点（这里不是小数点）。也可以定义小数位数，但所显示的小数部分均为 0，且小数点用逗号表示。如自定义小数位数为 2，则"9.8765"显示为"98.765,00"。
- 科学记数法：指数值在数据编辑窗口中以指数形式显示。如定义数值宽度为 8，小数位数为 3，则"123.456"显示为 1.23E+02。
- 美元：其值在显示时，有效数字前面带有"$"，输入时可以不输入"$"，显示时系统会自动加上"$"和分隔符。
- 定制货币：SPSS 提供了多种货币显示形式，用户可根据需要选择，并定义数据宽度和小数位数。默认显示为整数部分每 3 位加一个逗号，用户可以定义数据宽度和小数位数，如 9876543.21 显示为 9,876,543.21。
- 受限数字：指将输入的数值位数限制为所设定的数据宽度。假定数据宽度设定为 4，则"112233"显示为"2233"，而"11"显示为"0011"。

（2）字符串型变量

用户可自定义字符串长度以便输入字符串，使用字符串时需注意以下几个方面。

- SPSS 区分短字符串和长字符串，短字符串最长为 8 字节，一个长字符串大于等于 8 字节，长字符串变量不能定义用户缺失值。有些分析过程可以处理短字符串，但不能处理长字符串。
- 系统缺失值不能用于生成字符串型变量。
- 当生成新变量、修改原变量时，可能产生缺失值或未定义的变量值，这时系统自动赋予值为空。变量值以空格表示时，若无特别定义，不能代表缺失值。
- 字符串型变量不能参与算术运算。
- 字符串中的大小写字母是截然不同的两个字符，用户在使用时需注意。

（3）日期型变量

SPSS 中的日期型变量既可以表示日期，也可以表示时间。SPSS 提供了多种日期显示形式，用户可根据需要选择。

3. 定义变量宽度

系统默认变量宽度为 8。单击"宽度"列中的某一单元格，将出现⁸   图标，可单击上/下箭头调大/调小变量的宽度，也可直接在单元格里输入数字。当变量类型为日期型时，变量宽度的设定无效。

4. 定义变量小数位数

设置变量的小数位数，方法同变量宽度的设置方法。当变量类型为日期型时，变量小数位数的设定无效。

5. 定义变量标签

变量标签是对变量名的进一步描述，最多包括 120 个字符，且区分大小写。变量标签可以显示在结果输出窗口，便于查看结果时理解变量的实际意义。

6. 定义变量值标签

变量值标签是对变量的每一个可能取值的进一步描述，当变量是定性变量或定序变量时，变量值标签的描述是非常有用的。

例如，在统计分析中经常用 1 代表"男"、2 代表"女"等。具体操作为：单击"值"相应的单元格右侧的   ，弹出"值标签"对话框，如图 1-7 所示；在"值"中输入1，"标签"中输入男；单击"添加"按钮即完成变量值标签的定义。

7. 定义缺失值

SPSS 有两类缺失值，即系统缺失值和用户缺失值，系统缺失值默认为无。在实际工作中常会因为某种原因出现记录数据失真、没有记录等缺失现象。例如在统计过程中，一些被调查者没有回答的题目都将标记为用户缺失值。

定义缺失值的具体操作为：单击"缺失"列下面的某一单元格，弹出"缺失值"对话框，如图 1-8 所示，其中有以下 3 种定义缺失值的方法。

- 无缺失值：SPSS 默认方式。若当前变量的取值完整，则选择此项。
- 离散缺失值：可以指定 1～3 个离散的缺失值。例如可指定 20、95 和 88 为缺失值。
- 范围加上一个可选的离散缺失值：可以指定一个缺失值范围和一个离散的缺失值。

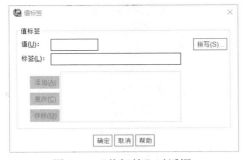

图 1-7　"值标签"对话框

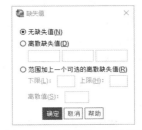

图 1-8　"缺失值"对话框

8. 定义变量的显示宽度

SPSS 默认变量的显示宽度为 8，用户可根据需要进行设置。

9. 定义变量显示的对齐方式

SPSS 有左对齐、右对齐、居中对齐 3 种方式，默认为右对齐。

10. 定义变量的测量尺度

SPSS 可选测量尺度有以下 3 种。

- 名义：一种分类变量，即它的取值只代表观测对象的不同类别，变量的取值之间没有内在的大小可比性。例如"性别"变量。
- 有序：一种分类变量，但是变量取值之间有内在的大小顺序或等级。例如"满意度"变量的取值为 1 表示很不满意、2 表示比较满意、3 表示非常满意，由小到大的取值代表满意度的提高。
- 度量：又称定距变量或刻度变量，一般为有刻度度量的连续变量，它的取值之间可以比较大小，且可以定义距离。例如"年龄""年份"等。

11. 定义变量的角色

角色用于定义变量在后续统计分析中的功能，SPSS 提供的角色选项有输入、目标、两者、无、分区和拆分等。

1.6.2　运算符与表达式

SPSS 的基本运算有 3 种：数学运算、关系运算和逻辑运算。对应的运算符表示方法如表 1-1 所示。

表 1-1　　　　　　　　　　　　运算符

数学运算符		关系运算符		逻辑运算符	
+	加	<（LT）	小于	&（AND）	与
−	减	>（GT）	大于	→（OR）	或
*	乘	<=（LE）	小于等于	~（NOT）	非
/	除	>=（GE）	大于等于		
**	幂	1=（EQ）	等于		
（　）	括号	~=（NT）	不等于		

数学运算符也就是常用的算术运算符，可以连接数值型的常量、变量和函数，形成算术表达式，运算结果通常为数值。数学运算符的优先级从高到低为括号、函数、乘方（幂）、乘或除、加或减，同一优先级的符号，位于左侧的优先级高。

关系运算符用于建立两个量之间的比较关系，如果比较关系成立，则关系表达式的值为真（true），否则为假（false）。例如，假定表达式为"$a<0$"，如果 $a=1$，则表达式"$a<0$"为假，表达式的值为 0（假）；如果 $a=-1$，那么表达式"$a<0$"为真，表达式的值为 1（真）。

在表 1-1 中，关系运算符和逻辑运算符均有两种表达方法，括号中的运算符与括号外的是等价的。

逻辑运算符、逻辑型变量或值为逻辑型的表达式（如关系表达式）都称为逻辑表达式，逻辑表达式的值为 true 或 false。逻辑运算规则如表 1-2 所示。

表 1-2   逻辑运算规则

逻辑表达式	结　果	逻辑表达式	结　果
true AND true	ture	true OR true	true
true AND false	false	true OR false	true
false AND false	false	false OR false	false
true AND missing	missing	true OR missing	true
missing AND missing	missing	missing OR missing	missing
false AND missing	false	false OR missing	missing

1.7　数据输入

数据文件	数据文件\chapter01\data01a.xls、data01b.txt、data01c.txt

    SPSS 可以通过直接录入的方法获取数据，也可以直接读取其他格式的数据文件，如 Excel、数据库和 SAS 等数据文件，本节着重介绍获取数据和查看数据的方法。

1.7.1　在 SPSS 数据编辑窗口中直接录入数据

    在定义所有变量后，单击左下方"数据视图"选项，即可在出现的数据视图中输入数据。

    单击某单元格，激活该单元格后即可输入数据。输入完毕后，只需将光标移动到下一个单元格继续输入数据。数据录入时可以逐行或逐列录入。

1.7.2　直接读入 Excel 数据文件

    当 Excel 文件的数据结构符合 SPSS 的数据结构时，SPSS 可以直接读入 Excel 数据文件。下面介绍读入一个 Excel 数据文件的案例。

    本案例的"data01a.xls"是一个 Excel 文件，现在需要将其转换成 SPSS 数据。

    （1）确认 Excel 文件的数据结构是否符合 SPSS 的要求。我们发现，该文件的每一行数据是每个人的信息，每一列是一个变量，所以其数据结构符合 SPSS 要求。

    （2）执行菜单栏中的"文件"→"打开"→"数据"命令，在弹出的"打开数据"对话框下方的"文件类型"中选择"Excel（*.xls、*.xlsx 和*.xlsm）"，如图 1-9 所示，当前目录下的 Excel 文件即可显示在对话框的文件列表中。

    （3）选定目标文件"data01a.xls"，如图 1-10 所示，单击"打开"按钮即可进入下一级对话框。

    （4）弹出"读取 Excel 文件"对话框，如图 1-11 所示，勾选复选框"从第一行数据中读取变量名称"；若 Excel 文件第一行就是数据值，那么不勾选此复选框。

    若 Excel 文件中有多个 Sheet，那么需要在"工作表"下拉列表中选择要读入的 Sheet；若不选择，SPSS 则默认为 Sheet1。

    （5）保持对话框中其他设置不变，单击"确定"按钮即可读入数据到 SPSS。在 SPSS

数据编辑窗口显示读入的数据如图 1-12 所示。检查 SPSS 数据的变量与个案的数量是否丢失。

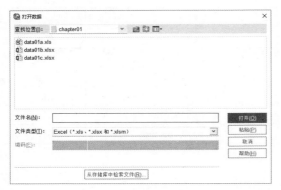

图 1-9 "打开数据"对话框一 图 1-10 "打开数据"对话框二

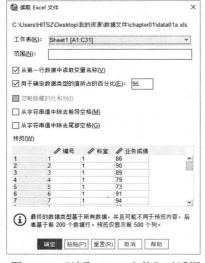

	🔩 编号	🔩 科室	🔩 业务成绩
1	1	1	86
2	2	1	90
3	3	1	89
4	4	1	79
5	5	1	73
6	6	1	91
7	7	1	94
8	8	1	85
9	9	1	86
10	10	1	77
11	11	2	94
12	12	2	88
13	13	2	79

图 1-11 "读取 Excel 文件"对话框 图 1-12 在 SPSS 数据编辑窗口显示读入的数据

1.7.3 读入纯文本文件

纯文本文件是计算机各种软件中最通用的一种文件，其没有保存格式，因此很小。根据纯文本文件中数据的排序方式，可以将其格式分为自由格式和固定格式。

自由格式的文本文件的每个个案的变量数目、排列顺序固定，但数据项的长度可以不同，且数据项之间必须有分隔符（逗号、空格、制表符等）；固定格式的文本文件要求每个个案的变量数目、排列顺序、变量取值长度都固定不变，且数据项之间不需要分隔符。两种格式对应两种不同的数据读入方法，现以案例对其进行说明。

1. 以自由格式读入数据

本案例的数据文件中是纯文本数据，如图 1-13 所示。现要求以自由格式读入数据。

（1）执行菜单栏中的"文件"→"打开"→"数据"命令，弹出"打开数据"对话框，如图 1-14 所示，在其中选择目标文件"data01b.txt"并单击"打开"按钮打开数据文件，SPSS 随即启动文本数据导入的向导。

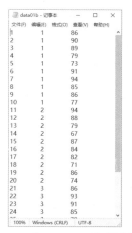

图 1-13 "data01b.txt"部分数据

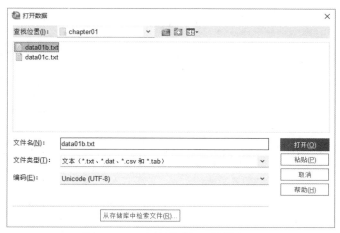

图 1-14 "打开数据"对话框

（2）弹出"文本导入向导-第 1/6 步"对话框。如图 1-15 所示，在该对话框中可以看见文本文件中的数据信息。单击"下一步"按钮进入下一步。

（3）弹出"文本导入向导-第 2/6 步"对话框。如图 1-16 所示，在"变量如何排列？""文件开头是否包括变量名？"和"小数符号是什么"选项组中分别选择"定界""否"和"句点"。单击"下一步"按钮进入下一步。

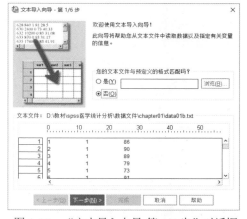

图 1-15 "文本导入向导-第 1/6 步"对话框

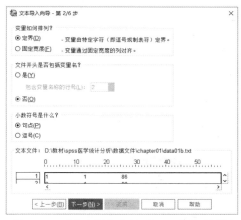

图 1-16 "文本导入向导-第 2/6 步"对话框

（4）弹出"文本导入向导-定界，第 3/6 步"对话框。如图 1-17 所示，按照图示填写和选择相应的内容。单击"下一步"按钮进入下一步。

（5）弹出"文本导入向导-定界，第 4/6 步"对话框。如图 1-18 所示，在"变量之间存在哪些定界符？"选项组中选择文本文件的分隔符，有"制表符"（即 Tab 键分隔符）、"空格""逗号""分号"和"其他"，本次选择"制表符"。单击"下一步"按钮进入下一步。

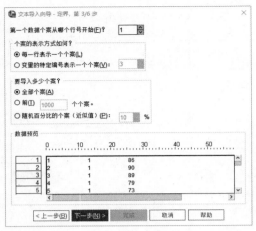 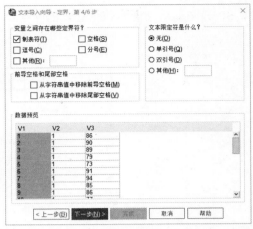

图 1-17 "文本导入向导-定界，第 3/6 步"对话框　　图 1-18 "文本导入向导-定界，第 4/6 步"对话框

（6）弹出"文本导入向导-第 5/6 步"对话框。如图 1-19 所示，在此对话框中的下部是数据文件的预览，这时用户需要注意查看各变量的长度是否正确。单击"下一步"按钮进入下一步。

（7）弹出"文本导入向导-第 6/6 步"对话框。如图 1-20 所示，单击"完成"即成功读入自由格式的文本文件内容。

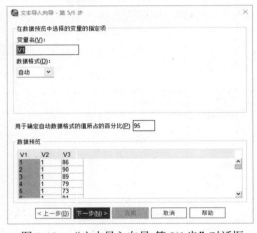 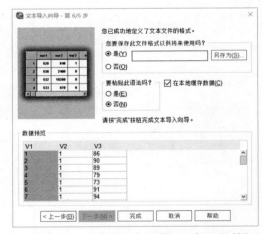

图 1-19 "文本导入向导-第 5/6 步"对话框　　图 1-20 "文本导入向导-第 6/6 步"对话框

（8）SPSS 顺利读入数据后，用户需要在变量视图中重新定义变量名，并进行宽度、小数位数等的设置，如图 1-21 所示。

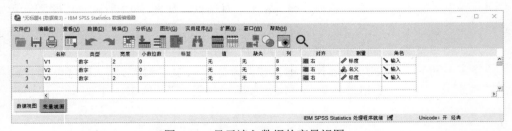

图 1-21 显示读入数据的变量视图

2. 以固定格式读入数据

本案例的数据文件中是纯文本数据，如图 1-22 所示。现要求以固定格式读入数据。

（1）执行菜单栏中的"文件"→"打开"→"数据"命令，在弹出的"打开数据"对话框中选择目标文件"data01c.txt"（见图 1-23），并单击"打开"按钮打开数据文件，SPSS随即启动文本数据导入的向导。

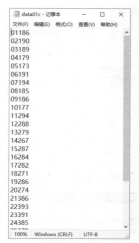

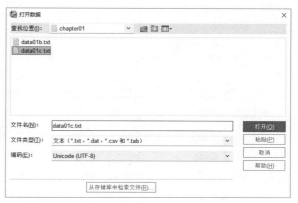

图 1-22　固定格式的纯文本数据　　　　图 1-23　"打开数据"对话框

（2）弹出"文本导入向导-第 1/6 步"对话框。如图 1-24 所示，在该对话框中可以看见文本文件中的数据信息。单击"下一步"按钮进入下一步。

（3）弹出"文本导入向导-第 2/6 步"对话框。如图 1-25 所示，在"变量如何排列？""文件开头是否包括变量名？"和"小数符号是什么"选项组中分别选择"定界""否"和"句点"。单击"下一步"按钮进入下一步。

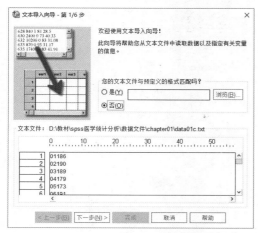

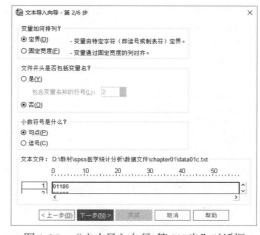

图 1-24　"文本导入向导-第 1/6 步"对话框　　图 1-25　"文本导入向导-第 2/6 步"对话框

（4）弹出"文本导入向导-定界，第 3/6 步"对话框。如图 1-26 所示，按照图示填写和选择相应的内容。单击"下一步"按钮进入下一步。

（5）弹出"文本导入向导-定界，第 4/6 步"对话框。如图 1-27 所示，前两列数据属于第一个变量，在第二列和第三列之间单击即可添加一条分割线；利用同样的方法在第三列和第四列之间添加分割线将第二个、第三个变量分隔出来。单击"下一步"按钮进入下一步。

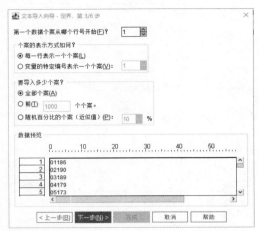
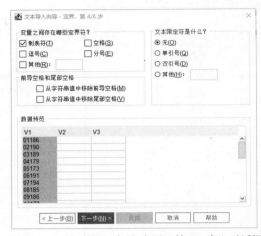

图 1-26 "文本导入向导-定界，第 3/6 步"对话框　图 1-27 "文本导入向导-定界，第 4/6 步"对话框

（6）弹出"文本导入向导-第 5/6 步"对话框。如图 1-28 所示，上一步已将前两列赋给第一个变量 V1，中间一列赋给第二个变量 V2，后面两列赋给第三个变量 V3。单击"下一步"按钮进入下一步。

（7）弹出"文本导入向导-第 6/6 步"对话框。如图 1-29 所示，单击"完成"按钮即成功读入固定格式的文本文件内容。

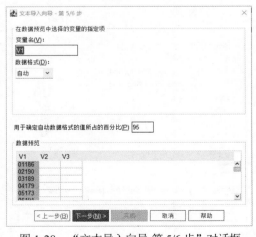
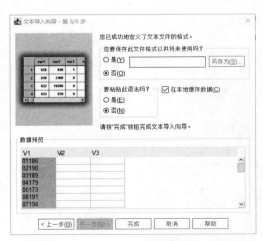

图 1-28 "文本导入向导-第 5/6 步"对话框　图 1-29 "文本导入向导-第 6/6 步"对话框

（8）SPSS 顺利读入数据后，用户需要在变量视图中重新定义变量名，并进行宽度、小数位数等的设置。

1.8　数据输出

SPSS 可以将数据保存为 SPSS（*.sav）、Excel（*.xls）、dBASE（*.dbf）、ASCⅡ（*.dat）、Access（*.mdb）及各类 SAS 数据文件。执行菜单栏中的"文件"→"另存为"命令，会弹出"将数据另存为"对话框，如图 1-30 所示。

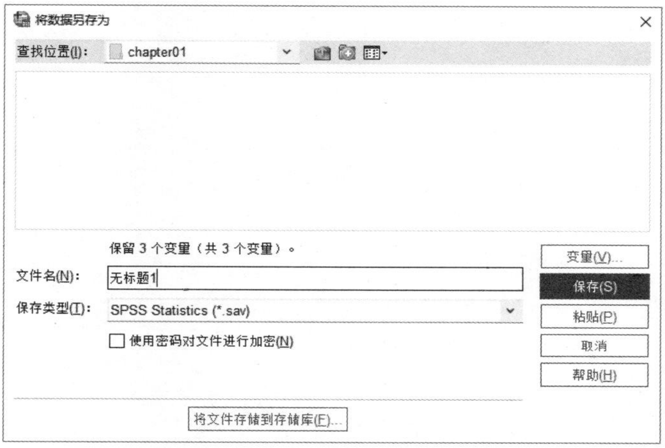

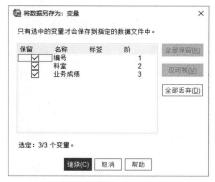

图 1-30　"将数据另存为"对话框

选择保存路径，输入文件名称，选择保存类型，单击"保存"按钮即可。若只需保存部分变量，可单击对话框中的"变量"按钮，弹出"将数据另存为：变量"对话框，如图 1-31 所示，选择所需保存的变量即可。

图 1-31　"将数据另存为：变量"对话框

在 SPSS 输出的统计表格中，默认没有前导零，为保证输出统计表格中的小数显示前导零，可以进行以下设置。单击"编辑"→"选项"，即可弹出图 1-32 所示的"选项"对话框，在对话框中的"常规"选项卡下勾选"输出"选项组中的"对小数值显示前导零"选项。

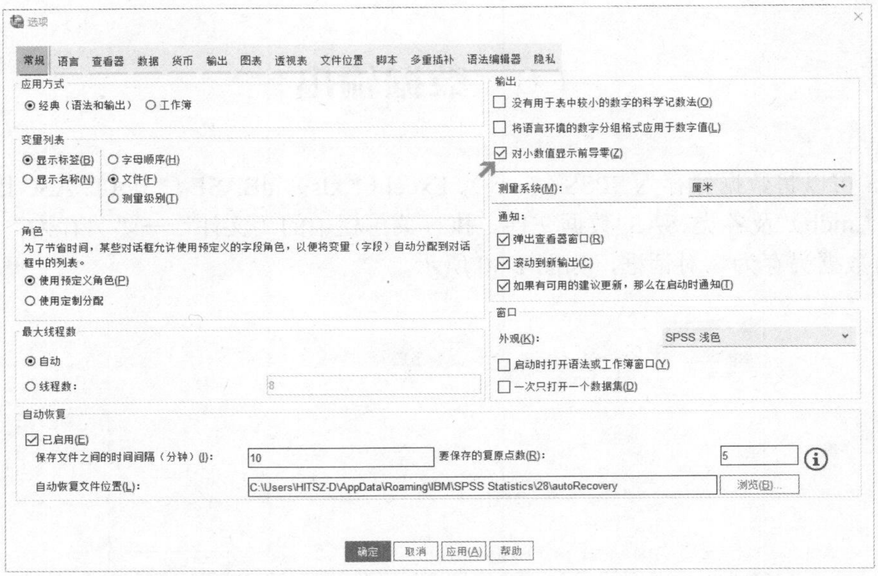

图 1-32　"选项"对话框

1.9　小结

　　本章主要介绍了医学统计学相关的概念，包括医学统计工作的基本步骤、医学统计学的基本概念、实验设计的基本概念，以及统计分析软件 SPSS 的发展简史、基本功能，包括窗口类型、数据类型及定义、数据输入与输出等。

1.10　习题

1．试将某科室不同性别医生的业务成绩导入 SPSS，并对变量类型进行定义。
（数据存储于数据文件\chapter01\ex01a.xlsx 中。）
2．试将某调查的医护人员薪酬收入统计导入 SPSS，并对变量类型进行定义。
（数据存储于数据文件\chapter01\ex01b.xlsx 中。）

第二部分　数据分析

第2章 医学资料的描述性统计分析

SPSS 中数据处理与分析通常都是从基本统计分析开始的,得到原始数据后,通过基本统计分析,就可以分析数据的特征和分布形态,为数据的进一步分析打下基础。用少量的描述指标来概括大量的原始数据,对数据展开描述的统计分析方法被称为描述性统计分析。常用的描述性统计分析有频数分析、描述性分析、探索性分析和列联表分析等。

学习目标:
(1)理解各个基本统计分析的目的。
(2)熟知各个基本统计分析在医学资料中的应用。
(3)熟练掌握基本统计分析的操作步骤。
(4)学会分析各项结果的含义。

2.1 频数分析

频数分析主要是对数据按照四分位数、百分位数、均值、中位数、标准差、方差、峰度、偏度等统计量进行整理,通过频率分布表和频数直方图来描述多种类型变量的特征,让我们对变量的分布有一个初步的认识,便于查看数据理想的开始位置。

执行菜单栏中的"分析"→"描述统计"→"频率"命令,在弹出的如图 2-1 所示的"频率"对话框中进行相关参数的设置即可完成频数分析。下面通过具体案例讲解如何利用 SPSS 进行医学资料的频数分析。

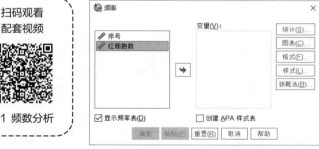

图 2-1 "频率"对话框

数据文件	数据文件\chapter02\data02a.sav

2.1.1 数据描述

本案例的数据文件包含某医院统计的 88 位患者的红细胞数(单位为 10^{12}/L),如表 2-1 所示(部分数据)。现要求利用频数分析对 88 位患者的红细胞数进行分析。

表 2-1   "data02a.sav"数据

序号	红细胞数/(10^{12}/L)
1	5.3
2	5.44
3	4.53
4	5.15
5	5.01
6	5.25
7	4.72
8	4.96

2.1.2 SPSS 实现

（1）打开"data02a.sav"数据文件，执行菜单栏中的"分析"→"描述统计"→"频率"命令，弹出图 2-1 所示的"频率"对话框。在左侧的变量列表中选中"红细胞数"变量，单击 ➡ 按钮，将其选入"变量"列表，如图 2-2 所示。

（2）单击"统计"按钮，弹出"频率：统计"对话框。在该对话框中进行统计量的选择。

本案例欲研究患者红细胞数的均值、中位数、众数、最大值及最小值、标准差、方差等，在"频率：统计"对话框中勾选"四分位数""均值""中位数""众数""标准差""方差""范围""最小值""最大值""标准误差均值""偏度""峰度"复选框，如图 2-3 所示。单击"继续"按钮返回主对话框。

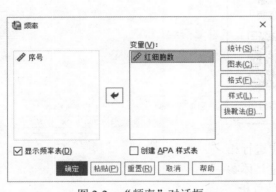

图 2-2   "频率"对话框

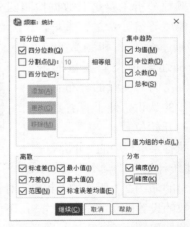

图 2-3   "频率：统计"对话框

（3）单击"图表"按钮，弹出"频率：图表"对话框。本案例研究红细胞数是否符合正态分布，选择"直方图"选项及勾选"在直方图中显示正态曲线"复选框，如图 2-4 所示。单击"继续"按钮返回主对话框。

（4）单击"格式"按钮，弹出"频率：格式"对话框，选择"按值的升序排序"选项和"比较变量"选项，如图 2-5 所示。单击"继续"按钮返回主对话框。

（5）完成所有设置后，单击"确定"按钮执行命令，此时系统会弹出描述性统计表、频率分布表、频数直方图等分析结果。

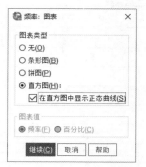

图 2-4 "频率：图表"对话框

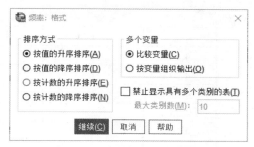

图 2-5 "频率：格式"对话框

2.1.3 结果分析

表 2-2 为描述性统计表，可以看出有效个案为 88 个，没有缺失值。红细胞数（单位为 10^{12}/L）的平均值为 4.9189，中位数为 4.9300，标准偏差为 0.34310，最小值为 4.02，最大值为 5.64。

表 2-2 描述性统计表

红细胞数/(10^{12}/L)		
个案数	有效	88
	缺失	0
平均值		4.9189
平均值标准误差		0.03657
中位数		4.9300
众数		5.01
标准 偏差		0.34310
方差		0.118
偏度		−0.269
偏度标准误差		0.257
峰度		−0.032
峰度标准误差		0.508
范围		1.62
最小值		4.02
最大值		5.64
百分位数	25	4.7200
	50	4.9300
	75	5.1400

表 2-3 为频率分布表，可以看出患者红细胞数的频率分布，从左至右依次是频率、百

分比、有效百分比和累积百分比。如红细胞数为 4.02 的有 1 人，占比为 1.1%。

表 2-3 频率分布表

	红细胞数/(10^{12}/L)				
		频率	百分比/%	有效百分比/%	累积百分比/%
有效	4.02	1	1.1	1.1	1.1
	4.17	1	1.1	1.1	2.3
	4.20	1	1.1	1.1	3.4
	4.21	1	1.1	1.1	4.5
	4.25	1	1.1	1.1	5.7
	4.28	1	1.1	1.1	6.8
	4.34	1	1.1	1.1	8.0
	4.46	1	1.1	1.1	9.1
	4.48	1	1.1	1.1	10.2
	4.51	1	1.1	1.1	11.4
	4.53	1	1.1	1.1	12.5
	4.57	2	2.3	2.3	14.8
	4.58	1	1.1	1.1	15.9
	4.60	1	1.1	1.1	17.0
	4.61	1	1.1	1.1	18.2
	4.64	1	1.1	1.1	19.3
	4.67	2	2.3	2.3	21.6
	4.68	1	1.1	1.1	22.7
	4.70	1	1.1	1.1	23.9
	4.72	3	3.4	3.4	27.3
	4.74	1	1.1	1.1	28.4
	4.75	1	1.1	1.1	29.5
	4.76	1	1.1	1.1	30.7
	4.78	2	2.3	2.3	33.0
	4.79	1	1.1	1.1	34.1
	4.80	2	2.3	2.3	36.4
	4.81	1	1.1	1.1	37.5
	4.82	2	2.3	2.3	39.8
	4.84	1	1.1	1.1	40.9
	4.85	1	1.1	1.1	42.0
	4.88	1	1.1	1.1	43.2
	4.90	1	1.1	1.1	44.3
	4.91	3	3.4	3.4	47.7
	4.92	1	1.1	1.1	48.9
	4.93	2	2.3	2.3	51.1
	4.96	2	2.3	2.3	53.4

续表

红细胞数/(10^{12}/L)				
	频率	百分比/%	有效百分比/%	累积百分比/%
4.97	1	1.1	1.1	54.5
4.98	1	1.1	1.1	55.7
4.99	1	1.1	1.1	56.8
5.00	1	1.1	1.1	58.0
5.01	4	4.5	4.5	62.5
5.03	2	2.3	2.3	64.8
5.05	1	1.1	1.1	65.9
5.07	1	1.1	1.1	67.0
5.08	1	1.1	1.1	68.2
5.09	1	1.1	1.1	69.3
5.10	1	1.1	1.1	70.5
5.11	2	2.3	2.3	72.7
5.13	1	1.1	1.1	73.9
5.14	2	2.3	2.3	76.1
5.15	1	1.1	1.1	77.3
5.17	1	1.1	1.1	78.4
有效 5.20	1	1.1	1.1	79.5
5.21	1	1.1	1.1	80.7
5.22	1	1.1	1.1	81.8
5.25	3	3.4	3.4	85.2
5.27	1	1.1	1.1	86.4
5.29	1	1.1	1.1	87.5
5.30	1	1.1	1.1	88.6
5.32	1	1.1	1.1	89.8
5.40	1	1.1	1.1	90.9
5.41	1	1.1	1.1	92.0
5.44	2	2.3	2.3	94.3
5.50	1	1.1	1.1	95.5
5.53	1	1.1	1.1	96.6
5.54	1	1.1	1.1	97.7
5.57	1	1.1	1.1	98.9
5.64	1	1.1	1.1	100.0
总计	88	100.0	100.0	

图 2-6 为红细胞数的频数直方图,可以看出患者的红细胞数/(10^{12}/L)基本服从正态分布,其中以 4.9~5.1 的患者居多。

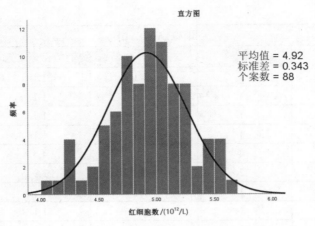

图 2-6 红细胞数的频数直方图

2.2 描述性分析

描述性分析是指通过均值、标准差、方差、最大值、最小值等统计量对变量进行描述。

执行菜单栏中的"分析"→"描述统计"→"描述"命令,在图 2-7 所示的"描述"对话框中进行相关参数的设置即可完成描述性分析。下面通过具体案例讲解如何在 SPSS 中进行描述性分析。

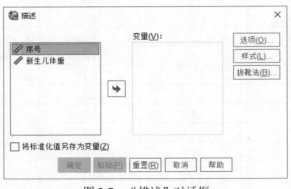

图 2-7 "描述"对话框

扫码观看
配套视频

2.2 描述性分析

数据文件	数据文件\chapter02\data02b.sav

2.2.1 数据描述

本案例的数据文件包含某医院统计的 141 名新生儿体重(单位为千克)的资料,如表 2-4 所示(部分数据)。现要求利用描述性分析对新生儿体重进行分析。

表2-4　　　　　　　　　　　　　　　　　　　　　"data02b.sav"数据

序号	新生儿体重/kg	序号	新生儿体重/kg
1	4.76	5	4.94
2	4.99	6	4.8
3	5.21	7	5.02
4	4.38	8	4.54

2.2.2　SPSS 实现

（1）打开"data02b.sav"数据文件，执行菜单栏中的"分析"→"描述统计"→"描述"命令，弹出"描述"对话框。

（2）在左侧的变量列表中选中"新生儿体重"变量，单击⮕按钮，将其选入"变量"列表，并勾选"将标准化值另存为变量"复选框，如图2-8所示。

（3）单击"选项"按钮，弹出"描述：选项"对话框，本案例研究新生儿体重的均值、方差等，勾选"均值"复选框，在"离散"选项组勾选"标准差""方差""最小值""最大值""标准误差均值"复选框；在"分布"选项组勾选"峰度"和"偏度"复选框；在"显示顺序"选项组选择"变量列表"选项，如图2-9所示，单击"继续"按钮返回主对话框。

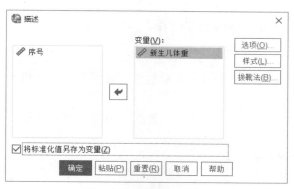

图2-8　"描述"对话框

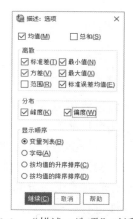

图2-9　"描述：选项"对话框

（4）完成所有设置后，单击"确定"按钮执行命令，此时系统会弹出描述性统计资料和新生儿体重标准化后的数据。

2.2.3　结果分析

从表2-5可以看出个案数为141，有效的为141个，最小值统计为3.87，最大值统计为6.97，平均值统计为4.7889，标准差统计为0.39460，方差统计为0.156，偏度统计为1.290，峰度统计为6.000。

偏度的衡量是相对于正态分布来说的，正态分布的偏度为0，即数据分布是左右对称的。若偏度大于0，则数据分布偏右，反之则偏左；偏度的绝对值越大，偏移的程度越大。从偏度统计值看，数据分布是偏右的。峰度是衡量数据分布陡峭或平缓的统计量，可通过峰度统计值判断数据相对于正态分布而言是陡峭的还是平缓的。正态分布的峰度为 0，峰度大于 0 时数据分布陡峭，峰度小于 0 时数据分布平缓，从峰度统计值看，新生儿体重的分布是陡峭的。

表 2-5 　　　　　　　　　　　　　　描述性统计资料

	个案数	最小值	最大值	平均值	标准差	方差	偏度		峰度	
	统计	统计	统计	统计	统计	统计	统计	标准误差	统计	标准误差
新生儿体重/kg	141	3.87	6.97	4.7889	0.39460	0.156	1.290	0.204	6.000	0.406
有效个案数（成列）	141									

从图 2-10 可以看出描述性统计还可以把原始变量转换成标准化的变量并在数据编辑窗口呈现，即图 2-10 所示的"Z 新生儿体重"。

图 2-10　"Z 新生儿体重"变量

2.3　探索性分析

探索过程可以为所有个案，以及分别为个案组生成汇总统计和图形，探索性分析主要有以下几个目的。

（1）对数据进行过滤和检查，识别离群值、极端值、数据中的缺失值或其他特性。

（2）验证数据的分布特征，如对数据的正态分布和方差齐性进行检验，对不满足要求的数据提示转换方法。

（3）描述统计量，通过输出直方图、茎叶图、箱图等来描述个案组之间的特征差异。

执行菜单栏中的"分析"→"描述统计"→

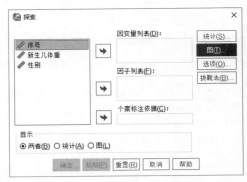

图 2-11　"探索"对话框

"探索"命令，在弹出的如图 2-11 所示的"探索"对话框中进行相关参数的设置即可完成探索性分析。下面通过具体案例讲解如何在 SPSS 中进行探索性分析。

数据文件	数据文件\chapter02\data02c.sav

2.3.1　数据描述

本案例的数据文件包含某医院统计的 135 名新生儿体重的资料，如表 2-6 所示（部分数据）。现要求利用探索性分析对男性/女性新生儿的体重进行分析。

表 2-6 　　　　　　　　　　　　　　　　"data02c.sav" 数据

序号	新生儿体重/kg	性别	序号	新生儿体重/kg	性别
1	4.76	2	5	4.98	1
2	4.99	2	6	4.8	2
3	5	1	7	5	1
4	4.38	2	8	4.55	1

2.3.2　SPSS 实现

（1）打开 "data02c.sav" 数据文件，执行菜单栏中的 "分析" → "描述统计" → "探索" 命令，弹出 "探索" 对话框。

（2）在左侧的变量列表中选中 "新生儿体重" 变量，单击 ➡ 按钮，将其选入 "因变量列表"；选中 "性别" 变量，单击 ➡ 按钮，将其选入 "因子列表"；选中 "序号" 变量，单击 ➡ 按钮，将其选入 "个案标注依据"；在 "显示" 选项组中选择 "两者" 选项，如图 2-12 所示。

（3）单击 "统计" 按钮，弹出 "探索：统计" 对话框，勾选 "描述""M-估计量""离群值""百分位数" 复选框，"描述" 复选框后的 "均值的置信区间" 输入框中保持系统默认的 "95"（95%），如图 2-13 所示。单击 "继续" 按钮返回主对话框。

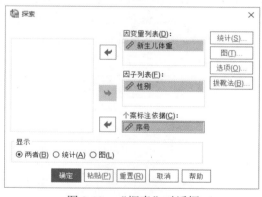

图 2-12　"探索" 对话框

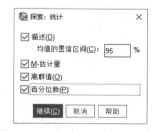

图 2-13　"探索：统计" 对话框

（4）单击 "图" 按钮，弹出 "探索：图" 对话框，选择 "因子级别并置" 选项，勾选 "茎叶图" 复选框、"直方图" 复选框、"含检验的正态图" 复选框；在 "含莱文检验的分布-水平图" 选项组中选择 "未转换" 选项，如图 2-14 所示。单击 "继续" 按钮返回主对话框。

（5）单击 "选项" 按钮，弹出 "探索：选项" 对话框，选择 "成列排除个案" 选项，如图 2-15 所示。单击 "继续" 按钮返回主对话框。

（6）完成所有设置后，单击 "确定" 按钮执行命令，系统会计算得出描述性统计量、M 估计量、方差齐性检验等分析结果。

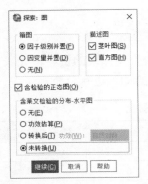

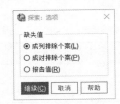

图 2-14 "探索：图"对话框　　　图 2-15 "探索：选项"对话框

2.3.3 结果分析

从表 2-7 可以看出男性新生儿共 70 个个案，女性新生儿共 65 个个案，没有缺失值。

表 2-7 个案处理摘要

性别		个案					
		有效		缺失		总计	
		个案数	百分比/%	个案数	百分比/%	个案数	百分比/%
新生儿体重	男	70	100.0	0	0.0	70	100.0
	女	65	100.0	0	0.0	65	100.0

从表 2-8 可以看出男性新生儿体重/kg 的平均值为 4.7840，标准错误为 0.05644，平均值的 95%置信区间为（4.6714,4.8966）。5%剪除后平均值是排除掉数据首尾两端 5%的变量值后得出的平均值，本案例为 4.7606。中位数为 4.7850，标准偏差为 0.47222，最小值为 4.00，最大值为 6.00，偏度为 0.492，峰度为 0.852。女性新生儿体重的描述性统计量的分析同理。

表 2-8 描述性统计量

性别				统计	标准错误
新生儿体重/kg	男	平均值		4.7840	0.05644
		平均值的 95%置信区间	下限	4.6714	
			上限	4.8966	
		5%剪除后平均值		4.7606	
		中位数		4.7850	
		方差		0.223	
		标准 偏差		0.47222	
		最小值		4.00	
		最大值		6.00	
		全距		2.00	
		四分位距		0.43	
		偏度		0.492	0.287
		峰度		0.852	0.566

续表

	性别			统计	标准错误
		平均值		4.7158	0.05785
		平均值的95%置信区间	下限	4.6003	
			上限	4.8314	
		5%剪除后平均值		4.6868	
		中位数		4.6300	
		方差		0.218	
新生儿体重/kg	女	标准 偏差		0.46639	
		最小值		3.87	
		最大值		6.97	
		全距		3.10	
		四分位距		0.49	
		偏度		1.835	0.297
		峰度		7.439	0.586

从表 2-9 可以看出 M 估计量中的休伯 M 估计量、图基双权估计量、汉佩尔 M 估计量和安德鲁波估计量，4 个估计量的区别就是使用的权重不同，如果该估计量离中位数和平均值较远，则说明数据中可能存在异常值。从表 2-9 中可以发现女性新生儿体重的 4 个 M 估计量虽然离中位数较近，但是离平均值较远，说明数据中应该有异常值。

表 2-9 M 估计量

	性别	休伯 M 估计量 [a]	图基双权估计量 [b]	汉佩尔 M 估计量 [c]	安德鲁波估计量 [d]
新生儿体重/kg	男	4.7826	4.7818	4.7717	4.7823
	女	4.6611	4.6349	4.6590	4.6339

a．加权常量为 1.339。

b．加权常量为 4.685。

c．加权常量为 1.700、3.400 和 8.500。

d．加权常量为 1.340*pi。

百分位数就是将数值分成两部分，例如百分位数 25 一列的值就表示有 25%的值比该值小，有 75%的值比该值大，从表 2-10 可以看出本案例的百分位数。

表 2-10 百分位数（P）

		性别	百分位数						
			5	10	25	50	75	90	95
加权平均（定义1）	新生儿体重	男	4.0000	4.0000	4.5650	4.7850	5.0000	5.2850	5.9560
		女	4.0530	4.2020	4.4300	4.6300	4.9150	5.2620	5.4770
图基枢纽	新生儿体重	男			4.5700	4.7850	5.0000		
		女			4.4300	4.6300	4.9100		

从表 2-11 可以看出分组后女性新生儿体重和男性新生儿体重的 5 个极大值和 5 个极小值。

表 2-11　　　　　　　　　　　　　　　　**极值**

			个案号	序号	值/kg
	性别		个案号	序号	值/kg
新生儿体重	男	极大值			
		1	106	106	6.00
		2	110	110	6.00
		3	128	128	6.00
		4	37	37	5.92
		5	116	116	5.57
		极小值 1	129	129	4.00
		2	86	86	4.00
		3	85	85	4.00
		4	83	83	4.00
		5	79	79	4.00[a]
	女	极大值 1	61	61	6.97
		2	25	25	5.58
		3	104	104	5.48
		4	135	135	5.47
		5	40	40	5.41
		极小值 1	30	30	3.87
		2	45	45	4.02
		3	50	50	4.05
		4	42	42	4.06
		5	87	87	4.10

a. 在较小极值的表中，仅显示了不完整的个案列表（这些个案的值为 4.00）。

从表 2-12 可以看出柯尔莫戈洛夫-斯米诺夫（Kolmogorov-Smirnov）方法和夏皮洛-威尔克（Shapiro-Wilk）方法检验的结果，女性新生儿体重/kg 的显著性小于 0.05，说明女性新生儿体重的分布均不符合正态分布的假设，同理男性新生儿体重的分布也不符合正态分布的假设。其中夏皮洛-威尔克方法只有在样本量小于 50 时比较精确。

表 2-12　　　　　　　　　　　　　　　　**正态性检验**

	性别	柯尔莫戈洛夫-斯米诺夫 [a]			夏皮洛-威尔克		
		统计	自由度	显著性	统计	自由度	显著性
新生儿体重	男	0.115	70	0.022	0.935	70	0.001
	女	0.110	65	0.049	0.879	65	<0.001

a. 里利氏显著性修正。

从表 2-13 可以看出方差齐性检验汇总显著性均大于 0.05，说明新生儿体重分布具有方差齐性。

表 2-13　　　　　　　　　　　　　　方差齐性检验

		莱文统计	自由度 1	自由度 2	显著性
新生儿体重	基于平均值	0.025	1	133	0.875
	基于中位数	0.083	1	133	0.774
	基于中位数并具有调整后自由度	0.083	1	132.544	0.774
	基于剪除后平均值	0.049	1	133	0.824

从图 2-16 可以得出男性/女性新生儿体重的分布均呈正偏态。

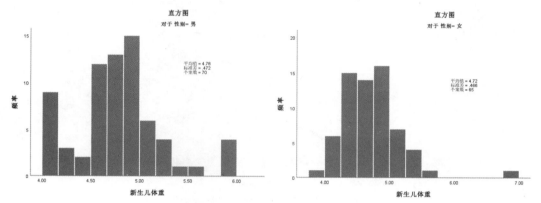

图 2-16　男性/女性新生儿体重/kg 分布的直方图

图 2-17 是茎叶图，图中"频率"表示的是变量值的频次，"Stem"表示的是变量值的整数部分，"叶"表示的是变量值的小数部分。变量值的具体计算方法是变量值=(茎+叶)×茎宽，如男性新生儿体重茎叶图第二行的变量值为 4.2233=(4+0.2233)×1；第 8 行频率为 2，变量值为 5.45=(5+0.45)×1，本案例茎宽为 1。

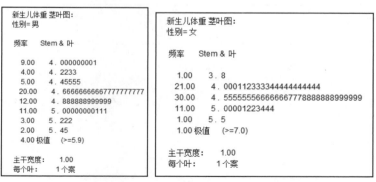

图 2-17　男性/女性新生儿体重的茎叶图

图 2-18 中所示的两种正态图，一种是标准的正态概率分布图，另一种是离散的正态概率分布图。

标准的正态概率分布图使用变量的实测值作为横坐标，变量的期望正态值为纵坐标，变量值为落点。图中的斜线表示正态分布的标准线，点表示变量值，变量值越接近于斜线，则变量值的分布越接近正态分布，本案例中男性/女性新生儿体重分布不符合正态分布。

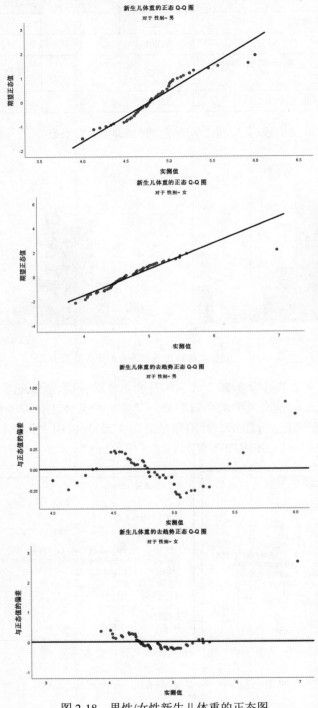

图 2-18 男性/女性新生儿体重的正态图

离散的正态概率分布图使用变量的实测值作为横坐标，以实测值与正态值的偏差作为纵坐标，如果数据符合正态分布，则图中的点应该分布于图中标准线的附近。在本案例中男性/女性新生儿体重分布不符合正态分布。

图 2-19 所示为箱图，箱子的上边线表示第 75 百分位数，下边线表示第 25 百分位数，中间的线表示中位数，箱子上下的两条细横线表示的是除离群值和极值的最大值和最小值。

离群值是指离箱子的上下边线的距离为箱子高度的 1.5 倍至 3 倍的变量值，图 2-19 中用"O"表示。极值是指离箱子的上下边线的距离为箱子高度的 3 倍以上的变量值，图 2-19 中用"*"表示。

从图 2-19 可以看出男性/女性新生儿体重中都有一些离群值和极值存在，表明有新生儿的体重明显高于普通新生儿体重。

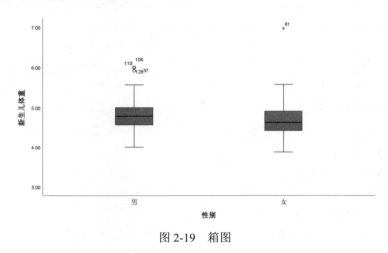

图 2-19　箱图

2.4　列联表分析

交叉表分析通过频数交叉表来讨论两个或多个变量之间是否存在关联，并提供了各种双向表检验和相关性测量。

列联表分析基本思想与假设检验的基本一致，先建立一个零假设，认为两个变量之间是没有关联的，然后进行卡方检验，计算发生概率，通过概率是否达到显著性水平来判断是接受还是拒绝零假设卡方值的计算公式如下。

扫码观看
配套视频

2.4 列联表分析

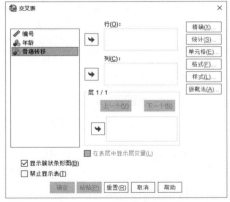

图 2-20　"交叉表"对话框

$$X^2 = \sum \frac{(A-T)^2}{T}$$

式中，A 是实际频数，T 是期望频数。

执行菜单栏中的"分析"→"描述统计"→"交叉表"命令，在弹出的图 2-20 所示的"交叉表"对话框中进行相关参数的设置即可完成列联表分析。下面通过具体案例讲解如何在 SPSS 中进行列联表分析。

数据文件	数据文件\chapter02\data02d.sav

2.4.1 数据描述

本案例的数据文件包含某医院统计的 30 名骨癌患者的资料，如表 2-14 所示（部分数据）。现要求利用列联表分析，对高低年龄段骨癌患者的骨癌转移情况是否有差异进行分析。

表 2-14   "data02d.sav" 数据

编号	年龄段	骨癌转移	编号	年龄段	骨癌转移
1	0	1	5	0	0
2	0	0	6	0	1
3	0	0	7	1	0
4	0	1	8	0	0

2.4.2 SPSS 实现

（1）打开 "data02d.sav" 数据文件，执行菜单栏中的 "分析" → "描述统计" → "交叉表" 命令，弹出 "交叉表" 对话框。

（2）在左侧的变量列表中选中 "年龄" 变量，单击 按钮，将其选入 "行" 变量列表；选中 "骨癌转移" 变量，单击 按钮，将其选入 "列" 变量列表，并勾选 "显示簇状条形图" 复选框，如图 2-21 所示。

（3）单击 "精确" 按钮，弹出 "精确检验" 对话框，选择 "仅渐进法" 选项，如图 2-22 所示。单击 "继续" 按钮返回主对话框。

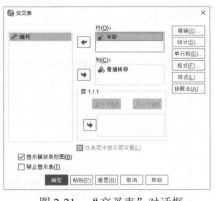

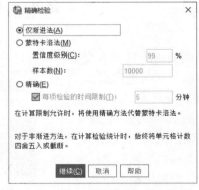

图 2-21 "交叉表" 对话框   图 2-22 "精确检验" 对话框

（4）单击 "统计" 按钮，弹出 "交叉表：统计" 对话框，勾选 "卡方" 复选框，如图 2-23 所示。单击 "继续" 按钮返回主对话框。卡方检验用于对比不同年龄段骨癌患者的骨癌转移情况是否存在差异。

（5）单击 "单元格" 按钮，弹出 "交叉表：单元格显示" 对话框，勾选 "实测" 复选框、"期望" 复选框、"行" 复选框、"列" 复选框，选择 "单元格计数四舍五入" 选项，如

图 2-24 所示。单击"继续"按钮返回主对话框。

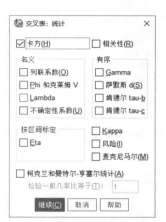

图 2-23　"交叉表：统计"对话框

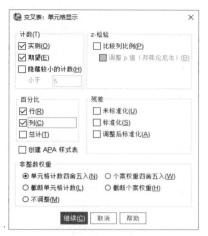

图 2-24　"交叉表：单元格显示"对话框

（6）单击"格式"按钮，弹出"交叉表：表格式"对话框，选择"升序"选项，如图 2-25 所示。单击"继续"按钮返回主对话框。

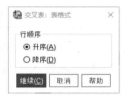

图 2-25　"交叉表：表格式"对话框

（7）完成所有设置后，单击"确定"按钮执行命令，此时就会输出交叉表、卡方检验等结果。

2.4.3　结果分析

从表 2-15 可以看出个案数为 30，没有缺失值。

表 2-15　　　　　　　　　　　　　　个案处理摘要

	个案					
	有效		缺失		总计	
	N	百分比/%	N	百分比/%	N	百分比/%
年龄*骨癌转移	30	100.0	0	0.0	30	100.0

从表 2-16 可以看出高低两种年龄段骨癌患者在骨癌转移上的实际计数、期望计数、百分比，例如低年龄段的骨癌未转移患者的实际计数为 13，期望计数为 11.9，低年龄段骨癌未转移患者在所有低年龄段骨癌患者中占 76.5%。

表 2-16 年龄*骨癌转移交叉表

			骨癌转移		总计
			未转移	转移	
年龄	低年龄段	计数	13	8	21
		期望计数	11.9	9.1	21.0
		占"年龄"的百分比/%	61.9	38.1	100.0
		占"骨癌转移"的百分比/%	76.5	61.5	70.0
	高年龄段	计数	4	5	9
		期望计数	5.1	3.9	9.0
		占"年龄"的百分比/%	44.4	55.6	100.0
		占"骨癌转移"的百分比/%	23.5	38.5	30.0
总计		计数	17	13	30
		期望计数	17.0	13.0	30.0
		占"年龄"的百分比/%	56.7	43.3	100.0
		占"骨癌转移"的百分比/%	100.0	100.0	100.0

从表 2-17 可以看出卡方检验的结果。卡方检验的零假设是：高低年龄段骨癌患者的骨癌转移情况不存在差异。表中多种检验的显著性水平都大于 0.05，所以接受零假设，即高低年龄段骨癌患者的骨癌转移情况不存在明显差异。

表 2-17 卡方检验

	值	自由度	渐进显著性（双侧）	精确显著性（双侧）	精确显著性（单侧）
皮尔逊卡方	0.782[a]	1	0.376		
连续性修正[b]	0.233	1	0.630		
似然比	0.778	1	0.378		
费希尔精确检验				0.443	0.314
线性关联	0.756	1	0.385		
有效个案数	30				

a. 1 个单元格（25.0%）的期望计数小于 5。最小期望计数为 3.90。

b. 仅针对 2×2 表进行计算。

图 2-26 所示是高低年龄段骨癌患者骨癌转移情况对比。

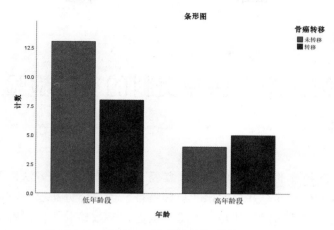

图 2-26　骨癌转移条形图

2.5　小结

本章介绍了频数分析、描述性分析、探索性分析和列联表分析的参数设置、操作步骤和结果分析。频数分析通过频率分布表和频数直方图来描述多种类型的变量的特征，让我们对变量的分布有一个初步的认识。描述性统计分析通过均值、标准差、方差、最大值、最小值等统计量对变量进行描述。探索过程可以为所有个案，以及分别为个案组生成汇总统计和图形。列联表分析通过频数交叉表来讨论两个或多个变量之间是否存在关联，并提供了各种双向表检验和相关性测量。

2.6　习题

1．试针对某医院统计的患者的红细胞数进行描述性分析。
（数据存储于数据文件\chapter02\data02a.sav 中。）
2．试针对某医院统计的新生儿体重进行频数分析。
（数据存储于数据文件\chapter02\data02b.sav 中。）
3．试针对某医院统计的高低两种年龄段癌症患者的生存时间进行探索性分析。
（数据存储于数据文件\chapter02\ex02a.sav 中。）
4．试针对某医院统计的淋巴结是否转移情况下的患者生存状态进行列联表分析。
（数据存储于数据文件\chapter02\ex02b.sav 中。）

第 3 章　医学资料的参数检验

参数检验是推断统计的重要组成部分，常常采用抽样研究的方法，即从总体中随机抽取一定数量的样本进行研究，并以此推断总体特征。当总体分布已知时，利用样本数据对总体包含的参数进行推断的问题就是参数检验问题，参数检验不仅能够对一个总体的参数进行推断，还能比较两个或多个总体的参数。本章主要介绍平均值检验、单样本 t 检验、两个独立样本 t 检验和成对样本 t 检验。

学习目标：
（1）熟知参数检验在医学统计中的应用。
（2）熟知参数检验各个对话框中的参数含义。
（3）熟练掌握各种参数检验的操作步骤。
（4）学会分析各项结果的含义。

3.1　平均值检验

平均值检验过程计算一个或多个自变量类别中因变量的子组平均值和相关的单变量统计，也可以通过比较两个样本的均值来判断两个总体的均值是否相等。零假设：两个样本的均值没有显著差异。

执行菜单栏中的"分析"→"比较均值"→"均值"命令，在弹出的图 3-1 所示的"平均值"对话框中进行相关参数的设置即可完成平均值检验分析。下面通过具体案例讲解如何在 SPSS 中进行平均值检验分析。

扫码观看
配套视频

3.1 平均值检验

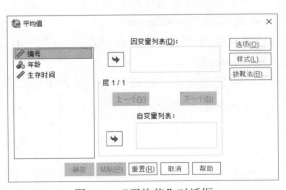

图 3-1　"平均值"对话框

数据文件	数据文件\chapter03\data03a.sav

3.1.1 数据描述

本案例的数据文件包含一个医院临床科室患者的确诊年龄（单位为岁）、总生存时间（单位为天）资料，如表 3-1 所示。现要求对不同确诊年龄分组之间的总生存时间是否有差异进行平均值检验。

表 3-1   "data03a.sav" 数据

编号	确诊年龄分组	总生存时间	编号	确诊年龄分组	总生存时间
1	0	2941	9	0	956
2	0	782	10	0	1046
3	0	1311	11	1	2835
4	0	889	12	1	1567
5	0	301	13	0	1763
6	0	1369	14	0	608
7	1	1057	15	0	3632
8	0	4255			

3.1.2 SPSS 实现

（1）打开"data03a.sav"数据文件，执行菜单栏中的"分析"→"比较均值"→"均值"命令，弹出"平均值"对话框。

（2）在左侧的变量列表中选中"生存时间"变量，单击 ➡ 按钮，将其选入"因变量列表"；将"年龄"变量选入"自变量列表"，如图 3-2 所示。

（3）单击"选项"按钮，弹出"平均值：选项"对话框，统计量设置为系统默认，勾选"Anova 表和 Eta"和"线性相关度检验"复选框，如图 3-3 所示。单击"继续"按钮返回主对话框。

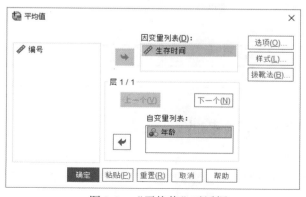

图 3-2 "平均值"对话框

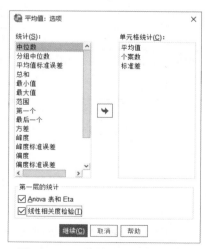

图 3-3 "平均值：选项"对话框

（4）完成所有设置后，单击"确定"按钮执行命令，此时系统会弹出个案处理摘要、报告、ANOVA表、相关性测量等分析结果。

3.1.3 结果分析

从表3-2和表3-3可以看出个案数为15，其中低年龄段的个案数为12，生存时间的平均值为1654.42，标准偏差为1267.496；高年龄段的个案数为3，生存时间的平均值为1819.67，标准偏差为915.533。

表3-2　　　　　　　　　　　　　个案处理摘要

	个案					
	包括		排除		总计	
	个案数	百分比/%	个案数	百分比/%	个案数	百分比/%
生存时间*年龄	15	100.0	0	0.0	15	100.0

表3-3　　　　　　　　　　　　　报告

生存时间			
年龄	平均值	个案数	标准 偏差
低年龄段	1654.42	12	1267.496
高年龄段	1819.67	3	915.533
总计	1687.47	15	1177.587

从表3-4和表3-5可以看出，显著性为0.837，大于0.05，说明两种年龄段的生存时间之间没有显著差异；此外，相关性测量中Eta平方为0.003，也说明生存时间与年龄之间相关性很小。

表3-4　　　　　　　　　　　　　ANOVA 表 [a]

			平方和	自由度	均方	F	显著性
生存时间 * 年龄	组间	（组合）	65538.150	1	65538.150	0.044	0.837
	组内		19348411.583	13	1488339.353		
	总计		19413949.733	14			

a. 由于不足3个组，因此无法计算"生存时间*年龄"的线性度量。

表3-5　　　　　　　　　　　　　相关性测量

	Eta	Eta 平方
生存时间*年龄	0.058	0.003

3.2　单样本 t 检验

单样本 t 检验的目的是推断样本数据的平均值和指定的检验值之间的差异是否显著。零假设：样本数据的均值与检验值之间不存在显著差异，即

$$H_0: \mu = \mu_0$$

其中 μ 为样本数据的均值，μ_0 为检验值。

执行菜单栏中的"分析"→"比较均值"→"单样本 t 检验"命令，在弹出的图 3-4 所示的"单样本 t 检验"对话框中进行相关参数的设置即可完成单样本 t 检验分析。下面通过具体案例讲解如何在 SPSS 中进行单样本 t 检验分析。

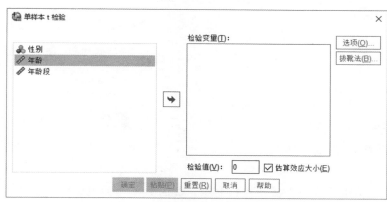

图 3-4　　"单样本 t 检验"对话框

数据文件	数据文件\chapter03\data03b.sav

3.2.1　数据描述

本案例的数据文件包含社会上 300 名男性/女性患者的确诊年龄，如表 3-6 所示（部分数据）。现要求利用单样本 t 检验分析这 300 名患者的确诊的平均年龄是否为 47 岁。

表 3-6　　　　　　　　　　　　　　　"data03b.sav"数据

性别	年龄	年龄段
1	25	1
2	49	3
1	38	2
2	60	3
1	42	2
2	72	4
1	37	2
2	80	4

3.2.2　SPSS 实现

（1）打开数据文件"data03b.sav"，执行菜单栏中的"分析"→"比较均值"→"单样本 t 检验"命令，弹出"单样本 t 检验"对话框。

（2）选择"年龄"变量，单击 ➡ 按钮，将其选入"检验变量"列表；在"检验值"输入框中输入"47"，即零假设 $\mu=47$（μ 为平均年龄），如图 3-5 所示。

（3）单击"选项"按钮，弹出"单样本 t 检验：选项"对话框，选项保持系统默认，如图 3-6 所示。单击"继续"按钮返回主对话框。

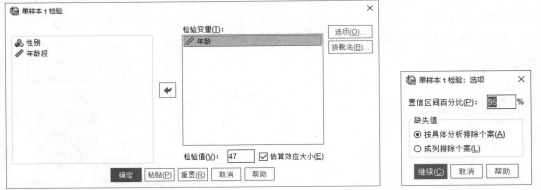

图 3-5 "单样本 t 检验"对话框 　　图 3-6 "单样本 t 检验：选项"对话框

（4）完成所有设置后，单击"确定"按钮执行命令，此时系统会弹出单样本统计、单样本检验等分析结果。

3.2.3 结果分析

从表 3-7 可以看出统计样本为 300，均值为 47.37，标准差为 16.160，标准误差平均值为 0.933。

表 3-7　　　　　　　　　　　　　单样本统计

	N	均值	标准差	标准误差平均值
年龄	300	47.37	16.160	0.933

由表 3-8 可以看出，显著性（双侧 P）为 0.692，大于 0.05，即接受零假设，认为 300 名患者确诊的平均年龄等于 47 岁。

表 3-8　　　　　　　　　　　　　单样本检验

	检验值 =47					
	t	自由度	显著性		平均值差值	差值 95%置信区间
			单侧 P	双侧 P		下限	上限
年龄	0.397	299	0.346	0.692	0.370	−1.47	2.21

3.3　两个独立样本 t 检验

两个独立样本 t 检验就是在两个样本相互独立的前提下，检验两个样本的总体均值是否存在显著差异。零假设：两个独立样本的总体均值不存在显著差异。

执行菜单栏中的"分析"→"比较均值"→"独立样本 t 检验"命令，在弹出的如

图 3-7 所示的"独立样本 t 检验"对话框中进行相关参数的设置即可完成独立样本 t 检验分析。下面通过具体案例讲解如何在 SPSS 中进行独立样本 t 检验分析。

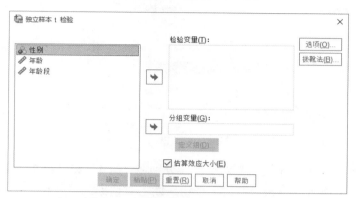

图 3-7　"独立样本 t 检验"对话框

数据文件	数据文件\chapter03\data03b.sav

3.3.1　数据描述

　　本案例的数据文件包含某医院临床患者的确诊年龄（单位为岁），如表 3-9 所示（部分数据），数据文件中包含社会上 300 名男性/女性患者。现要求利用两独立样本 t 检验分析这300 名男性/女性患者的确诊年龄是否存在差异。

表 3-9　　　　　　　　　　　　　　　　"data03b.sav"数据

性别	年龄	年龄段
1	25	1
2	49	3
1	38	2
2	60	3
1	42	2
2	72	4
1	37	2
2	80	4

3.3.2　SPSS 实现

　　（1）打开数据文件"data03b.sav"，执行菜单栏中的"分析"→"比较均值"→"独立样本 t 检验"命令，弹出"独立样本 t 检验"对话框。

　　（2）选择"年龄"变量，单击 ➡ 按钮，将其选入"检验变量"列表，选择"性别"变量，单击 ➡ 按钮，将其选入"分组变量"列表，如图 3-8 所示。

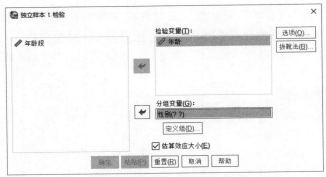

图 3-8 "独立样本 t 检验"对话框

（3）单击"定义组"按钮，弹出"定义组"对话框，分别在"组 1"和"组 2"输入框中输入"1"和"2"，如图 3-9 所示。单击"继续"按钮返回主对话框。"1"和"2"对应性别里面的男、女。

（4）单击"选项"按钮，弹出"独立样本 t 检验：选项"对话框，选项都保持系统默认，如图 3-10 所示。单击"继续"按钮返回主对话框。

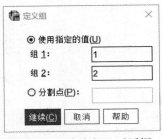

图 3-9 "定义组"对话框

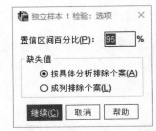

图 3-10 "独立样本 t 检验：选项"对话框

（5）完成所有设置后，单击"确定"按钮执行命令，此时系统会弹出组统计、独立样本检验等分析结果。

3.3.3 结果分析

从表 3-10 可以看出，男性患者样本数为 124，确诊年龄的均值为 48.19，标准差为 16.179，标准误差平均值为 1.453；女性患者样本数为 176，确诊年龄的均值为 46.80，标准差为 16.169，标准误差平均值为 1.219。

表 3-10   组统计

	性别	N	均值	标准差	标准误差平均值
年龄	男	124	48.19	16.179	1.453
	女	176	46.80	16.169	1.219

由表 3-11 可知，莱文方差等同性检验的显著性为 0.942，大于 0.05，说明两组的总体方差齐性，选择"假定等方差"这一行的 t 检验结果。在平均值等同性 t 检验中的显著性（双侧 P）为 0.464，大于 0.05，说明男性/女性的确诊年龄不存在显著差异。

表 3-11　　　　　　　　　　　　　　　　　独立样本检验

		莱文方差等同性检验		平均值等同性 t 检验							
		F	显著性	t	自由度	显著性		平均值差值	标准误差差值	差值 95% 置信区间	
						单侧 P	双侧 P			下限	上限
年龄	假定等方差	0.005	0.942	0.733	298	0.232	0.464	1.390	1.896	−2.342	5.122
	不假定等方差			0.733	264.838	0.232	0.464	1.390	1.896	−2.344	5.124

3.4　成对样本 t 检验

　　在数据分析中，有些数据是成对出现的，是两个样本的一种特殊状态，成对样本 t 检验用于检验两成对样本总体的均值是否存在显著差异。零假设：两成对样本总体的均值不存在显著差异。

　　执行菜单栏中的"分析"→"比较均值"→"成对样本 t 检验"命令，在弹出的图 3-11 所示的"成对样本 t 检验"对话框中进行相关参数的设置即可完成成对样本 t 检验分析。下面通过具体案例讲解如何在 SPSS 中进行成对样本 t 检验分析。

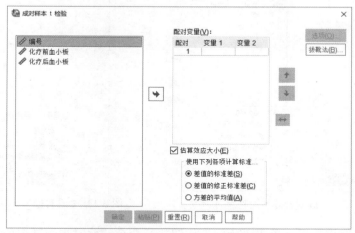

图 3-11　"成对样本 t 检验"对话框

数据文件	数据文件\chapter03\data03c.sav

3.4.1　数据描述

　　本案例的数据文件包含某医院临床患者化疗前后的血小板值（单位为 109/L），如表 3-12 所示。现要求利用成对样本 t 检验来检验化疗前后的血小板值是否存在差异。

表 3-12 　　　　　　　　　　　　　　　　"data03c.sav" 数据

编号	化疗前血小板值 /(10⁹/L)	化疗后血小板值 /(10⁹/L)	编号	化疗前血小板值 /(10⁹/L)	化疗后血小板值 /(10⁹/L)
1	90	86	9	237	13
2	191	102	10	246	166
3	76	33	11	75	95
4	149	165	12	299	194
5	246	108	13	73	191
6	240	186	14	202	47
7	231	42	15	292	47
8	150	113			

3.4.2　SPSS 实现

（1）打开数据文件"data03c.sav"，执行菜单栏中的"分析"→"比较均值"→"成对样本 t 检验"命令，弹出"成对样本 t 检验"对话框。

（2）在左侧变量列表中分别选中"化疗前血小板"和"化疗后血小板"变量，单击按钮，将其选入"配对变量"列表中，如图 3-12 所示。

（3）单击"选项"按钮，弹出"成对样本 t 检验：选项"对话框，选项都保持系统默认，如图 3-13 所示。单击"继续"按钮返回主对话框。

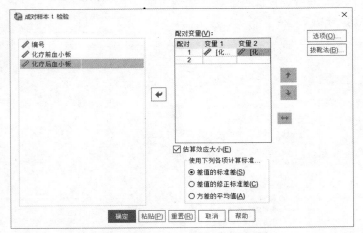
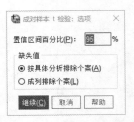

图 3-12　"成对样本 t 检验"对话框　　　　图 3-13　"成对样本 t 检验：选项"对话框

（4）完成所有设置后，单击"确定"按钮执行命令，此时系统弹出成对样本统计、成对样本相关性、成对样本检验等分析结果。

3.4.3　结果分析

从表 3-13 可以看出，化疗前血小板均值为 186.47，标准差为 79.326，标准误差平均值为 20.482；而化疗后血小板平均值为 105.87，标准差为 62.149，标准误差平均值为 16.047。

表 3-13   成对样本统计

		均值	N	标准差	标准误差平均值
配对 1	化疗前血小板	186.47	15	79.326	20.482
	化疗后血小板	105.87	15	62.149	16.047

从表 3-14 可以看出，成对样本之间的相关性不显著，因为显著性（双侧 P）为 0.907，大于 0.05。

表 3-14   成对样本相关性

		N	相关性	显著性	
				单侧 P	双侧 P
配对 1	化疗前血小板&化疗后血小板	15	0.033	0.454	0.907

从表 3-15 可以看出，成对样本的均值存在显著差异，因为显著性（双侧 P）为 0.007，小于 0.05，说明化疗前后的血小板值存在差异，化疗后的血小板值明显小于化疗前的血小板值。

表 3-15   成对样本检验

		配对差值					t	自由度	显著性	
		均值	标准差	标准误差平均值	差值 95%置信区间				单侧 P	双侧 P
					下限	上限				
配对 1	化疗前血小板&化疗后血小板	80.600	99.147	25.600	25.694	135.506	3.148	14	0.004	0.007

3.5　小结

本章详细介绍了平均值检验、单样本 t 检验、两个独立样本 t 检验和成对样本 t 检验在医学统计中的应用。平均值检验一般通过比较两个样本的均值来判断两个总体的均值是否相等。单样本 t 检验常用于推断样本数据的平均值和指定的检验值之间的差异是否显著。两个独立样本 t 检验就是在两个样本相互独立的前提下，检验两个样本的总体均值是否存在显著差异。成对样本 t 检验用于检验两成对样本总体的均值是否存在显著差异。

3.6　习题

1．数据文件 ex03a.sav 中包含某医院研究健身方式对体重及 BMI 的影响的数据，请利用本章学习的方法完成以下分析：

（1）所选取的调查对象的体重及 BMI 在实验前后是否存在差异；

（2）所选取的调查对象的平均身高是否为 177cm。

（数据存储于数据文件\chapter03\ex03a.sav 中。）

2．数据文件 ex03b.sav 包含若干高血压患者经药物治疗前后舒张压的测量结果，请利用本章所学内容判断该药物是否有效。

（数据存储于数据文件\chapter03\ex03b.sav 中。）

3．数据文件 ex03c.sav 包含若干成人患者耳垂血和手指血白细胞数的资料，请利用本章所学内容判断两组数据之间的白细胞数是否存在差异。

（数据存储于数据文件\chapter03\ex03c.sav 中。）

4．数据文件 ex03d.sav 包含两名患者连续 10 天的收缩压数据，请利用本章所学内容判断两组数据之间的收缩压是否存在差异。

（数据存储于数据文件\chapter03\ex03d.sav 中。）

第4章　医学资料的非参数检验

在总体分布形式未知的情况下，通过样本来检验总体分布的假设，这种检验方法称为非参数检验。非参数检验应用范围很广，是医学分析统计方法中的重要组成部分，相对于参数检验，非参数检验所需的假定前提比较少，不依赖总体的分布类型，即总体数据不符合正态分布或分布情况未知时，就可以用它来检验数据是否来自同一个总体。本章分别介绍卡方检验、二项分布检验、游程检验、单样本 K-S 检验、两个独立样本的非参数检验、多个独立样本的非参数检验、两配对样本检验和多个配对样本检验在医学分析统计中的应用。

学习目标：
（1）熟知各种非参数检验在医学统计分析中的应用。
（2）熟练掌握各种非参数检验的操作步骤。
（3）深刻理解各项结果的含义。

4.1　卡方检验

卡方检验的目的就是通过样本数据的分布来检验总体分布与期望分布或某一理论分布是否一致，其零假设是样本的总体分布与期望分布或某一理论分布无显著差异。

卡方检验基本思想的理论依据是：从一个随机变量 X 中随机抽取若干个观察样本，当这些样本落在 X 的 k 个互不相关的子集中的观测频数服从一个多项分布，k 趋于无穷时，这个多项分布服从卡方分布。根据这个思想，对变量 X 总体分布的检验可从各个观测频数的分析入手。

扫码观看
配套视频

4.1 卡方检验

在零假设成立的前提下，如果变量值落在第 i 个子集中的概率为 p_i，相对应的期望频数为 np_i，期望频数的分布代表了零假设成立时的理论分布，可以采用卡方统计量来检验实际分布与期望分布之间是否存在显著差异。典型的卡方统计量是皮尔逊统计量，定义为：

$$X^2 = \sum_{i=1}^{k} \frac{(\text{观测频数} - \text{期望频数})^2}{\text{期望频数}}$$

X^2 服从 $k-1$ 个自由度的卡方分布。X^2 值越大，说明观测频数分布与期望分布差距越大。SPSS 会自动计算 X^2 值，并依据卡方分布表计算对应的概率 p 值。

如果 p 值小于显著性水平，拒绝零假设，认为总体分布与期望分布或某一理论分布有显著差异；如果 p 值大于显著性水平，接受零假设，认为总体分布与期望分布或某一理论分布无显著差异。

执行菜单栏中的"分析"→"非参数检验"→"旧对话框"→"卡方"命令，在弹出的如图 4-1 所示的"卡方检验"对话框中进行相关参数的设置即可完成卡方检验分析。下面通过具体案例讲解如何在 SPSS 中进行卡方检验分析。

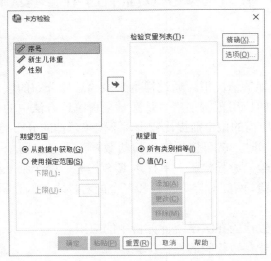

图 4-1　"卡方检验"对话框

数据文件	数据文件\chapter04\data04a.sav

4.1.1　数据描述

本案例的数据文件包含某医院统计的 135 名新生儿的资料，如表 4-1 所示（部分数据）。现要求利用卡方检验分析新生儿性别是否符合 1∶1 分布。

表 4-1　　　　　　　　　　　　　　　"data04a.sav"数据

序号	新生儿体重/kg	性别	序号	新生儿体重/kg	性别
1	4.76	2	5	4.98	1
2	4.99	2	6	4.8	2
3	5	1	7	5	1
4	4.38	2	8	4.55	1

4.1.2　SPSS 实现

（1）打开"data04a.sav"数据文件，执行菜单栏中的"分析"→"非参数检验"→"旧对话框"→"卡方"命令，弹出"卡方检验"对话框。

（2）在左侧的变量列表中选中"性别"变量，单击▣按钮，将其选入"检验变量列表"，如图 4-2 所示。

（3）单击"精确"按钮，弹出"精确检验"对话框，选择"仅渐进法"，如图 4-3 所示。单击"继续"按钮返回主对话框。此步骤为选择检验方法。

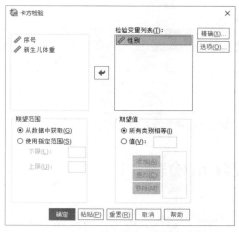

图 4-2 "卡方检验"对话框

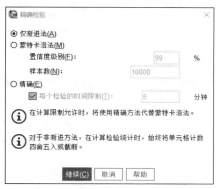

图 4-3 "精确检验"对话框

（4）单击"选项"按钮，弹出"卡方检验：选项"对话框，在"统计"选项组中勾选"描述"复选框和"四分位数"复选框，在"缺失值"选项组中选择"按检验排除个案"选项，如图 4-4 所示。单击"继续"按钮返回主对话框。

（5）完成所有设置后，单击"确定"按钮执行命令，此时系统会弹出描述统计、频率统计、检验统计等分析结果。

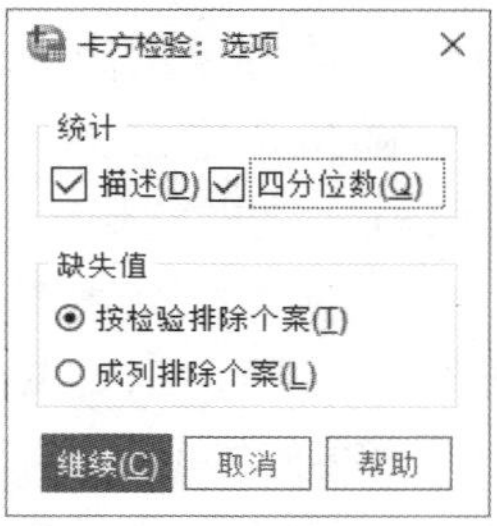

4.1.3 结果分析

从表 4-2 和表 4-3 可以看出，共 135 个样本，男性新生儿 70 名，女性新生儿 65 名。

图 4-4 "卡方检验：选项"对话框

表 4-2 描述统计

	N	平均值	标准差	最小值	最大值	百分位数		
						第 25 个	第 50 个（中位数）	第 75 个
性别	135	1.4815	0.50152	1.00	2.00	1.0000	1.0000	2.0000

表 4-3 频率统计

性别			
	实测个案数	期望个案数	残差
男	70	67.5	2.5
女	65	67.5	−2.5
总计	135		

从表 4-4 可以看出，卡方统计量为 0.185，渐近显著性为 0.667，大于 0.05，所以不能拒绝零假设，可以认为样本的总体分布与期望分布没有显著差异，即新生儿的性别是均匀分布的。

表 4-4	检验统计
	性别
卡方	0.185^a
自由度	1
渐进显著性	0.667

a. 0 个单元格（0.0%）的期望频率低于 5。期望的最低单元格频率为 67.5。

4.2　二项分布检验

在现实生活中，很多数据的取值都是二值的，如男性和女性、合格和不合格、已婚和未婚等，通常用 0 和 1 来表示这类数据。如果进行 n 次相同的实验后，实验的结果只有两类（0 和 1），这两类结果出现的次数可以用离散型随机变量 X 来描述。

扫码观看
配套视频

4.2　二项分布检验

随机变量 X 为 1 的概率设为 p，随机变量 X 为 0 的概率设为 q，即 $1-p$，这样就形成了二项分布，而二项分布检验就是检验样本中这两个类别的观测频率是否等于给定的检验比例，零假设是样本来自的总体的分布与指定的二项分布无显著差异。

SPSS 二项分布检验在小样本中采用精确检验方法，在大样本中采用近似检验方法。精确检验方法计算 n 次试验中成功的次数小于等于 x 次的概率，即 $P(X \leqslant x) = \sum_{i=0}^{x} C_n^i p^i q^{n-i}$。在大样本下采用 Z 检验统计量，在零假设成立时 Z 检验统计量近似服从正态分布，定义为

$$Z = \frac{x \pm 0.5 - np}{\sqrt{np(1-p)}}$$

上式进行了连续性校正，当 x 小于 $n/2$ 时加 0.5，当 x 大于 $n/2$ 时减 0.5。

SPSS 将自动计算上述精确概率和近似概率，如果概率值小于显著性水平，拒绝零假设，认为样本来自的总体的分布与指定的二项分布存在显著差异；如果概率值大于显著性水平，接受零假设，认为样本来自的总体的分布与指定的二项分布无显著差异。

执行菜单栏中的"分析"→"非参数检验"→"旧对话框"→"二项检验"命令，在弹出的如图 4-5 所示的"二项检验"对话框中进行相关参数的设置即可完成二项检验分析。下面通过具体案例讲解如何在 SPSS 中进行二项检验分析。

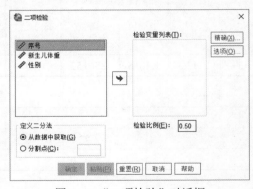

图 4-5　"二项检验"对话框

数据文件	数据文件\chapter04\data04a.sav

4.2.1　数据描述

本案例的数据文件包含某医院统计的 135 名新生儿的资料，如表 4-5 所示（部分数据），

现要求利用二项检验分析新生儿性别是否符合二项分布。

表 4-5   "data04a.sav" 数据

序号	新生儿体重/kg	性别	序号	新生儿体重/kg	性别
1	4.76	2	5	4.98	1
2	4.99	2	6	4.8	2
3	5	1	7	5	1
4	4.38	2	8	4.55	1

4.2.2 SPSS 实现

（1）打开"data04a.sav"数据文件，执行菜单栏中的"分析"→"非参数检验"→"旧对话框"→"二项"命令，弹出"二项检验"对话框。

（2）在左侧的变量列表中选中"性别"变量，单击⏩按钮，将其选入"检验变量列表"，在"定义二分法"选项组中选择"从数据中获取"，在"检验比例"输入框中输入"0.50"，如图 4-6 所示。

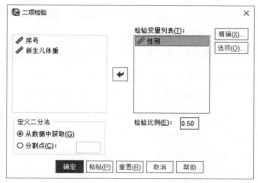

（3）单击"精确"按钮，弹出"精确检验"对话框，选择"仅渐进法"，如图 4-7 所示。单击"继续"按钮返回主对话框。

（4）单击"选项"按钮，弹出"二项检验：选项"对话框，在"统计"选项组中勾选"描述"复选框和"四分位数"复选框，在"缺失值"选项组中选择"按检验排除个案"选项，如图 4-8 所示。单击"继续"按钮返回主对话框。

图 4-6   "二项检验"对话框

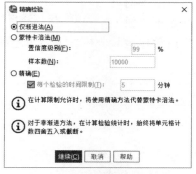

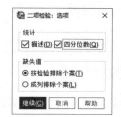

图 4-7   "精确检验"对话框   图 4-8   "二项检验：选项"对话框

（5）完成所有设置后，单击"确定"按钮执行命令，此时系统会弹出二项检验等分析结果。

4.2.3 结果分析

从表 4-6 可以看出，一共有 135 个样本，其中女性新生儿为 65 个，男性新生儿为 70 个，精确显著性（双尾）水平为 0.731，大于 0.05，可以认为性别符合 0.50 检验比例的二项分布。

表 4-6 二项检验

		类别	N	实测比例	检验比例	精确显著性（双尾）
性别	组 1	女	65	0.48	0.50	0.731
	组 2	男	70	0.52		
	总计		135	1.00		

4.3 游程检验

一个游程就是一个具有相同符号的连续串，在它前后相接的是不同的符号或完全无符号。例如抛硬币，用数字 0 表示硬币的正面，用数字 1 表示硬币的反面，连续抛了 30 次，得到下列结果：001110000110100100111011100101。将连续出现 0 或者连续出现 1 的一组数称为 0 的游程或 1 的游程，则上述的这组数据，先是一个 0 游程（两个 0），接着是一个 1 游程（3 个 1）、一个 0 游程（4 个 0），依此类推，有 8 个 0 游程，8 个 1 游程，共 16 个游程。游程太多或太少的样本不是随机样本。

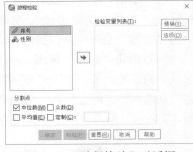

扫码观看
配套视频

4.3 游程检验

游程检验就是通过游程数来检验样本的随机性，零假设就是样本序列具有随机性。单样本游程检验用来检验样本序列的随机性，而两个独立样本的游程检验用来检验两个样本来自的总体的分布是否相同，零假设就是两组独立样本来自的总体的分布无显著差异。

SPSS 会自动计算出检验统计量的概率值 p，当 p 值小于显著性水平时，拒绝零假设；当 p 值大于显著性水平时，接受零假设。

执行菜单栏中的"分析"→"非参数检验"→"旧对话框"→"游程"命令，在弹出的如图 4-9 所示的"游

图 4-9 "游程检验"对话框

程检验"对话框中进行相关参数的设置即可完成游程检验分析。下面通过具体案例讲解如何在 SPSS 中进行游程检验分析。

数据文件	数据文件\chapter04\data04b.sav

4.3.1 数据描述

本案例的数据文件包含某医院按时间顺序统计的 100 名患者的资料，如表 4-7 所示（部分数据）。现在想知道入院治疗患者的性别是不是随机分布的。

表 4-7 "data04b.sav" 数据

序号	性别	序号	性别
1	1	5	0
2	0	6	1
3	0	7	0
4	1	8	0

4.3.2　SPSS 实现

（1）打开"data04b.sav"数据文件，执行菜单栏中的"分析"→"非参数检验"→"旧对话框"→"游程"命令，弹出"游程检验"对话框。

（2）在左侧的变量列表中选中"性别"变量，单击 按钮，将其选入"检验变量列表"，在"分割点"选项组中勾选"定制"，在对应输入框中输入"1"，如图4-10所示。本步骤为选择游程检验的分割点。

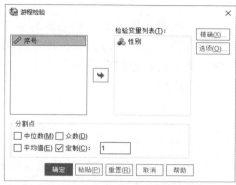

（3）单击"精确"按钮，弹出"精确检验"对话框，选择"仅渐进法"，如图 4-11 所示。单击"继续"按钮返回主对话框。

（4）单击"选项"按钮，弹出"游程检验：选项"对话框，在"统计"选项组中勾选"描述"复选框和"四分位数"复选框，在"缺失值"选项组中选择"按检验排除个案"选项，如图4-12所示。单击"继续"按钮返回主对话框。

图 4-10　　"游程检验"对话框

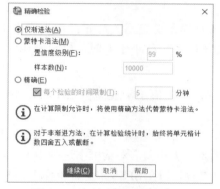

图 4-11　　"精确检验"对话框

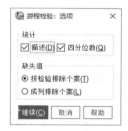

图 4-12　　"游程检验：选项"对话框

（5）完成所有设置后，单击"确定"按钮执行命令，此时系统会弹出游程检验等分析结果。

4.3.3　结果分析

从表 4-8 可以看出一共有 100 名患者，游程数为 48，渐进显著性（双尾）为 0.527，大于 0.05，不能拒绝零假设，认为入院治疗患者的性别是随机分布的。

表 4-8　　　　　　　　　　　　　　　　游程检验

	性别
检验值 [a]	1.00
总个案数	100
游程数	48
Z	0.633
渐进显著性（双尾）	0.527

a. 由用户指定。

4.4 单样本 K-S 检验

K-S 检验是以俄罗斯数学家柯尔莫戈洛夫和斯米诺夫命名的一个非参数检验方法，该方法是一种拟合优度检验方法，将变量的观察累积分布函数与指定的理论分布（主要有正态分布、均匀分布和泊松分布等进行比较）。

单样本 K-S 检验的零假设是样本来自的总体分布与指定的理论分布无显著差异。

基本思路如下。

在零假设成立的前提下，计算各样本观测值在理论分布中出现的理论累计概率值 $F(X)$，其次计算各样本观测值的实际累计概率值 $S(X)$，再次计算实际累计概率值和理论累计概率值的差 $D(X)$，最后计算差值序列中的最大绝对差值 $D=\max(|S(X_i)-F(X_i)|)$。因为实际累计概率为离散值，所以要对 D 进行修正，$D=\max((|S(X_i)-F(X_i)|),(|S(X_{i-1})-F(X_i)|))$，$D$ 统计量也称为 K-S 统计量。

在小样本下，零假设成立时，D 统计量服从柯尔莫戈洛夫分布；在大样本下，零假设成立时，$\sqrt{n}\,D$ 统计量近似服从柯尔莫戈洛夫分布。当 D 小于 0 时，$K(X)$ 为 0；当 D 大于 0 时，$K(X)=\sum_{j=-\infty}^{\infty}(-1)^j\exp(-2j^2x^2)$。

SPSS 会自动计算出检验统计量的概率值 p，当 p 值小于显著性水平时，拒绝零假设；当 p 值大于显著性水平时，接受零假设。

执行菜单栏中的"分析"→"非参数检验"→"旧对话框"→"单样本 K-S"命令，在弹出的如图 4-13 所示的"单样本柯尔莫戈洛夫-斯米诺夫检验"对话框中进行相关参数的设置即可完成单样本 K-S 检验分析。下面通过具体案例讲解如何在 SPSS 中进行单样本 K-S 检验分析。

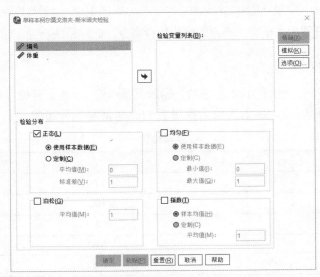

图 4-13 "单样本柯尔莫戈洛夫-斯米诺夫检验"对话框

数据文件	数据文件\chapter04\data04c.sav

4.4.1　数据描述

本案例的数据文件包含医院某科室患者的体重（单位为 kg）资料，如表 4-9 所示（部分数据）。现要求利用单样本 K-S 检验来检验患者的体重是否符合正态分布。

表 4-9　　　　　　　　　　　　　　　　"data04c.sav" 数据

编号	体重/kg	编号	体重/kg
1	52	5	59
2	54	6	60
3	56	7	61
4	57	8	63

4.4.2　SPSS 实现

（1）打开 "data04c.sav" 数据文件，执行菜单栏中的 "分析" → "非参数检验" → "旧对话框" → "单样本 K-S" 命令，弹出 "单样本柯尔莫戈洛夫-斯米诺夫检验" 对话框。

（2）在左侧的变量列表中选中 "体重" 变量，单击 ⊡ 按钮，将其选入 "检验变量列表"，在 "检验分布" 选项组中勾选 "正态"，如图 4-14 所示。

（3）单击 "选项" 按钮，弹出 "单样本 K-S：选项" 对话框，在 "统计" 选项组中勾选 "描述" 复选框和 "四分位数" 复选框，在 "缺失值" 选项组中选择 "按检验排除个案" 选项，如图 4-15 所示。单击 "继续" 按钮返回主对话框。

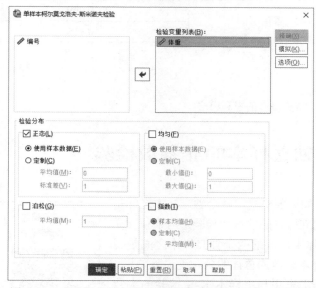

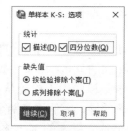

图 4-14　"单样本柯尔莫戈洛夫-斯米诺夫检验" 对话框　　图 4-15　"单样本 K-S：选项" 对话框

（4）完成所有设置后，单击 "确定" 按钮执行命令，此时系统会弹出描述统计、单样本柯尔莫戈洛夫-斯米诺夫检验等分析结果。

4.4.3 结果分析

从表 4-10 和表 4-11 可以看出，一共有 55 个患者，体重平均值为 65.27，标准差为 10.955，检验统计量为 0.108，渐进显著性（双尾）为 0.160，大于 0.05，认为患者的体重服从正态分布。

表 4-10　　　　　　　　　　　　　　　描述统计

	N	平均值	标准差	最小值	最大值	百分位数		
						第 25 个	第 50 个（中位数）	第 75 个
体重	55	65.27	10.955	50	96	57.00	63.00	70.00

表 4-11　　　　　　　　　　　单样本柯尔莫戈洛夫-斯米诺夫检验

N		体重
		55
正态参数 [a,b]	平均值	65.27
	标准差	10.955
最极端差值	绝对	0.108
	正	0.108
	负	−0.082
检验统计		0.108
渐进显著性（双尾）[c]		0.160
蒙特卡洛显著性（双尾）[d]	显著性	0.107
	99%置信区间　下限	0.099
	99%置信区间　上限	0.115

a．检验分布为正态分布。

b．根据数据计算。

c．里利氏显著性修正。

d．基于 10000 蒙特卡洛样本且起始种子为 2000000 的里利氏法。

4.5　两个独立样本的非参数检验

对于两个总体分布未知的样本，如果要检验这两个独立样本之间是否具有相同的分布，就要用到两个独立样本的非参数检验。两个独立样本的非参数检验用于检验从不同总体中抽取的两个独立样本之间是否存在显著差异，零假设是两个独立样本来自的总体的分布无显著差异。

两个独立样本的 K-S 检验的基本思想与单样本 K-S 检验的大致相同，主要差别在于两个独立样本的 K-S 检验是以变量值的秩作为分析对象，而非变量本身。

首先，将两组样本混合并按升序排序；然后，分别计算两组样本

扫码观看
配套视频

4.5 两个独立样本的
非参数检验

秩的累计频数和累计频率；最后，计算两组样本累计频率的差值，得到秩的差值序列并得到 D 统计量，计算得到概率值 p，如果 p 值小于显著性水平，则拒绝零假设，认为两个总体分布有显著差异，否则认为两个总体分布无显著差异。

常用的检验类型如下。

（1）Mann-Whitney（曼-惠特尼）U

该检验是最常用的两个独立样本的非参数检验，主要是检验样本中两个总体上的位置是否相同，等同于对两个组进行的 Wilcoxon（威尔科克森）秩检验和 Kruskal-Wallis（克鲁斯卡尔-沃利斯）H 检验。曼-惠特尼 U 检验对来自两个组的观察值进行组合和等级排序，在同数的情况下分配平均等级。

如果样本在两个总体上的位置相同，那么随机混合两个样本，然后计算组 1 分数领先于组 2 分数的次数，以及组 2 分数领先于组 1 分数的次数。曼-惠特尼 U 统计量是这两个数字中较小的一个。同时显示威尔科克森 W 统计量，是具有较小等级平均值的组的等级之和。

（2）Kolmogorov-Smirnov（柯尔莫戈洛夫-斯米诺夫）Z

该检验的计算是建立在两个样本的累积分布最大绝对差值的基础上的，当这个差很大时，就将这两个分布视为不同的分布，同时检测两个样本在位置和形状上是否存在差异。

（3）Moses 极端反应（莫斯极端反应）

该检验假定实验变量在一个方向影响某些主体，而在相反方向影响其他主体，这样是为了减少极端值的影响，控制样本数据的跨度，是对实验组中的极值对该跨度的影响程度的测量。因为意外的离群值可能轻易使跨度范围变形，所以在剔除了各 5% 的最大值和最小值后，比较两个样本的极差是否相等。

（4）Wald-Wolfowitz（瓦尔德-沃尔福威茨）游程

该检验是对两个样本数据组合和排秩后的游程进行检验，如果两个样本来自同一总体，那么两个组应随机散布在整个等级中。

执行菜单栏中的"分析"→"非参数检验"→"旧对话框"→"2 个独立样本"命令，在弹出的如图 4-16 所示的"两个独立样本检验"对话框中设置相关参数即可完成两个独立样本的非参数检验分析。下面通过具体案例讲解如何在 SPSS 中进行两个独立样本的非参数检验分析。

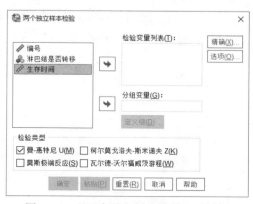

图 4-16　"两个独立样本检验"对话框

数据文件	数据文件\chapter04\data04d.sav

4.5.1　数据描述

本案例的数据文件包含某科室患者淋巴结是否转移和生存时间（单位为月）的资料，如表 4-12 所示（部分数据）。现要求利用两个独立样本的非参数检验来检验淋巴结是否转移在生存时间上是否存在差异。

表 4-12   **"data04d.sav" 数据**

编号	淋巴结是否转移	生存时间	编号	淋巴结是否转移	生存时间
1	0	22	5	0	38
2	0	27	6	0	41
3	0	30	7	0	46
4	0	29	8	0	46

4.5.2　SPSS 实现

（1）打开"data04d.sav"数据文件，执行菜单栏中的"分析"→"非参数检验"→"旧对话框"→"2 个独立样本"命令，弹出"两个独立样本检验"对话框。

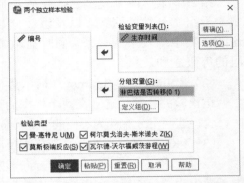

（2）在左侧的变量列表中选中"生存时间"变量，单击 ➡ 按钮，将其选入"检验变量列表"；在左侧的变量列表中选中"淋巴结是否转移"变量，单击 ➡ 按钮，将其选入"分组变量"，如图 4-17 所示。

（3）在"检验类型"选项组中勾选"曼-惠特尼 U""柯尔莫戈洛夫-斯米诺夫 Z""莫斯极端反应"和"瓦尔德-沃尔福威茨游程"复选框。

（4）单击"定义组"按钮，弹出"双独立样本：定义组"对话框。在"组 1""组 2"两个输

图 4-17   "两个独立样本检验"对话框

入框中分别输入"0"和"1"，如图 4-18 所示。单击"继续"按钮返回主对话框。

（5）单击"精确"按钮，弹出"精确检验"对话框，选择"仅渐进法"，如图 4-19 所示。单击"继续"按钮返回主对话框。

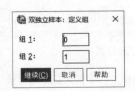

图 4-18   "双独立样本：定义组"对话框

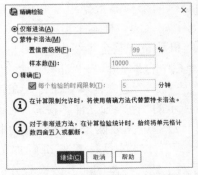

图 4-19   "精确检验"对话框

（6）完成所有设置后，单击"确定"按钮执行命令，此时系统会弹出曼-惠特尼 U 检验、柯尔莫戈洛夫-斯米诺夫 Z 检验、莫斯极端反应检验、瓦尔德-沃尔福威茨游程检验的分析结果。

4.5.3　结果分析

1. 曼-惠特尼 U 检验

从表 4-13 和表 4-14 可以看出，淋巴结未转移组的秩平均值为 15.20，淋巴结转移组的

秩平均值为 5.80，曼-惠特尼 U 值为 3.000，威尔科克森 W 值为 58.000，Z 统计量为 -3.557，渐进显著性（双尾）小于 0.001，认为两组的生存时间存在显著差异。

表 4-13 秩

	淋巴结是否转移	N	秩平均值	秩的总和
生存时间	否	10	15.20	152.00
	是	10	5.80	58.00
	总计	20		

表 4-14 检验统计 [a]

	生存时间
曼-惠特尼 U	3.000
威尔科克森 W	58.000
Z	-3.557
渐进显著性（双尾）	<0.001
精确显著性[2*(单尾显著性)]	<0.001[b]

a. 分组变量：淋巴结是否转移。

b. 未针对绑定值进行修正。

2. 莫斯极端反应检验

从表 4-15 和表 4-16 可以看出，两组的人数均为 10，实测控制组范围生存时间为 12，显著性（单尾）为 0.003；剪除后控制组跨度生存时间为 9，显著性（单尾）为 0.010，两个显著性都小于 0.05，认为两组的生存时间存在显著差异。

表 4-15 频率

	淋巴结是否转移	N
生存时间	否（控制）	10
	是（实验）	10
	总计	20

表 4-16 检验统计 [a,b]

		生存时间
实测控制组范围		12
	显著性（单尾）	0.003
剪除后控制组跨度		9
	显著性（单尾）	0.010
在两端剪除了离群值		1

a. 莫斯检验。

b. 分组变量：淋巴结是否转移。

3. 柯尔莫戈洛夫-斯米诺夫 Z 检验

从表 4-17 和表 4-18 可以看出，两组的人数均是 10，最极端绝对差值为 0.800，最极端正差值为 0.000，最极端负差值为 −0.800，柯尔莫戈洛夫-斯米诺夫 Z 值为 1.789，渐进显著性（双尾）为 0.003，小于 0.05，认为两组的生存时间存在显著差异。

表 4-17　　　　　　　　　　　　　　　频率

	淋巴结是否转移	N
生存时间	否	10
	是	10
	总计	20

表 4-18　　　　　　　　　　　　　　检验统计 [a]

		生存时间
最极端差值	绝对	0.800
	正	0.000
	负	−0.800
柯尔莫戈洛夫-斯米诺夫　Z		1.789
渐进显著性（双尾）		0.003

a. 分组变量：淋巴结是否转移。

4. 瓦尔德-沃尔福威茨游程检验

从表 4-19 和表 4-20 可知，两组的人数均是 10，游程数为 6，Z 值为 −2.068，精确显著性（单尾）为 0.019，显著性小于 0.05，认为两组的生存时间存在显著差异。

表 4-19　　　　　　　　　　　　　　　频率

	淋巴结是否转移	N
生存时间	否	10
	是	10
	总计	20

表 4-20　　　　　　　　　　　　检验统计 [a,b]

		游程数	Z	精确显著性（单尾）
生存时间	精确游程数	6[c]	−2.068	0.019

a. 瓦尔德-沃尔福威茨游程检验。

b. 分组变量：淋巴结是否转移。

c. 未遇到任何组内绑定值。

4.6　多个独立样本的非参数检验

4.5 节提到的两个独立样本的非参数检验是多个独立样本的非参数检验中最基础的一

种，本节着重介绍的多个独立样本的非参数检验用来检验多个独立样本之间是否具有相同的分布，零假设是多个独立样本来自的总体的分布无显著差异。

执行菜单栏中的"分析"→"非参数检验"→"旧对话框"→"K独立样本"命令，在弹出的如图 4-20 所示的"针对多个独立样本的检验"对话框中进行相关参数的设置即可完成多个独立样本检验分析。下面通过具体案例讲解如何在 SPSS 中进行多个独立样本检验分析。

扫码观看
配套视频

4.6 多个独立样本的
非参数检验

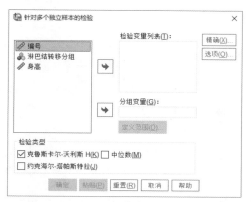

图 4-20　"针对多个独立样本的检验"对话框

数据文件	数据文件\chapter04\data04e.sav

4.6.1　数据描述

本案例的数据文件包含某科室 4 组患者的身高，如表 4-21 所示。现要求利用多个独立样本检验来检验 4 组患者之间的身高是否存在差异。

表 4-21　　　　　　　　　　　"data04e.sav"数据

编号	淋巴结转移分组	身高/cm	编号	淋巴结转移分组	身高/cm
1	1	162	9	2	158
2	2	157	10	0	164
3	1	165	11	0	167
4	2	162	12	0	165
5	1	160	13	3	155
6	2	170	14	3	172
7	2	156	15	3	155
8	2	154			

4.6.2　SPSS 实现

（1）打开"data04e.sav"数据文件，执行菜单栏中的"分析"→"非参数检验"→"旧对话框"→"K 独立样本"命令，弹出"针对多个独立样本的检验"对话框。

（2）在左侧的变量列表中选中"体重"变量，单击 按钮，将其选入"检验变量列表"；在左侧的变量列表中选中"淋巴结转移分组"变量，单击 按钮，将其选入"分组变量"；如图 4-21 所示。在"检验类型"选项组勾选"克鲁斯卡尔-沃利斯 H""中位数"和"约克海尔-塔帕斯特拉"复选框。

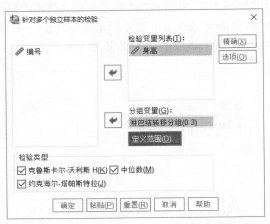

图 4-21　"针对多个独立样本的检验"对话框

（3）单击"定义范围"按钮，弹出"多个独立样本：定义范围"对话框，在"最小值""最大值"两个输入框中输入"0"和"3"，如图 4-22 所示。单击"继续"按钮返回主对话框。

（4）单击"精确"按钮，弹出"精确检验"对话框，选择"仅渐进法"，如图 4-23 所示。单击"继续"按钮返回主对话框。

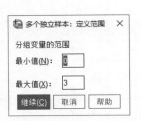

图 4-22　"多个独立样本：定义范围"对话框

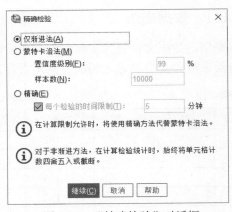

图 4-23　"精确检验"对话框

（5）完成所有设置后，单击"确定"按钮执行命令，此时系统会弹出克鲁斯卡尔-沃利斯 H 检验、中位数检验和约克海尔-塔帕斯特拉检验的分析结果。

4.6.3　结果分析

1. 克鲁斯卡尔-沃利斯 H 检验

从表 4-22 和表 4-23 可知，一共有 15 个样本，各组秩的平均值分别为 11.50、9.00、6.42

和 6.67，克鲁斯卡尔-沃利斯 H 统计量为 3.022，渐进显著性为 0.388，大于 0.05，认为 4
组患者的体重不存在显著差异。

表 4-22   秩

	淋巴结转移分组	N	秩平均值
体重	N0	3	11.50
	N1	3	9.00
	N2	6	6.42
	N3	3	6.67
	总计	15	

表 4-23   检验统计 [a,b]

	体重
克鲁斯卡尔-沃利斯 H	3.022
自由度	3
渐进显著性	0.388

a. 克鲁斯卡尔-沃利斯检验。

b. 分组变量：淋巴结转移分组。

2. 中位数检验

从表 4-24 可以看出，N0 组大于中位数的样本为 3 个，小于等于中位数的样本为 0 个；N1
大于中位数的样本为 1 个，小于等于中位数的样本为 2 个；N2 组大于中位数的样本为 1 个，小
于等于中位数的样本为 5 个；N3 组大于中位数的样本为 1 个，小于等于中位数的样本为 2 个。

表 4-24   频率

		淋巴结转移分组			
		N0	N1	N2	N3
体重	＞ 中位数	3	1	1	1
	≤ 中位数	0	2	5	2

从表 4-25 可以看出中位数为 162.00，卡方统计量为 5.972，渐进显著性为 0.113，大于
0.05，认为 4 组患者的体重不存在显著差异。

表 4-25   检验统计 [a]

	身高
N	15
中位数	162.00
卡方	5.972[b]
自由度	3
渐进显著性	0.113

a. 分组变量：淋巴结转移分组。

b. 8 个单元格（100.0%）的期望频率低于 5。期望的最低单元格频率为 1.2。

3. 约克海尔-塔帕斯特拉检验

从表 4-26 可以看出,实测 J-T 统计信息为 23.000,平均值 J-T 统计信息为 40.500,J-T 统计的标准差为 9.575,标准 J-T 统计信息为-1.828,渐进显著性(双尾)为 0.068,大于 0.05,认为 4 组患者的体重不存在显著差异。

表 4-26 约克海尔-塔帕斯特拉检验 [a]

	体重
淋巴结转移分组中的级别数	4
N	15
实测 J-T 统计	23.000
平均值 J-T 统计	40.500
J-T 统计的标准差	9.575
标准 J-T 统计	−1.828
渐进显著性(双尾)	0.068

a. 分组变量:淋巴结转移分组。

3 种检验得出的结论一致,认为 4 组患者的体重不存在显著差异。

4.7 两个配对样本检验

扫码观看
配套视频

4.7 两个配对样本检验

在社会研究中,经常会遇到在同一个测试对象上测试得到多组数据的情况,这样数据间不再是独立的,而是彼此相关的,这样的两个样本就是相关样本(或是配对样本)。两个相关样本检验用于检验两配对样本间是否具有相同的分布,零假设是两个相关样本来自的总体的分布无显著差异。

执行菜单栏中的"分析"→"非参数检验"→"旧对话框"→"2 个相关样本"命令,在弹出的如图 4-24 所示的"两个相关样本检验"对话框中进行相关参数的设置即可完成两配对样本检验分析。下面通过具体案例讲解如何在 SPSS 中进行两配对样本检验分析。

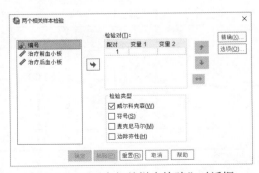

图 4-24 "两个相关样本检验"对话框

数据文件	数据文件\chapter04\data04f.sav

4.7.1　数据描述

本案例的数据文件包含某科室 30 名患者在用药治疗前后测得的血小板值（单位为 10^9/L），如表 4-27 所示（部分数据）。现要求利用两个相关样本检验来检验用药治疗前后的血小板值是否存在差异。

表 4-27　　　　　　　　　　　　　　　"data04f.sav" 数据

编号	治疗前血小板值/(10^9/L)	治疗后血小板值/(10^9/L)
1	90	86
2	191	102
3	76	33
4	149	165
5	246	108
6	240	186
7	231	42
8	150	113

4.7.2　SPSS 实现

（1）打开"data04f.sav"数据文件，执行菜单栏中的"分析"→"非参数检验"→"旧对话框"→"2 个相关样本"命令，弹出"两个相关样本检验"对话框。

（2）在左侧的变量列表中选中"治疗前血小板"变量和"治疗后血小板"变量，单击 → 按钮，将其选入"检验对"变量列表，在"检验类型"选项组中勾选"威尔科克森"和"符号"复选框，如图 4-25 所示。

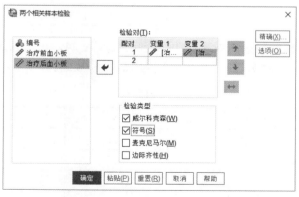

图 4-25　"两个相关样本检验"对话框

（3）单击"精确"按钮，弹出"精确检验"对话框，选择"仅渐进法"，如图 4-26 所示。单击"继续"按钮返回主对话框。

（4）单击"选项"按钮，弹出"双关联样本：选项"对话框，在"统计"选项组中勾选"描述"复选框和"四分位数"复选框，在"缺失值"选项组中选择"按检验排除个案"

选项，如图 4-27 所示。单击"继续"按钮返回主对话框。

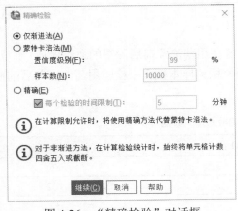

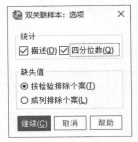

图 4-26 "精确检验"对话框 　　　　图 4-27 "双关联样本：选项"对话框

（5）完成所有设置后，单击"确定"按钮执行命令，此时系统会弹出描述统计以及威尔科克森符号秩检验和符号检验的分析结果。

4.7.3 结果分析

从表 4-28 可以看出，治疗前血小板的平均值为 192.70，标准差为 73.889；治疗后血小板的平均值为 110.23，标准差为 53.912。

表 4-28 描述统计

	N	平均值	标准差	最小值	最大值	百分位数		
						第 25 个	第 50 个（中位数）	第 75 个
治疗前血小板	30	192.70	73.889	73	299	115.00	209.50	246.25
治疗后血小板	30	110.23	53.912	13	200	67.25	110.00	161.25

威尔科克森符号秩检验：从表 4-29 可以看出负秩为 24，正秩为 5，绑定值为 1，表示 24 个患者治疗后血小板下降，秩平均值分别为 16.35 和 8.50。

表 4-29 秩

		N	秩平均值	秩的总和
治疗后血小板 - 治疗前血小板	负秩	24[a]	16.35	392.50
	正秩	5[b]	8.50	42.50
	绑定值	1[c]		
	总计	30		

a. 治疗后血小板 < 治疗前血小板。

b. 治疗后血小板 > 治疗前血小板。

c. 治疗后血小板 = 治疗前血小板。

从表 4-30 可以看出，Z 统计量为–3.784，渐进显著性（双尾）小于 0.05，认为治疗后的血小板值显著下降。

表 4-30 检验统计 [a]

	治疗后血小板＆治疗前血小板
Z	–3.784[b]
渐进显著性（双尾）	<0.001

a. 威尔科克森符号秩检验。

b. 基于正秩。

符号检验：从表 4-31 和表 4-32 可以看出，渐进显著性（双尾）小于 0.05，结果与威尔科克森符号秩检验结果一致。

表 4-31 频率

		N
治疗后血小板＆治疗前血小板	负差值 [a]	24
	正差值 [b]	5
	绑定值 [c]	1
	总计	30

a. 治疗后血小板 < 治疗前血小板。

b. 治疗后血小板 > 治疗前血小板。

c. 治疗后血小板 = 治疗前血小板。

表 4-32 检验统计 [a]

	治疗后血小板 - 治疗前血小板
Z	–3.343
渐进显著性（双尾）	<0.001

a. 符号检验。

4.8 多个配对样本检验

多个配对样本检验用来检验多个相关样本之间是否具有相同的分布。SPSS 会自动计算出检验统计量的概率值 p，当 p 值小于显著性水平时，拒绝零假设；当 p 值大于显著性水平时，接受零假设。

执行菜单栏中的"分析"→"非参数检验"→"旧对话框"→"K 个相关样本"命令，在弹出的如图 4-28 所示的"针对多个相关样本的检验"对话框中进行相关参数的设置即可完成多个配对样本检验分析。下面通过具体案例讲解如何在 SPSS 中进行多个配对样本检验分析。

扫码观看
配套视频

4.8 多个配对样本检验

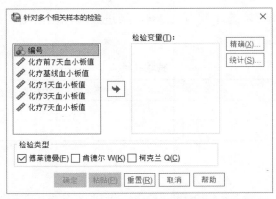

图 4-28 "针对多个相关样本的检验"对话框

数据文件	数据文件\chapter04\data04h.sav

4.8.1 数据描述

本案例的数据文件包含某科室患者化疗前后血小板值（单位为 $10^9/L$）的资料，如表 4-33 所示。现要求利用多个配对样本检验中的傅莱德曼检验来检验化疗前后是否存在差异。

表 4-33 "data04h.sav"数据

编号	化疗前七天 血小板值/($10^9/L$)	化疗基线 血小板值/($10^9/L$)	化疗 1 天 血小板值/($10^9/L$)	化疗 3 天 血小板值/($10^9/L$)	化疗 7 天 血小板值/($10^9/L$)
1	189	198	88	53	108
2	295	273	149	50	83
3	201	331	189	47	99
4	91	100	83	200	104
5	294	312	106	51	213
6	289	176	44	97	255
7	317	275	106	121	131
8	155	203	109	197	92
9	149	121	49	138	80
10	334	344	194	140	95
11	291	350	76	149	170
12	82	90	30	78	273
13	197	107	109	80	214
14	347	174	49	60	195
15	211	307	132	165	262
16	211	251	115	34	136
17	346	292	174	46	106
18	189	298	153	117	256
19	159	310	68	171	140
20	236	287	67	104	133

4.8.2 SPSS 实现

（1）打开 "data04h.sav" 数据文件，执行菜单栏中的 "分析" → "非参数检验" → "旧对话框" → "K 个相关样本" 命令，弹出 "针对多个相关样本的检验" 对话框。

（2）在左侧的变量列表中选中 "化疗前 7 天血小板值" 变量、"化疗基线血小板值" 变量、"化疗 1 天血小板值" 变量、"化疗 3 天血小板值" 变量和 "化疗 7 天血小板值" 变量，单击 按钮，将其选入 "检验变量" 列表，在 "检验类型" 选项组中勾选 "傅莱德曼" 复选框，如图 4-29 所示。

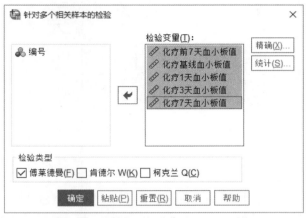

图 4-29 "针对多个相关样本的检验" 对话框

（3）单击 "精确" 按钮，弹出 "精确检验" 对话框，选择 "仅渐进法"，如图 4-30 所示。单击 "继续" 按钮返回主对话框。

（4）单击 "统计" 按钮，弹出 "多个相关样本：统计" 对话框，勾选 "描述" 复选框和 "四分位数" 复选框，如图 4-31 所示。单击 "继续" 按钮返回主对话框。

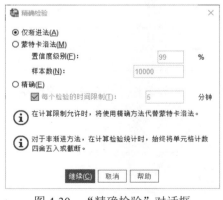

图 4-30 "精确检验" 对话框

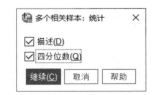

图 4-31 "多个相关样本：统计" 对话框

（5）完成所有设置后，单击 "确定" 按钮执行命令，此时系统会弹出描述统计以及傅莱德曼检验的分析结果。

4.8.3　结果分析

从表 4-34 可以看出，化疗前 7 天血小板值的平均值为 229.15，标准差为 81.286；化疗基线血小板值平均值为 239.95，标准差为 86.456；化疗 1 天血小板值的平均值为 104.50，标准差为 48.602；化疗 3 天血小板值的平均值为 104.90，标准差为 53.346；化疗 7 天血小板值的平均值为 157.25，标准差为 66.694。

表 4-34　　　　　　　　　　　　　描述统计

| | N | 平均值 | 标准差 | 最小值 | 最大值 | 百分位数 | | |
						第 25 个	第 50 个（中位数）	第 75 个
化疗前 7 天血小板值	20	229.15	81.286	82	347	166.50	211.00	294.75
化疗基线血小板值	20	239.95	86.456	90	350	174.50	274.00	309.25
化疗 1 天血小板值	20	104.50	48.602	30	194	67.25	106.00	144.75
化疗 3 天血小板值	20	104.90	53.346	34	200	51.50	100.50	146.75
化疗 7 天血小板值	20	157.25	66.694	80	273	100.25	134.50	213.75

从表 4-35 可容易看出秩平均值分别为 3.95、4.25、1.75、2.05 和 3.00。

表 4-35　　　　　　　　　　　　　秩

	秩平均值
化疗前 7 天血小板值	3.95
化疗基线血小板值	4.25
化疗 1 天血小板值	1.75
化疗 3 天血小板值	2.05
化疗 7 天血小板值	3.00

从表 4-36 可以看出，卡方统计量为 39.440，渐进显著性小于 0.05，故拒绝零假设，认为化疗前后的血小板值显著不同。

表 4-36　　　　　　　　　　　　　检验统计 [a]

N	20
卡方	39.440
自由度	4
渐进显著性	<0.001

a. 傅莱德曼检验。

4.9 小结

本章主要介绍了卡方检验、二项分布检验、游程检验、单样本 K-S 检验、两个独立样本的非参数检验、多个独立样本的非参数检验、两配对样本检验和多个配对样本检验等在医学统计分析中的应用。卡方检验是通过样本数据的分布来检验总体分布与期望分布或某一理论分布是否一致。二项分布检验用来检验样本中两个类别的观测频率是否等于给定的检验比例。游程检验是通过游程数来检验样本的随机性。单样本 K-S 检验是一种非参数检验方法，是将变量的观察累积分布函数与指定的理论分布进行比较的一种检验方法。两个独立样本的非参数检验用于检验从不同总体中抽取的两个独立样本之间是否存在显著差异。多独立样本的非参数检验用于检验多个独立样本之间是否具有相同的分布。两配对样本检验用于检验两配对样本间是否具有相同的分布。多个配对样本检验用于检验多个相关样本之间是否具有相同的分布。

4.10 习题

1. 数据文件 ex04a.sav 中包含临床研究白癜风病人白介素指标在白斑部位和正常部位的资料，现要求利用本章学习的内容分析两者之间是否存在差异。

（数据存储于数据文件\chapter04\ex04a.sav 中。）

2. 数据文件 ex04b.sav 包含医院 7 个评委对 10 名医生专业能力的打分情况，现要求利用多个配对样本检验中的肯德尔 W 检验来分析评委们打分标准之间是否存在差异。

（数据存储于数据文件\chapter04\ex04b.sav 中。）

3. 数据文件 ex04c.sav 包含 12 个患者对 4 个护士满意度调查的统计数据，现要求利用多个配对样本检验中的柯克兰 Q 检验来分析这些患者对 4 个护士的满意度是否存在差异。

（数据存储于数据文件\chapter04\ex04c.sav 中。）

4. 数据文件 ex04d.sav 包含某医院在院治疗患者的数据，现要求利用卡方检验分析患者性别是否符合 1:1 分布或 0.4:0.6 分布。

（数据存储于数据文件\chapter04\ex04d.sav 中。）

5. 数据文件 ex04d.sav 包含某医院在院治疗患者的数据，现要求利用二项分布检验分析患者性别是否符合二项分布。

（数据存储于数据文件\chapter04\ ex04d.sav 中。）

6. 数据文件 ex04e.sav 包含某医院抽查医疗器械尺寸的资料，现要求利用游程检验分析医疗器械尺寸差异是不是由随机因素引起的。

（数据存储于数据文件\chapter04\ex04e.sav 中。）

7. 数据文件 ex04f.sav 包含若干健康男性服用肠溶醋酸棉酚片前后精子浓度（单位为万/mL）的统计数据，现要求利用本章学习的内容分析男性服用药品前后精子浓度是否存在显著差异。

（数据存储于数据文件\chapter04\ex04f.sav 中。）

第 5 章　医学资料的方差分析

在实际的医学资料分析当中，常常需要对多个总体的均值进行比较，并分析它们之间的差异，这可以利用方差分析实现，方差分析被广泛应用于医学领域。第 3 章和第 4 章重点介绍了参数检验和非参数检验，使用户掌握了两者的异同及操作方法等内容。本章主要介绍单因素方差分析、多因素方差分析、协方差分析、多元方差分析和重复测量方差分析在医学统计分析中的应用。

学习目标：
（1）掌握方差分析在医学统计分析中的应用。
（2）熟知各个对话框中的参数含义。
（3）熟练掌握各种方差分析的操作步骤。
（4）深刻理解各项结果的含义。

5.1　单因素方差分析

单因素方差分析，用于检验单因素水平下的一个或多个独立因变量均值是否存在显著差异，即检验单因素各个水平的值是否来自同一个总体。由此可以看出，用于分析的数据包括一个因素（自变量）、一个或多个相互独立的因变量。用户需注意，因变量必须是连续变量。

执行菜单栏中的"分析"→"比较平均值"→"单因素 ANOVA"命令，在弹出的如图 5-1 所示的"单因素 ANOVA 检验"对话框中进行相关参数的设置即可完成单因素方差分析。下面通过具体案例讲解如何在 SPSS 中进行单因素方差分析。

扫码观看
配套视频

5.1 单因素方差分析

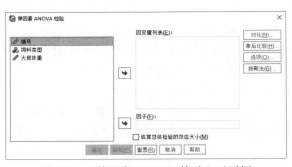

图 5-1　"单因素 ANOVA 检验"对话框

数据文件	数据文件\chapter05\data05a.sav

5.1.1　数据描述

本案例的数据文件包含某医学研究机构研究饲料对大鼠体重（单位为 g）的影响的数据，如表 5-1 所示。现要求对不同饲料喂养下的大鼠体重均值是否存在差异进行单因素方差分析。

表 5-1　　　　　　　　　　　　　　"data05a.sav" 数据

饲料	大鼠体重/g	饲料	大鼠体重/g	饲料	大鼠体重/g
1	511	2	600	3	652
1	650	2	562	3	666
1	522	2	566	3	678
1	589	2	632	3	701
1	622	2	620	3	555
1	535	2	498	3	592

5.1.2　SPSS 实现

（1）打开"data05a.sav"数据文件，执行菜单栏中的"分析"→"比较平均值"→"单因素 ANOVA"命令，弹出"单因素 ANOVA 检验"对话框。

（2）在左侧的变量列表中选中"大鼠体重"变量，单击 按钮，将其选入"因变量列表"；在左侧的变量列表中选中"饲料类型"变量，单击 按钮，将其选入"因子"，如图 5-2 所示。

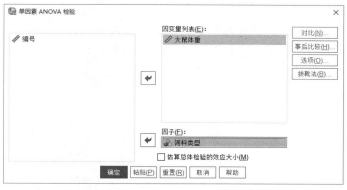

图 5-2　"单因素 ANOVA 检验"对话框

（3）单击"对比"按钮，弹出"单因素 ANOVA 检验：对比"对话框。勾选"多项式"复选框，激活"等级"下拉菜单，默认选择"线性"，如图 5-3 所示。单击"继续"按钮返回主对话框。

（4）单击"事后比较"按钮，弹出"单因素 ANOVA 检验：事后多重比较"对话框。勾选"LSD"复选框，其他设置采用默认值，如图 5-4 所示。单击"继续"按钮返回主对话框。

事后多重比较，是对每两个水平下因素变量的均值进行比较。若确定因素对因变量产生了显著影响，则可利用多重比较，进一步确定该因素的不同水平对因变量的影响程度如何，即其中哪些水平的作用显著，哪些水平的作用不显著。SPSS 提供了很多多重比较的检验方法，主要差异表现在检验统计量的构造上。现简要介绍各个检验方法。

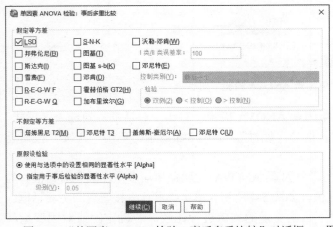

图 5-3 "单因素 ANOVA 检验：对比"对话框

假定等方差：该选项组中的方法适用于因素变量在各水平下方差齐性的情况。由于方差分析必须满足方差齐性这一前提条件，所以实际应用中多采用"假定等方差"中的方法。

不假定等方差：该选项组中的方法适用于因素变量在各水平下方差不齐性的情况。

原假设检验：有"使用与选项中的设置相同的显著性水平"和"指定用于事后检验的显著性水平"两种选择，其中 SPSS 默认的指定用于事后检验的显著性水平为 0.05，用户可根据需要输入相应的显著性水平。

（5）单击"选项"按钮，弹出"单因素 ANOVA 检验：选项"对话框。勾选"描述"和"方差齐性检验"复选框；勾选"均值图"复选框；对"缺失值"选项组采用默认设置，如图 5-5 所示。单击"继续"按钮返回主对话框。因为方差齐性是方差分析的前提条件，所以必须对方差齐性进行检验。SPSS 的单因素方差分析中，方差齐性检验采用方差同质性检验的方法。描述输出每组中每个因变量的基本描述统计量，包括个案数、平均值、标准差、标准误差、最小值、最大值和 95%置信区间等。

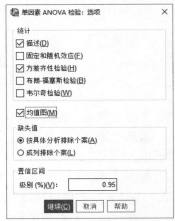

图 5-4 "单因素 ANOVA 检验：事后多重比较"对话框　　图 5-5 "单因素 ANOVA 检验：选项"对话框

（6）完成所有设置后，单击"确定"按钮执行命令，此时会弹出描述统计、方差齐性检验、ANOVA、多重比较等分析结果。

5.1.3 结果分析

从表 5-2 可以看出，每种饲料喂养下的大鼠均有 6 个，总样本数为 18，总平均值为 591.7222g。

表 5-2 描述统计

					平均值的 95% 置信区间			
	N	平均值	标准差	标准误差	下限	上限	最小值	最大值
A 饲料	6	554.8333	42.64935	17.41152	510.0756	599.5911	511.00	622.00
B 饲料	6	579.6667	48.88217	19.95606	528.3680	630.9654	498.00	632.00
C 饲料	6	640.6667	55.69800	22.73861	582.2152	699.1181	555.00	701.00
总计	18	591.7222	59.39083	13.99855	562.1879	621.2566	498.00	701.00

大鼠体重/g

从表 5-3 可以看出，基于平均值的显著性为 0.741，远大于 0.05，因此，认为各组的总体方差相等，即满足方差齐性这一前提条件，只有满足方差齐性才适合进行单因素方差分析。

表 5-3 方差齐性检验

		莱文统计	自由度 1	自由度 2	显著性
大鼠体重/g	基于平均值	0.306	2	15	0.741
	基于中位数	0.121	2	15	0.886
	基于中位数并具有调整后自由度	0.121	2	13.240	0.887
	基于剪除后平均值	0.285	2	15	0.756

从表 5-4 可以看出，总计平方和为 59963.611，组间平方和为 23410.111，组内平方和为 36553.500，在组间平方和中可以被线性解释的部分为 22102.083；方差检验 F 统计量为 4.803，对应的显著性为 0.024，小于显著性水平 0.05，因此，认为 3 种饲料喂养下的大鼠体重存在显著差异。

表 5-4 ANOVA

大鼠体重/g

			平方和	自由度	均方	F	显著性
组间	（组合）		23410.111	2	11705.056	4.803	0.024
	线性项	对比	22102.083	1	22102.083	9.070	0.009
		偏差	1308.028	1	1308.028	0.537	0.475
组内			36553.500	15	2436.900		
总计			59963.611	17			

从表 5-5 可以看出，A 饲料与 C 饲料组合的显著性水平小于 0.05，说明这 A 饲料与 C 饲料组合喂养下的大鼠体重存在显著差异，且 C 饲料喂养下的大鼠体重大于 A 饲料喂养下的大鼠体重；同理 B 饲料与 C 饲料组合喂养下的大鼠体重存在显著差异，而 A 饲料和 B 饲料组合喂养下的大鼠体重不存在显著差异。表中标有"*"标识的表示两者之间存在显著差异。

表 5-5   多重比较

因变量：大鼠体重/g						
LSD						
(I)饲料类型	(J)饲料类型	平均值差值(I−J)	标准误差	显著性	95%置信区间	
					下限	上限
A 饲料	B 饲料	−24.83333	28.50088	0.397	−85.5815	35.9148
	C 饲料	−85.83333*	28.50088	0.009	−146.5815	−25.0852
B 饲料	A 饲料	24.83333	28.50088	0.397	−35.9148	85.5815
	C 饲料	−61.00000*	28.50088	0.049	−121.7482	−0.2518
C 饲料	A 饲料	85.83333*	28.50088	0.009	25.0852	146.5815
	B 饲料	61.00000*	28.50088	0.049	0.2518	121.7482

*. 平均值差值的显著性水平为 0.05。

从图 5-6 可以看出，C 饲料喂养下的大鼠体重平均值比较大。

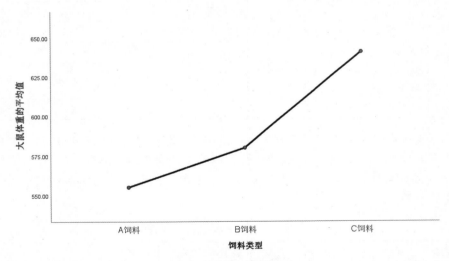

图 5-6　平均值折线图

综上所述，部分饲料喂养下的大鼠体重之间存在显著差异。

5.2　多因素方差分析

多因素方差分析的基本思想等同于单因素方差分析的基本思想，但其研究的是两个或两个以上因素对因变量作用的影响，以及这些因素共同作用的影响。例如，研究肥料和施肥量对苗木生长的影响是否显著，则是双因素的方差分析；若还需研究土壤种类因素对苗木生长的影响，则是三因素的方差分析。

扫码观看
配套视频

5.2 多因素方差分析

假设研究员只研究肥料和施肥量对苗木生长的影响，那么这两个因素可能是相互独立影响苗木生长，也可能相互作用一起影响苗木生长。由此可知，在多因素方差分析中，存在两种类型：有交互作用和无交互作用。有交互作用表示因素不是独立的，是共同作用对因变量产生一个新的效应，而非因素分别作用的简单相加。无交互作用则表示因素是独立的，单独对因变量产生作用。

多因素方差分析可以进行如下分析：单个因素的主效应作用、因素直接的交互效应、协方差分析、因素变量与协变量间的交互效应。

执行菜单栏中的"分析"→"一般线性模型"→"单变量"命令，在弹出的如图 5-7 所示的"单变量"对话框中进行相关参数的设置即可完成多因素方差分析。下面通过具体案例讲解如何在 SPSS 中进行多因素方差分析。

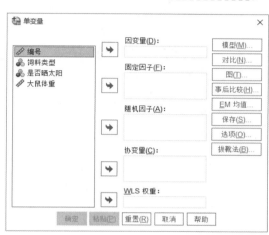

图 5-7　"单变量"对话框

数据文件	数据文件\chapter05\data05b.sav

5.2.1　数据描述

本案例的数据文件包含某医学研究机构研究饲料及是否晒太阳对大鼠体重（单位为 g）的影响的数据，如表 5-6 所示。现要求利用多因素方差分析方法分析 3 种饲料和是否晒太阳对大鼠体重的影响是否显著。

表 5-6　　　　　　　　　　　　　　　　　"data05b.sav"数据

编号	饲料	是否晒太阳	大鼠体重/g	编号	饲料	是否晒太阳	大鼠体重/g
1	1	0	511	10	2	1	632
2	1	1	550	11	2	0	620
3	1	0	522	12	2	0	498
4	1	1	589	13	3	0	652
5	1	0	622	14	3	1	666
6	1	0	535	15	3	0	678
7	2	1	600	16	3	1	701
8	2	0	562	17	3	0	555
9	2	0	566	18	3	1	592

5.2.2 SPSS 实现

（1）打开"data05b.sav"数据文件，执行菜单栏中的"分析"→"一般线性模型"→"单变量"命令，弹出"单变量"对话框。

（2）选中左侧变量列表中的"大鼠体重"变量，单击➡按钮，将其选入"因变量"；选中"饲料类型"和"是否晒太阳"变量，单击➡按钮，将其选入"固定因子"，如图 5-8 所示。

- 因变量：定量变量。
- 固定因子：分类变量。
- 随机因子：用于指定总体的随机样本。
- 协变量：与因变量相关的定量变量。
- WLS 权重：用于加权的最小平方分析。

其中 WLS 权重项可用于为加权最小二乘分析指定权重变量，也可用于给不同的测量精度以适当补偿。如果权重变量的值为 0、负数或缺失，那么将此类情况从分析中排除。已用在模型中的变量不能用作权重变量。

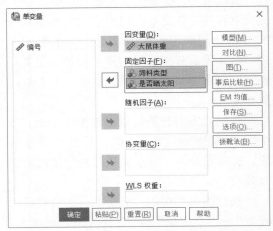

图 5-8 "单变量"对话框

（3）单击"模型"按钮，打开"单变量：模型"对话框，如图 5-9 所示，本案例选择"全因子"模型。

- 指定模型：包括 3 个选项，"全因子""构建项""构建定制项"。
  - 全因子：表示建立全因素模型，包括所有因素主效应、所有协变量主效应及所有因素间的交互效应，不包括协变量与其他因素的交互效应。
  - 构建项：在"类型"下拉列表中，有交互、主效应、所有二阶、所有三阶、所有四阶、所有五阶等。
  - 构建定制项：需要用户指定一部分交互效应，选择该选项后，激活下面的"因子与协变量""构建项""模型"，从"因子与协变量"中把相关效应选入"模型"，在中间的"类型"下拉列表里指定交互的类型。
- 平方和：用于指定平方和的分解方法，在其后面的下拉列表中，有"Ⅰ类""Ⅱ类""Ⅲ类""Ⅳ类"选项，其中的"Ⅲ类"最常用。
- 在模型中包括截距：表示将截距包括在模型中。如果能假设数据通过原点，则可以不选择此项，即在模型中不包括截距。

（4）单击"图"按钮，弹出"单变量：轮廓图"对话框。在该对话框中可以绘制以一个或多个因素变量为参考的因变量边际均值图，其指以某个因素变量为横轴、因变量边际均值的估计值为纵轴所作的图；若指定了协变量，这里的均值就是经过协变量调整后的均值。

在单因素方差分析中，边际均值图用来表现指定因素各水平的因变量均值；在多因素边际均值图中，相互平行的线表明在相应因素之间无交互效应，反之则表明有交互效应。

- 水平轴：用于指定某个因素变量。

- 单独的线条：用于指定因变量，会对因素变量的每个取值水平作一条曲线。
- 单独的图：用于指定因变量，会对因素变量的每个取值水平分别作一个图形。
- 图：用于显示添加的变量。

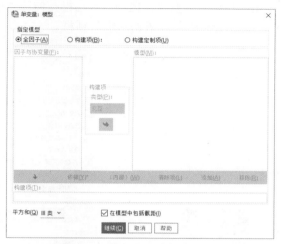

图 5-9 "单变量：模型"对话框

如图 5-10 所示，本案例中，选中"饲料类型"变量，单击 按钮，将其选入"水平轴"；选中"是否晒太阳"变量，单击 按钮，将其选入"单独的线条"。然后单击"添加"按钮，将两者送入"图"中。单击"继续"按钮返回主对话框。

（5）单击"事后比较"按钮，弹出"单变量：实测平均值的事后多重比较"对话框。在左侧的"因子"列表中选中"饲料类型"变量，单击 按钮，将其选入"下列各项的事后检验"列表；勾选"假定等方差"选项组中的"LSD"复选框，如图 5-11 所示。单击"继续"按钮返回主对话框。

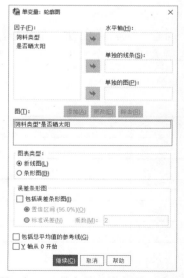

图 5-10 "单变量：轮廓图"对话框

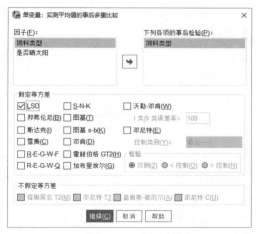

图 5-11 "单变量：实测平均值的事后多重比较"对话框

（6）单击"EM 均值"按钮，弹出"单变量：估算边际平均值"对话框。在"因子与因子交互"列表中选中"(OVERALL)"，并单击➡按钮，将其选入"显示下列各项的平均值"列表，如图 5-12 所示。单击"继续"按钮返回主对话框。

（7）单击"选项"按钮，弹出"单变量：选项"对话框，勾选"描述统计""齐性检验"复选框，如图 5-13 所示。单击"继续"按钮返回主对话框。

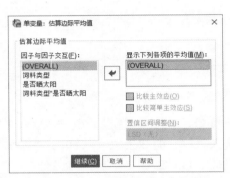

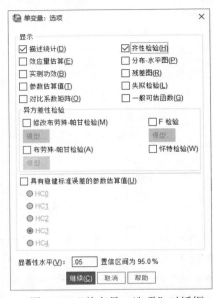

图 5-12 "单变量：估算边际平均值"对话框   图 5-13 "单变量：选项"对话框

（8）完成所有设置后，单击"确定"按钮执行命令，此时会弹出主体间因子、描述统计、主体间效应的检验等分析结果。

5.2.3 结果分析

从表 5-7 中可以看出，有饲料类型、是否晒太阳两个因素。饲料类型有 3 个水平，即 A 饮料、B 饮料、C 饮料，每个水平有 6 个观测量；是否晒太阳有 2 个水平，即是、否，每个水平有 9 个观测量。

表 5-7   主体间因子

		值标签	N
饲料类型	1	A 饲料	6
	2	B 饲料	6
	3	C 饲料	6
是否晒太阳	0	否	9
	1	是	9

从表 5-8 可以看出各项组合的平均值、标准差及观测值个数。

表 5-8   描述统计

因变量：大鼠体重/g				
饲料类型	是否晒太阳	平均值	标准差	N
A 饲料	否	547.5000	50.62608	4
	是	569.5000	27.57716	2
	总计	554.8333	42.64935	6
B 饲料	否	560.0000	61.02459	3
	是	599.3333	33.00505	3
	总计	579.6667	48.88217	6
C 饲料	否	603.5000	68.58936	2
	是	659.2500	47.12660	4
	总计	640.6667	55.69800	6
总计	否	564.1111	54.88498	9
	是	619.3333	52.60941	9
	总计	591.7222	59.39083	18

从表 5-9 可以看出，显著性为 0.784，大于 0.05，因此认为各组样本来自的总体的方差相等。

表 5-9   误差方差的莱文同性检验 [a,b]

		莱文统计	自由度 1	自由度 2	显著性
大鼠体重	基于平均值	0.480	5	12	0.784
	基于中位数	0.275	5	12	0.918
	基于中位数并具有调整后自由度	0.275	5	8.629	0.915
	基于剪除后平均值	0.440	5	12	0.812

检验"各个组中的因变量误差方差相等"这一原假设。

a. 因变量：大鼠体重。

b. 设计：截距 + 饲料类型 + 是否晒太阳 + 饲料类型 * 是否晒太阳。

表 5-10 所示是主体间效应的检验的结果，可以看出，饲料类型的显著性为 0.084，大于显著性水平 0.05；是否晒太阳的显著性为 0.134，大于显著性水平 0.05。由此可知饲料类型和是否晒太阳对大鼠体重的影响不显著。两因素交互作用的显著性为 0.858，大于显著性水平 0.05，所以，两因素交互作用对大鼠体重没有显著影响。

表 5-10 主体间效应的检验

	因变量：大鼠体重/g				
源	III 类平方和	自由度	均方	F	显著性
修正模型	30520.194[a]	5	6104.039	2.488	0.091
截距	5780820.388	1	5780820.388	2356.039	<0.001
饲料类型	15057.523	2	7528.762	3.068	0.084
是否晒太阳	6327.003	1	6327.003	2.579	0.134
饲料类型 ＊ 是否晒太阳	759.577	2	379.788	0.155	0.858
误差	29443.417	12	2453.618		
总计	6362397.000	18			
修正后总计	59963.611	17			

a. R 方 = 0.509（调整后 R 方 = 0.304）。

表 5-11 所示是饲料的多重比较的结果，可以看出，A 饲料和 C 饲料之间存在显著差异，但由于前述得出饲料类型对大鼠体重的影响不显著这一结论，因此进一步进行事后多重比较的意义不大。

表 5-11 多重比较

	因变量：大鼠体重/g					
	LSD					
（I）饲料类型	（J）饲料类型	平均值差值（I−J）	标准误差	显著性	95%置信区间	
					下限	上限
A 饲料	B 饲料	−24.8333	28.59847	0.402	−87.1441	37.4774
	C 饲料	−85.8333[*]	28.59847	0.011	−148.1441	−23.5226
B 饲料	A 饲料	24.8333	28.59847	0.402	−37.4774	87.1441
	C 饲料	−61.0000	28.59847	0.054	−123.3107	1.3107
C 饲料	A 饲料	85.8333[*]	28.59847	0.011	23.5226	148.1441
	B 饲料	61.0000	28.59847	0.054	−1.3107	123.3107

基于实测平均值。

误差项是均方（误差）= 2453.618。

＊．平均值差值的显著性水平为 0.05。

图 5-14 是两因素交互影响折线图，可以看出，图中两条折线几乎平行，说明两者之间不存在交互效应。

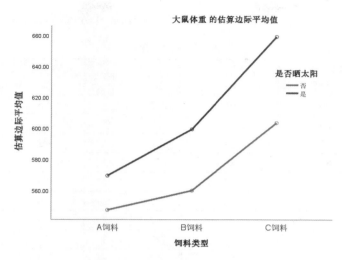

图 5-14 两因素交互影响折线图

5.3 协方差分析

协方差分析是关于如何调节协变量对因变量的影响效应，从而更加有效地分析实验处理效应的一种统计技术，也是对实验进行统计控制的一种综合方差分析和回归分析的方法。

协方差分析是利用线性回归的方法，消除混杂因素的影响后进行的方差分析。简单来说，协方差分析用于消除不可控制的因素，比较各因素不同水平的差异以及分析各因素间是否存在交互作用。

执行菜单栏中的"分析"→"一般线性模型"→"单变量"命令，在弹出的如图 5-15

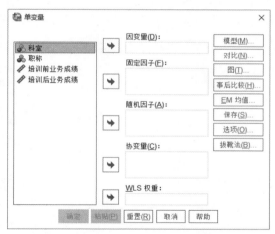

图 5-15 "单变量"对话框

所示的"单变量"对话框中进行相关参数的设置即可完成协方差分析。下面通过具体案例讲解如何在 SPSS 中进行协方差分析。

数据文件	数据文件\chapter05\data05c.sav

5.3.1 数据描述

本案例的数据文件包含某医院针对医院不同科室、不同职称的医务人员进行的业务能力培训的资料（为了检验培训成效，在培训前后均进行了业务能力测试），如表 5-12 所示。

现要求剔除培训前业务成绩的影响，分析医务人员培训后业务成绩是否存在显著差异。

表 5-12　　　　　　　　　　　　　"data05c.sav" 数据

科室	职称	培训前业务成绩	培训后业务成绩	科室	职称	培训前业务成绩	培训后业务成绩
1	1	90	91	2	1	85	89
1	1	88	92	2	1	89	90
1	1	85	84	2	1	92	92
1	2	80	88	2	2	85	87
1	2	78	82	2	2	78	80
1	2	88	88	2	2	88	85
1	3	80	85	2	3	78	86
1	3	75	80	2	3	79	84
1	3	78	85	2	3	83	90

5.3.2　SPSS 实现

（1）打开 "data05c.sav" 数据文件，执行菜单栏中的 "分析" → "一般线性模型" → "单变量" 命令，弹出 "单变量" 对话框。

（2）选中左侧变量列表中的 "培训后业务成绩" 变量，单击 ➡ 按钮，将其选入 "因变量"；选中 "职称" 和 "科室" 变量，单击 ➡ 按钮，将其选入 "固定因子"；选中 "培训前业务成绩" 变量，单击 ➡ 按钮，将其选入 "协变量"，如图 5-16 所示。

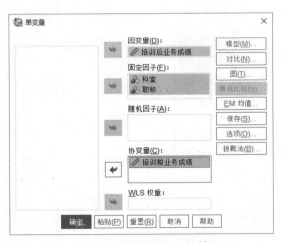

图 5-16　"单变量" 对话框

（3）单击 "EM 均值" 按钮，弹出 "单变量：估算边际平均值" 对话框，在 "因子与因子交互" 列表中选中 "(OVERALL)"，并单击 ➡ 按钮，将其选入 "显示下列各项的平均值" 列表框，如图 5-17 所示。单击 "继续" 按钮返回主对话框。

（4）单击 "选项" 按钮，弹出 "单变量：选项" 对话框。在 "显示" 选项组中，勾选 "描述统计" "齐性检验" 复选框，如图 5-18 所示。单击 "继续" 按钮返回主对话框。

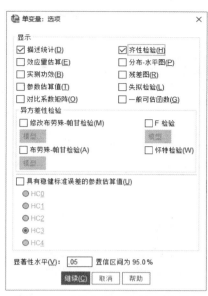

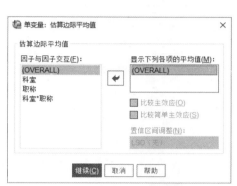

图 5-17 "单变量：估算边际平均值"对话框 　　图 5-18 "单变量：选项"对话框

（5）完成所有设置后，单击"确定"按钮执行命令，此时系统会弹出主体间因子、描述统计、主体间效应的检验等分析结果。

5.3.3　结果分析

从表 5-13 中可以看出，有职称、科室两个因素。职称有 3 个水平，即职称 A、职称 B 和职称 C，每个水平有 6 个观测量；科室有 2 个水平，即科室 A、科室 B，每个水平有 9 个观测量。

表 5-13　　　　　　　　　　　　　　　　主体间因子

		值标签	N
职称	1	职称 A	6
	2	职称 B	6
	3	职称 C	6
科室	1	科室 A	9
	2	科室 B	9

从表 5-14 可以看到各项组合的平均值、标准差及观测值个数。

表 5-14　　　　　　　　　　　　　　　　描述统计

因变量：培训后业务成绩				
职称	科室	平均值	标准差	N
职称 A	科室 A	89.00	4.359	3
	科室 B	90.33	1.528	3
	总计	89.67	3.011	6

续表

因变量：培训后业务成绩				
职称	科室	平均值	标准差	N
职称 B	科室 A	86.00	3.464	3
	科室 B	84.00	3.606	3
	总计	85.00	3.347	6
职称 C	科室 A	83.33	2.887	3
	科室 B	86.67	3.055	3
	总计	85.00	3.225	6
总计	科室 A	86.11	3.983	9
	科室 B	87.00	3.708	9
	总计	86.56	3.761	18

从表 5-15 可以看出，显著性为 0.353，大于 0.05，因此认为各组样本来自的总体的方差相等。

表 5-15　　　　　　　　　　误差方差的莱文等同性检验[a]

因变量：培训后业务成绩			
F	自由度 1	自由度 2	显著性
1.233	5	12	.353

检验"各个组中的因变量误差方差相等"这一原假设。

a. 设计：截距 + 培训前业务成绩 + 职称 + 科室 + 职称 * 科室。

从表 5-16 可以看出，在主体间效应的修正模型中，F 统计量为 6.069，显著性为 0.005，小于显著性水平 0.05，所以可以认为培训前业务成绩与培训后业务成绩存在线性回归关系；职称和科室的显著性分别为 0.222、0.867，均大于显著性水平 0.05，所以可以认为职称和科室对培训后业务成绩没有显著影响；"职称*科室"的显著性为 0.189，大于 0.05，说明交互效果不显著，可以不予考虑。

表 5-16　　　　　　　　　　主体间效应的检验

因变量：培训后业务成绩					
源	III 类平方和	自由度	均方	F	显著性
修正模型	184.661[a]	6	30.777	6.069	0.005
截距	26.583	1	26.583	5.242	0.043
培训前业务成绩	72.217	1	72.217	14.241	0.003
职称	17.559	2	8.779	1.731	0.222
科室	0.150	1	0.150	0.030	0.867
职称 * 科室	19.741	2	9.871	1.946	0.189
误差	55.783	11	5.071		
总计	135094.000	18			
修正后总计	240.444	17			

a. R 方 = 0.768（调整后 R 方 = 0.641）。

5.4　多元方差分析

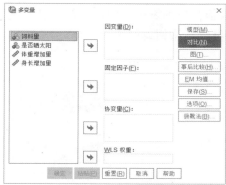

扫码观看
配套视频

5.4 多元方差分析

5.1 节～5.3 节节介绍的方差分析涉及单个因变量，称为一元方差分析，当因变量扩展到多个时，则称之为多元方差分析，这就是本节介绍的重点内容。

在方差分析中，要求样本必须来自满足独立、正态、等方差的总体。而对于多元方差分析而言，由于涉及多个因变量，除要求每个因变量满足以上条件外，还必须满足以下条件：

- 各因变量间具有相关性；
- 每一组数据都有相同的方差-协方差矩阵；
- 各因变量服从多元正态分布。

多元方差分析用于检验影响因素或处理因素如何同时影响一组因变量。SPSS 中用于多元方差分析假设检验的统计量有比莱（Pillai's）轨迹、威尔克 Lambda（Wilks'λ，又称为广义方差比）、霍特林（Hotelling）轨迹和罗伊（Roy）最大根。

执行菜单栏中的"分析"→"一般线性模型"→

图 5-19　"多变量"对话框

"多变量"命令，在弹出的如图 5-19 所示的"多变量"对话框中进行相关参数的设置即可完成多元方差分析。下面通过具体案例讲解如何在 SPSS 中进行多元方差分析。

数据文件	数据文件\chapter05\data05d.sav

5.4.1　数据描述

本案例的数据文件包含某医学研究单位研究某动物在不同饲料量、是否晒太阳条件下的体重增加量（单位为 g）和身长增加量（单位为 cm）的资料，将饲料量设为 3 个水平，是否晒太阳设为 2 个水平，如表 5-17 所示。现要求分析不同饲料量和是否晒太阳对体重增加量和身长增加量的影响，并分析饲料量与是否晒太阳是否存在交互作用。

表 5-17　　　　　　　　　　　　　"data05d.sav" 数据

饲料量	是否晒太阳	体重增加量/g	身长增加量/cm	饲料量	是否晒太阳	体重增加量/g	身长增加量/cm
1	0	31	1.9	2	1	152	3.5
1	1	170	3.2	2	0	140	3.5
1	0	42	2	2	0	18	1.2
1	1	109	2.9	3	0	172	4.6
1	0	142	2.8	3	1	186	5.5
1	0	55	1.8	3	1	198	5.2
2	1	120	3	3	1	221	4.8
2	0	82	2.1	3	0	75	2.2
2	1	86	2.5	3	1	112	3.9

5.4.2　SPSS 实现

（1）打开"data05d.sav"数据文件，执行菜单栏中的"分析"→"一般线性模型"→"多变量"命令，弹出"多变量"对话框。

（2）选中左侧变量列表中的"体重增加量"和"身长增加量"变量，单击 ⏎ 按钮，将其选入"因变量"；选中"饲料量"和"是否晒太阳"变量，单击 ⏎ 按钮，将其选入"固定因子"，如图 5-20 所示。

（3）单击"事后比较"按钮，弹出"多变量：实测平均值的事后多重比较"对话框，在左侧的"因子"列表框中选中"饲料量"变量，单击 ⏎ 按钮，将其选入"下列各项的事后检验"列表框；勾选"假定等方差"选项组中的"LSD"复选框，如图 5-21 所示。单击"继续"按钮返回主对话框。

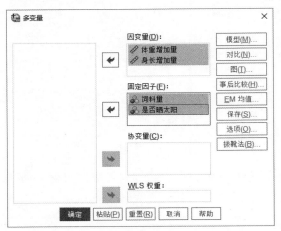
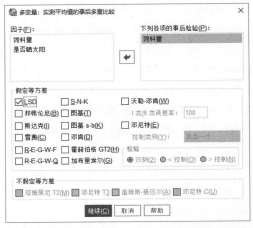

图 5-20　"多变量"对话框　　　图 5-21　"多变量：实测平均值的事后多重比较"对话框

（4）单击"选项"按钮，弹出"多变量：选项"对话框。在"显示"选项组中，勾选"齐性检验"复选框，如图 5-22 所示。单击"继续"按钮返回主对话框。

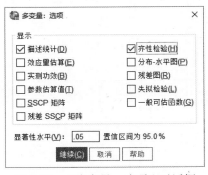

图 5-22　"多变量：选项"对话框

（5）完成所有设置后，单击"确定"按钮执行命令，此时系统会弹出描述统计、多变量检验等分析结果。

5.4.3 结果分析

从表 5-18 可以看出，体重增加量和身长增加量基于平均值的显著性分别为 0.877、0.064，都大于显著性水平 0.05，说明两者在各组总体方差都相等，满足方差分析的前提条件。

表 5-18 误差方差的莱文同性检验[a]

		莱文统计	自由度 1	自由度 2	显著性
体重增加量/g	基于平均值	0.343	5	12	0.877
	基于中位数	0.213	5	12	0.951
	基于中位数并具有调整后自由度	0.213	5	8.629	0.948
	基于剪除后平均值	0.317	5	12	0.893
身长增加量/cm	基于平均值	2.837	5	12	0.064
	基于中位数	1.914	5	12	0.165
	基于中位数并具有调整后自由度	1.914	5	6.821	0.213
	基于剪除后平均值	2.769	5	12	0.069

检验"各个组中的因变量误差方差相等"这一原假设。

a. 设计：截距 + 饲料量 + 是否晒太阳 + 饲料量 * 是否晒太阳。

表 5-19 是多变量检验表，可以看出，威尔克 Lammdba 检验统计量的显著性小于 0.05，说明饲料量对体重增加量和身长增加量有显著影响；是否晒太阳的 4 种检验统计量都大于显著性水平 0.05，说明是否晒太阳对体重增加量和身长增加量没有显著影响；饲料量*是否晒太阳的 4 种检验统计量都大于显著性水平 0.05，说明两者对体重增加量和身长增加量的影响不存在协同作用。

表 5-19 多变量检验[a]

效应		值	F	假设自由度	误差自由度	显著性
截距	比莱轨迹	0.962	137.387[b]	2.000	11.000	<0.001
	威尔克 Lambda	0.038	137.387[b]	2.000	11.000	<0.001
	霍特林轨迹	24.979	137.387[b]	2.000	11.000	<0.001
	罗伊最大根	24.979	137.387[b]	2.000	11.000	<0.001
饲料量	比莱轨迹	0.607	2.616	4.000	24.000	0.060
	威尔克 Lambda	0.397	3.226[b]	4.000	22.000	0.032
	霍特林轨迹	1.506	3.765	4.000	20.000	0.019
	罗伊最大根	1.498	8.991[c]	2.000	12.000	0.004
是否晒太阳	比莱轨迹	0.353	2.995[b]	2.000	11.000	0.092
	威尔克 Lambda	0.647	2.995[b]	2.000	11.000	0.092
	霍特林轨迹	0.545	2.995[b]	2.000	11.000	0.092
	罗伊最大根	0.545	2.995[b]	2.000	11.000	0.092

续表

	效应	值	F	假设自由度	误差自由度	显著性
饲料量*是 否晒太阳	比莱轨迹	0.192	0.635	4.000	24.000	0.642
	威尔克 Lambda	0.812	0.603[b]	4.000	22.000	0.664
	霍特林轨迹	0.227	0.567	4.000	20.000	0.689
	罗伊最大根	0.205	1.232[c]	2.000	12.000	0.326

a. 设计：截距 + 饲料量 + 是否晒太阳 + 饲料量 * 是否晒太阳。

b. 精确统计。

c. 此统计是生成显著性水平下限的 F 的上限。

表 5-20 所示是两个因变量在不同因素上的差异分析。可以看出，身长增加量在饲料量和是否晒太阳上的显著性分别为 0.015、0.025，说明身长增加量在饲料量和是否晒太阳上都存在显著差异；体重增加量在饲料量和是否晒太阳上的显著性分别为 0.210、0.044，说明体重增加量在是否晒太阳上存在显著差异，而在饲料量上不存在显著差异；体重增加量与身长增加量在 "饲料量*是否晒太阳" 上的显著性分别为 0.864、0.761，大于显著性水平 0.05，所以，饲料量与是否晒太阳的交互作用在体重增加量与身长增加量上都没有显著差异。

表 5-20　　　　　　　　　　　　主体间效应的检验

源	因变量	III 类平方和	自由度	均方	F	显著性
修正模型	体重增加量/g	30520.194[a]	5	6104.039	2.398	0.100
	身长增加量/cm	18.315[b]	5	3.663	5.368	0.008
截距	体重增加量/g	232061.157	1	232061.157	91.173	<0.001
	身长增加量/cm	161.252	1	161.252	236.290	<0.001
饲料量	体重增加量/g	9073.523	2	4536.762	1.782	0.210
	身长增加量/cm	8.311	2	4.155	6.089	0.015
是否晒太阳	体重增加量/g	12884.696	1	12884.696	5.062	0.044
	身长增加量/cm	4.459	1	4.459	6.534	0.025
饲料量*是否晒 太阳	体重增加量/g	754.243	2	377.122	0.148	0.864
	身长增加量/cm	0.382	2	0.191	0.280	0.761
误差	体重增加量/g	30543.417	12	2545.285		
	身长增加量/cm	8.189	12	0.682		
总计	体重增加量/g	308637.000	18			
	身长增加量/cm	204.480	18			
修正后总计	体重增加量/g	61063.611	17			
	身长增加量/cm	26.504	17			

a. R 方 = 0.500（调整后 R 方 = 0.291）。

b. R 方 = 0.691（调整后 R 方 = 0.562）。

表 5-21 所示是饲料量的多重比较结果，可以看出，体重增加量在饲料 1 与 2、1 与 3、2 与 3 上的显著性分别为 0.784、0.035、0.058，说明体重增加量在饲料 1 与 3 上存在显著

差异，在 1 与 2、2 与 3 上没有显著差异；同时，可以看出身长增加量在饲料 1 与 2 上没有显著差异，在 2 与 3、1 与 3 上有显著差异。

表 5-21　　　　　　　　　　　　　　多重比较

因变量	(I) 饲料量	(J) 饲料量	平均值差值（I-J）	标准误差	显著性	95% 置信区间	
						下限	上限
	LSD						
体重增加量/g	1	2	−8.17	29.128	0.784	−71.63	55.30
		3	−69.17*	29.128	0.035	−132.63	−5.70
	2	1	8.17	29.128	0.784	−55.30	71.63
		3	−61.00	29.128	0.058	−124.46	2.46
	3	1	69.17*	29.128	0.035	5.70	132.63
		2	61.00	29.128	0.058	−2.46	124.46
身长增加量/cm	1	2	−0.2000	0.47695	0.682	−1.2392	0.8392
		3	−1.9333*	0.47695	0.002	−2.9725	−0.8942
	2	1	0.2000	0.47695	0.682	−0.8392	1.2392
		3	−1.7333*	0.47695	0.003	−2.7725	−0.6942
	3	1	1.9333*	0.47695	0.002	0.8942	2.9725
		2	1.7333*	0.47695	0.003	0.6942	2.7725

基于实测平均值。

误差项是均方（误差）= 0.682。

*. 平均值差值的显著性水平为 0.05。

5.5　重复测量方差分析

在研究中，若对一个观察对象进行多次测量，则获得的数据称为重复测量数据，针对这类数据进行方差分析需要采用重复测量方差分析。重复测量方差分析最大的特点是可以考察测量指标是否会随着测量次数的增加而变化，以及是否会受到时间的影响。

扫码观看
配套视频

5.5 重复测量方差分析

重复测量设计把单个个体作为自身的对照，克服了个体之间的变异，分析时能更好地集中于研究效应；同时，把自身当作对照，研究所需的个体就相对较少了。但是它也引起了 3 种研究效应：滞留效应，即前面处理的效应有可能滞留到下一次的处理；潜隐效应，即前面处理的效应有可能激活原本不活跃的效应；学习效应，即由于逐步熟悉了实验方式，研究对象的反应能力在后面的处理中也可能会逐步提高。

对重复测量数据进行方差分析需考虑两个因素的影响，一个因素是处理分组，可通过施加干预和随机分组来实现；另一个因素是测量时间，可由研究者根据专业知识和要求确定。因此，重复测量数据的变异可以分解为处理因素、时间因素、处理因素和时间因素的交互作用、受试对象间的随机误差和重复测量的随机误差 5 部分。

重复测量方差分析与一般方差分析最大的不同在于将若干次重复测量结果作为不同因变量。此外，重复测量方差分析还要求定义一个组内因素，其取值水平个数与重复测量的次数相同，如调查某超市连续 3 个月的销量，则组内因素的取值水平为 3。

重复测量方差分析有如下几个模型假设。

（1）每个处理条件内的测量都是独立的。

（2）不同处理水平下的个体取自相互独立的随机样本，其总体均数服从正态分布。

（3）不同处理水平下的总体方差是相等的。

（4）因变量的方差-协方差矩阵满足球形假设，即两个对象的协方差应该等于它们方差的均值减去一个常数。如果不能满足球形假设，则相关的 F 统计量是有偏的，会造成过多地拒绝本来为真的假设；此时在计算 F 统计量时会对分子、分母做一定的调整。

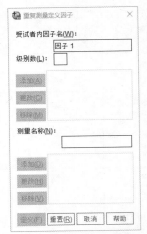

图 5-23　"重复测量定义因子"对话框

执行菜单栏中的"分析"→"一般线性模型"→"重复测量"命令，在弹出的如图 5-23 所示的"重复测量定义因子"对话框中进行相关参数的设置即可完成重复测量方差分析。下面通过具体案例讲解如何在 SPSS 中进行重复测量方差分析。

数据文件	数据文件\chapter05\data05e.sav

5.5.1　数据描述

本案例的数据文件包含某医院对两个科室进行连续多月的考核评价对比资料，如表 5-22 所示。现要求分析其中哪个科室的评价更好。

表 5-22　　　　　　　　　　　　　"data05e.sav"部分数据

科室	评价 A	评价 B	评价 C	科室	评价 A	评价 B	评价 C
1	852	866	899	2	780	750	766
1	780	850	821	2	1088	1056	1112
1	564	566	551	2	1056	1022	995
1	520	585	561	2	456	499	500
1	658	668	623	2	889	852	876

5.5.2　SPSS 实现

（1）打开"data05e.sav"数据文件，执行菜单栏中的"分析"→"一般线性模型"→"重复测量"命令，弹出如图 5-23 所示的对话框。在"受试者内因子名"下方输入"月份"，在"级别数"后输入"3"，单击被激活的"添加"按钮，将"月份(3)"添加至其右侧的列表框中；在"测量名称"下方输入"评价"，单击"添加"按钮，将其添加至右侧的列表框中，如图 5-24 所示。

（2）单击"定义"按钮完成因素定义，进入"重复测量"对话框。将"评价 A""评价 B"

"评价 C"依次选入"受试者内变量"中，将"科室"选入"受试者间因子"中，如图 5-25 所示。

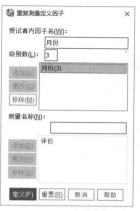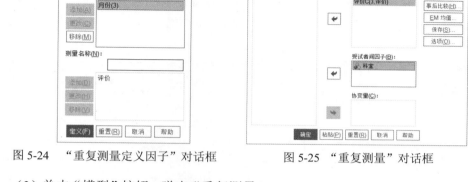

图 5-24　"重复测量定义因子"对话框　　　图 5-25　"重复测量"对话框

（3）单击"模型"按钮，弹出"重复测量：模型"对话框。本案例选择"全因子"，如图 5-26 所示。单击"继续"按钮返回主对话框。

（4）单击"图"按钮，弹出"重复测量：轮廓图"对话框。将"月份"选入"水平轴"，将"科室"选入"单独的线条"；单击"添加"按钮，将"月份*科室"选入"图"中，如图 5-27 所示。单击"继续"按钮返回主对话框。

（5）单击"选项"按钮，弹出"重复测量：选项"对话框。选中"显示"选项组中的"描述统计"和"齐性检验"，如图 5-28 所示。单击"继续"按钮返回主对话框。

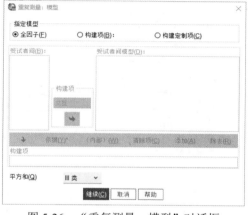

图 5-26　"重复测量：模型"对话框

图 5-27　"重复测量：轮廓图"对话框　　　图 5-28　"重复测量：选项"对话框

（6）完成所有设置后，单击"确定"按钮执行命令，此时系统会弹出主体间因子、描述统计、多变量检验等分析结果。

5.5.3　结果分析

表 5-23 和表 5-24 给出了主体内和主体间因子的统计信息；表 5-25 给出了各个分组的观察样本的基本统计特征，包括平均值、标准差等。

表 5-23　　　　　　　　　　　　　　　　　主体内因子

测量：评价	
月份	因变量
1	评价 A
2	评价 B
3	评价 C

表 5-24　　　　　　　　　　　　　　　　　主体间因子

		N
科室	1.00	5
	2.00	5

表 5-25　　　　　　　　　　　　　　　　　描述统计

评价	科室	平均值	标准差	N
评价 A	1.00	674.8000	140.52473	5
	2.00	853.8000	255.27671	5
	总计	764.3000	215.96196	10
评价 B	1.00	707.0000	143.19218	5
	2.00	835.8000	225.95176	5
	总计	771.4000	190.81882	10
评价 C	1.00	691.0000	159.12888	5
	2.00	849.8000	234.46791	5
	总计	770.4000	206.62161	10

由表 5-26 可知，显著性为 0.811，大于显著性水平 0.05，所以因变量在各组中的协方差矩阵没有显著差异。

表 5-26　　　　　　　　　　　　协方差矩阵的博克斯等同性检验[a]

博克斯 M	5.125
F	0.496
自由度 1	6
自由度 2	463.698
显著性	0.811

检验"各个组的因变量实测协方差矩阵相等"这一原假设。

a. 设计：截距 + 科室。

主体内设计：月份。

由表 5-27 可知，多变量检验包括对组内因素（月份）和交互效应（月份*科室）的检验，都采用了 4 种检验统计量。"月份"的显著性都大于 0.05，"月份*科室"的显著性也都大于 0.05，所以，月份之间的评价不存在显著差异，且"月份*科室"的交互作用对评价的影响不显著。

表 5-27   多变量检验[a]

效应		值	F	假设自由度	误差自由度	显著性
月份	比莱轨迹	0.054	0.200[b]	2.000	7.000	0.824
	威尔克 Lambda	0.946	0.200[b]	2.000	7.000	0.824
	霍特林轨迹	0.057	0.200[b]	2.000	7.000	0.824
	罗伊最大根	0.057	0.200[b]	2.000	7.000	0.824
月份*科室	比莱轨迹	0.456	2.935[b]	2.000	7.000	0.119
	威尔克 Lambda	0.544	2.935[b]	2.000	7.000	0.119
	霍特林轨迹	0.839	2.935[b]	2.000	7.000	0.119
	罗伊最大根	0.839	2.935[b]	2.000	7.000	0.119

a．设计：截距 + 科室。

主体内设计：月份。

b．精确统计。

由表 5-28 可知，"月份"显著性为 0.703，大于显著性水平 0.05，所以不能否定球形假设。

表 5-28   Mauchly 球形度检验[a]

测量：评价							
主体内效应	Mauchly W	近似卡方	自由度	显著性	Epsilon[b]		
					格林豪斯-盖斯勒	辛-费德特	下限
月份	0.904	0.705	2	0.703	0.913	1.000	0.500

检验"正交化转换后因变量的误差协方差矩阵与恒等矩阵成比例"这一原假设。

a．设计：截距 + 科室。

主体内设计：月份。

b．可用于调整平均显著性检验的自由度。修正检验将显示在"主体内效应检验"表中。

表 5-29 为"主体内效应检验"表，该表中每个效应检验的第一行是在满足球形假设条件下的检验结果；而后面的 3 行是在不满足球形假设条件时，对 F 统计量的分子、分母做了不同调整后的检验结果。

由上文的"Mauchly 球形度检验"结果可知，该案例满足球形假设，所以参考第一行的显著性检验结果。"月份"和"月份*科室"的显著性分别为 0.781、0.097，均大于显著性水平 0.05，所以"月份"对评价不存在显著影响，而"月份*科室"对评价的影响不显著。

表 5-29 主体内效应检验

	测量：评价					
	源	III类平方和	自由度	均方	F	显著性
月份	假设球形度	295.400	2	147.700	0.251	0.781
	格林豪斯-盖斯勒	295.400	1.825	161.850	0.251	0.762
	辛-费德特	295.400	2.000	147.700	0.251	0.781
	下限	295.400	1.000	295.400	0.251	0.630
月份*科室	假设球形度	3190.067	2	1595.033	2.707	0.097
	格林豪斯-盖斯勒	3190.067	1.825	1747.841	2.707	0.104
	辛-费德特	3190.067	2.000	1595.033	2.707	0.097
	下限	3190.067	1.000	3190.067	2.707	0.139
误差（月份）	假设球形度	9427.867	16	589.242		
	格林豪斯-盖斯勒	9427.867	14.601	645.692		
	辛-费德特	9427.867	16.000	589.242		
	下限	9427.867	8.000	1178.483		

由表 5-30 可知，3 次评价的显著性都大于 0.05，所以，3 次评价的误差方差都无显著差异。

表 5-30 误差方差的莱文等同性检验[a]

		莱文统计	自由度 1	自由度 2	显著性
评价 A	基于平均值	1.170	1	8	0.311
	基于中位数	0.848	1	8	0.384
	基于中位数并具有调整后自由度	0.848	1	5.535	0.396
	基于剪除后平均值	1.077	1	8	0.330
评价 B	基于平均值	0.661	1	8	0.440
	基于中位数	0.594	1	8	0.463
	基于中位数并具有调整后自由度	0.594	1	6.649	0.467
	基于剪除后平均值	0.609	1	8	0.458
评价 C	基于平均值	0.368	1	8	0.561
	基于中位数	0.328	1	8	0.582
	基于中位数并具有调整后自由度	0.328	1	7.574	0.583
	基于剪除后平均值	0.351	1	8	0.570

检验"各个组中的因变量误差方差相等"这一原假设。

a. 设计：截距 + 科室。

主体内设计：月份。

表 5-31 是对主体间效应的方差分析结果，可以看出，"科室"的显著性为 0.249，大于

0.05，所以，不同科室的评价不存在显著差异。

表 5-31 主体间效应检验

测量：评价				
转换后变量：平均				
源	III类平方和	自由度	均方	F	显著性
截距	17726990.700	1	17726990.700	151.247	<0.001
科室	181429.633	1	181429.633	1.548	0.249
误差	937647.333	8	117205.917		

图 5-29 是两因素交互折线图，可以看出"月份*科室"的交互作用不显著。

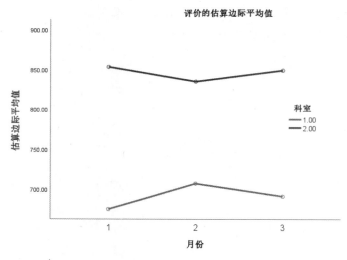

图 5-29 两因素交互折线图

5.6 小结

    本章介绍了单因素方差分析、多因素方差分析、协方差分析、多元方差分析和重复测量方差分析在医学统计分析中的应用。方差分析用于研究自变量与因变量是否有关系及关系强度。方差分析需要满足各个总体服从正态分布、各个总体的方差相等和观测值独立这3 个基本假设。单因素方差分析用于检验单因素各个水平的值是否来自同一个总体。多因素方差分析的基本思想等同于单因素方差分析的基本思想，但其研究的是两个或两个以上因素对因变量作用的影响，以及这些因素共同作用的影响。协方差分析用于消除不可控制的因素，比较各因素不同水平的差异以及分析各因素间是否存在交互作用。多元方差分析相对于单因素方差分析而言，因变量个数增多。重复测量方差分析是针对重复测量数据进行的方差分析。

5.7 习题

1．数据文件 ex05a.sav 包含 4 组人群接受不同方式进行锻炼后的身高及 BMI 资料，分析选取的 4 组人群在实验前后的身高及 BMI 是否存在差异。

（数据存储于数据文件\chapter05\ex05a.sav 中。）

2．数据文件 ex05b.sav 包括随机抽取的 20 名男性/女性的身体测量指标，包括身高、体重，请利用本章所学内容分析男性/女性之间身体测量指标有无差异。

（数据存储于数据文件\chapter05\ex05b.sav 中。）

3．数据文件 ex05c.sav 包含 16 名患者服用两种不同药后不同时间点血药浓度的数据，请利用本章所学内容分析两种药对血药浓度的影响有无差异。

（数据存储于数据文件\chapter05\ex05c.sav 中。）

第6章　医学资料的相关分析

相关分析是研究事物之间是否具有相关性及相关性强弱的一种统计方法，线性相关分析是研究两个变量之间的相关性强弱及方向的一种方法。除去一些变量之间的特定关系，很多变量之间的关系都是不确定的，即设定一个自变量值以后，因变量值并不是唯一的，而是在一定的范围内变化的，例如相同体重的人，可能有着不一样的肺活量；相同身高的人，可能有着不一样的体重。如果要研究这些关系不确定的变量之间的相关系数，就需要借助相关分析的统计方法。本章主要介绍双变量相关分析、偏相关分析和距离分析在医学统计分析中的应用。

如果因变量值随着自变量值的增大而增大，或者随着自变量值的减小而减小，我们称两者之间的关系为正相关，相关系数大于 0。但是如果因变量值随着自变量值的增大而减小，或者随着自变量值的减小而增大，我们称两者之间的关系为负相关，相关系数小于 0。相关系数是描述线性关系强弱和方向的统计量，取值范围为-1～1。

学习目标：
（1）了解相关分析在医学统计分析中的应用。
（2）熟知各个对话框中的参数含义。
（3）熟练掌握各种相关分析的操作步骤。
（4）深刻理解各项结果的含义。

6.1　双变量相关分析

双变量相关分析需要根据数据的特点选择不同的相关系数，如对正态分布的数据可以选择皮尔逊（Pearson）相关系数来进行分析；对于其他类型的数据，如有序的或非正态分布的数据可以选择斯皮尔曼（Spearman）等级相关系数和肯德尔（Kendall）tau-b 等级相关系数。

扫码观看
配套视频

6.1 双变量相关分析

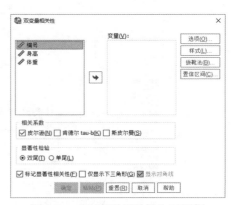

图 6-1　"双变量相关性"对话框

执行菜单栏中的"分析"→"相关"→"双变量"命令，在弹出的如图 6-1 所示的"双变量相关性"对话框中进行相关参数的设置即可完成双变量相关分析。下面通过具体案例讲解如何在 SPSS 中进行双变量相关分析。

数据文件	数据文件\chapter06\data06a.sav

6.1.1 数据描述

本案例的数据文件包含某科室统计的患者身高（单位为 cm）和体重（单位为 kg）的数据，如表 6-1 所示。现要求利用双变量相关分析对身高和体重之间是否存在相关性进行分析。

表 6-1   "data06a.sav" 数据

身高/cm	体重/kg	身高/cm	体重/kg
162	55	164	60
157	59	167	74
165	60	165	60
162	65	155	50
170	80	172	55
156	62	155	55
158	58		

6.1.2 SPSS 实现

（1）打开数据文件 "data06a.sav"，执行菜单栏中的 "图形" → "图表构建器" 命令，弹出 "图表构建器" 对话框，如图 6-2 所示，在 "图库" 里选择 "散点图/点图" 选项，然后从 "变量" 列表中分别把 "身高""体重" 变量拖入图表预览区的 x 轴和 y 轴，单击 "确定" 按钮，输出散点图，如图 6-3 所示。观察身高与体重的散点图，可以初步判断两者之间存在一定的正相关性，所以有必要进行下一步的相关分析。

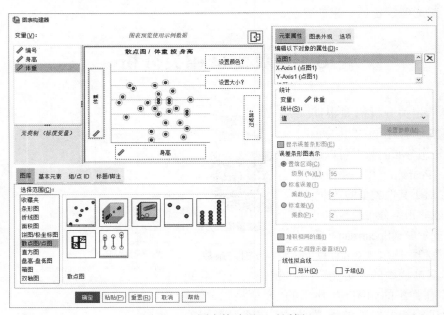

图 6-2   "图表构建器" 对话框

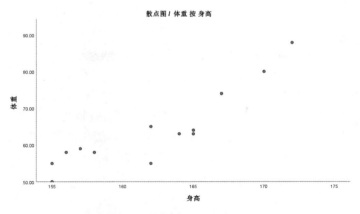

图 6-3 身高与体重的散点图

（2）执行菜单栏中的"分析"→"相关"→"双变量"命令，弹出"双变量相关性"对话框。在左侧的变量列表中选中"身高"变量和"体重"变量，单击⬇️按钮，将其选入"变量"列表。在"相关系数"选项组勾选"皮尔逊""斯皮尔曼"和"肯德尔 tau-b"，在"显著性检验"选项组中选择"双尾"，同时勾选"标注显著性相关性"复选框，如图 6-4 所示。

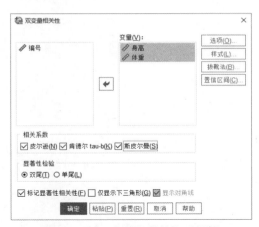

图 6-4 "双变量相关性"对话框

根据数据的特点的不同，通常采用不一样的相关系数，下面着重介绍 3 种相关系数，分别是皮尔逊相关系数、斯皮尔曼等级相关系数和肯德尔 tau-b 等级相关系数。

① 皮尔逊相关系数

线性相关系数用来度量具有线性关系的两个变量之间相关性强弱及相关方向，适用于满足正态分布的数据。线性相关系数又称为皮尔逊相关系数，有时也称为积差相关系数。

皮尔逊相关系数的计算公式为：

$$r = \frac{\sum_{i=1}^{n}(x_i - \overline{x})(y_i - \overline{y})}{\sqrt{\sum_{i=1}^{n}(x_i - \overline{x})^2 (y_i - \overline{y})^2}}$$

其中，n 为样本容量，x_i 和 y_i 为两变量对应的样本值。

皮尔逊相关系数的 t 检验统计量，定义为：

$$t = \frac{r\sqrt{n-2}}{\sqrt{1-r^2}}$$

其中，t 统计量服从自由度为 $n-2$ 的 t 分布。

② 斯皮尔曼等级相关系数

斯皮尔曼等级相关系数相当于皮尔逊相关系数的非参数形式，它根据数据的秩而不是数据的实际值计算，适用于有序数据和不满足正态分布假设的等间隔数据，取值范围为 $(-1,1)$，绝对值越大相关性越强，取值符号表示相关方向。

斯皮尔曼等级相关系数的计算公式为：

$$r = 1 - \frac{6\sum_{i=1}^{n}d_i^2}{n(n^2-1)}$$

其中 d_i 表示每对观察值(x,y)的秩之差，n 为观察对的个数。

斯皮尔曼等级相关系数检验的零假设就是相关系数为 0，在小样本的情况下，斯皮尔曼等级相关系数就是检验统计量；当是大样本的时候，采用正态检验统计量：$Z = r\sqrt{n-1}$。当零假设成立时，小样本统计量服从斯皮尔曼分布，大样本统计量近似服从标准正态分布。

③ 肯德尔 tau-b 等级相关系数

肯德尔 tau-b 等级相关系数是对两个有序变量或两个秩变量之间相关程度的测度，属于非参数统计，统计时考虑了秩相同点的影响。利用变量秩数据计算一致对数目（U）和不一致对数目（V）来构造统计量。

肯德尔 tau-b 等级相关系数计算公式：

$$r = \frac{2(U-V)}{n(n-1)}$$

肯德尔 tau-b 等级相关系数检验的零假设就是相关系数为 0，在小样本的情况下，肯德尔 tau-b 等级相关系数就是检验统计量；当是大样本的时候，采用正态检验统计量：

$$Z = r\sqrt{\frac{9n(n-1)}{2n(2n+5)}} \sim N(0,1)$$

当零假设成立时，小样本统计量服从 Kendall 分布，大样本统计量近似服从标准正态分布。

（3）单击"选项"按钮，弹出"双变量相关性：选项"对话框。在"统计"选项组中勾选"均值和标准差"和"叉积偏差和协方差"复选框，在"缺失值"选项组中选择"成对排除个案"选项，如图 6-5 所示。单击"继续"按钮返回主对话框。

（4）完成所有设置后，单击"确定"按钮执行命令，此时系统会弹出描述统计、相关性的分析结果。

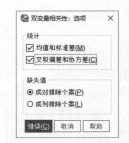

图 6-5 "双变量相关性：选项"对话框

6.1.3 结果分析

从表 6-2 可以看出，身高的平均值为 162.15，标准差为 5.669；体重的平均值为 64.0000，标准差为 10.76259。

表 6-2   描述统计

	平均值	标准差	个案数
身高	162.15	5.669	13
体重	64.0000	10.76259	13

从表 6-3 可以看出，身高和体重的皮尔逊相关系数为 0.900，右上角标示"**"，显著性小于 0.001，表示在 0.01 的显著性水平上极显著，说明体重和身高呈显著正相关，即身高比较高的人，体重也比较重。

表 6-3   相关性（皮尔逊）

		身高	体重
身高	皮尔逊相关系数	1	0.900[**]
	显著性（双尾）		<0.001
	平方和与叉积	385.692	659.000
	协方差	32.141	54.917
	个案数	13	13
体重	皮尔逊相关性	0.900[**]	1
	显著性（双尾）	<0.001	
	平方和与叉积	659.000	1390.000
	协方差	54.917	115.833
	个案数	13	13

**. 在 0.01 级别（双尾），相关性显著。

从表 6-4 可以看出非参数相关性的结果，斯皮尔曼等级相关系数（Rho）和肯德尔等级相关系数（tau-b）得出的结论与皮尔逊相关系数的一致。

表 6-4   相关性（非参数）

			身高	体重
肯德尔等级相关系数（tau_b）	身高	相关系数	1.000	0.773[**]
		显著性（双尾）		<0.001
		N	13	13
	体重	相关系数	0.773[**]	1.000
		显著性（双尾）	<0.001	
		N	13	13
斯皮尔曼等级相关系数（Rho）	身高	相关系数	1.000	0.888[**]
		显著性（双尾）		<0.001
		N	13	13
	体重	相关系数	0.888[**]	1.000
		显著性（双尾）	<0.001	
		N	13	13

**. 在 0.01 级别（双尾），相关性显著。

6.2　偏相关分析

线性相关分析计算的是两个变量间的相关系数，它分析两个变量之间线性相关的程度，但是在实际应用中，往往因为第三个变量，使相关系数不能真正反映那两个指定变量间的线性相关程度，分析年龄、体重指数（Body Mass Index，BMI）和收缩压之间的关系时，如果使用皮尔逊相关系数可以得出收缩压与年龄和体重指数分别存在着较强的线性关系，但是对于相同年龄的患者，是否体重指数越高，收缩压就越高呢？答案是不一定。因为收缩压分别与年龄和体重指数存在相关关系，由此得出的收缩压和体重指数之间存在线性关系的结论是不可信的。

扫码观看
配套视频

6.2 偏相关分析

偏相关分析能够在研究两个变量的线性关系时，计算偏相关系数，该系数在控制一个或多个附加变量的效应的同时描述两个变量之间的线性关系。

执行菜单栏中的"分析"→"相关"→"偏相关"命令，在弹出的如图 6-6 所示的"偏相关性"对话框中进行相关参数的设置即可完成偏相关分析。下面通过具体案例讲解如何在 SPSS 中进行偏相关分析。

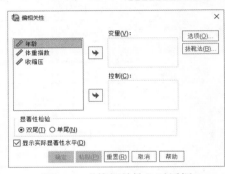

图 6-6　"偏相关性"对话框

数据文件	数据文件\chapter06\data06b.sav

6.2.1　数据描述

本案例的数据文件包含某科室统计的患者年龄（单位为岁）、体重指数和收缩压（单位为 mmHg）的数据，如表 6-5 所示。现要求利用偏相关分析对在控制变量"年龄"存在的情况下，体重指数和收缩压之间是否存在相关性进行分析。

表 6-5　　　　　　　　　　　　　　　　　"data06b.sav" 数据

年龄	体重指数	收缩压	年龄	体重指数	收缩压
46	21.0	140	71	22.0	130
59	24.0	150	58	21.0	120
65	22.0	160	40	19.0	120
48	25.0	130	45	23.0	120
61	28.0	180	47	25.0	130
75	26.0	180	60	24.0	140
60	23.0	130	64	20.0	140
60	22.0	140			
65	27.0	200			

6.2.2 SPSS 实现

（1）打开"data06b.sav"数据文件，执行菜单栏中的"分析"→"相关"→"偏相关"命令，弹出"偏相关性"对话框。在左侧的变量列表中选中"体重指数"变量和"收缩压"变量，单击 按钮，将其选入"变量"列表，将"年龄"变量选入"控制"列表，在"显著性检验"选项组中选择"双尾"，同时勾选"显示实际显著性水平"复选框，如图 6-7 所示。

（2）单击"选项"按钮，弹出"偏相关性：选项"对话框。在"统计"选项组中勾选"均值和标准差"和"零阶相关性"复选框，在"缺失值"选项组中选择"成列排除个案"，如图 6-8 所示。单击"继续"按钮返回主对话框。

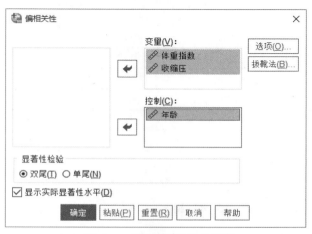
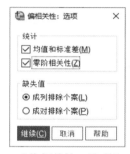

图 6-7 "偏相关性"对话框　　　图 6-8 "偏相关性：选项"对话框

（3）完成所有设置后，单击"确定"按钮执行命令，此时系统会弹出描述统计、相关性的分析结果。

6.2.3 结果分析

从表 6-6 可以看出体重指数、收缩压和年龄三者的平均值和标准偏差。

表 6-6 　　　　　　　　　　　　　描述统计

	平均值	标准 偏差	个案数
体重指数	23.1188	2.41446	16
收缩压	144.3750	23.93568	16
年龄	57.7500	9.90286	16

从表 6-7 可以看出，在不控制年龄变量时，体重指数和收缩压是显著正相关的；控制年龄变量后，体重指数和收缩压的相关性也是显著的（$p=0.011<0.05$），结论为在即使不考虑年龄的前提下，体重指数和收缩压之间仍存在显著的相关关系。

表6-7　　　　　　　　　　　　　　　　　　　相关性

控制变量			体重指数	收缩压	年龄
无 [a]	体重指数	相关性	1.000	0.674	0.313
		显著性（双尾）		0.004	0.237
		自由度	0	14	14
	收缩压	相关性	0.674	1.000	0.581
		显著性（双尾）	0.004		0.018
		自由度	14	0	14
	年龄	相关性	0.313	0.581	1.000
		显著性（双尾）	0.237	0.018	
		自由度	14	14	0
年龄	体重指数	相关性	1.000	0.637	
		显著性（双尾）		0.011	
		自由度	0	13	
	收缩压	相关性	0.637	1.000	
		显著性（双尾）	0.011		
		自由度	13	0	

a. 单元格包含零阶（皮尔逊）相关性。

6.3　距离分析

距离分析是对变量对之间和个案对之间相似性或非相似性的一种测度，这种相似性或距离测度可以用于其他分析过程，例如聚类分析、因子分析等。距离分析时按照指定的统计量计算不同个案（或变量）之间的相似性和非相似性，但是不会给出常用的用于比较显著性水平的概率值 p，而是给出不同个案（或变量）之间的距离，由用户自己判断其相似或不相似的程度。

执行菜单栏中的"分析"→"相关"→"距离"命令，在弹出的如图6-9所示的"距离"对话框中进行相关参数的设置即可完成距离分析。下面通过具体案例讲解如何在 SPSS 中进行距离分析。

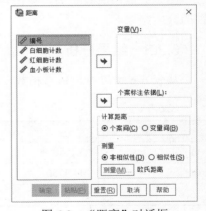

图6-9　"距离"对话框

数据文件	数据文件\chapter06\data06c.sav

6.3.1 数据描述

本案例的数据文件包含某科室患者的白细胞计数（单位为 10^9/L）、红细胞计数（单位为 10^{12}/L）和血小板计数（单位为 10^9/L）的数据，如表 6-8 所示。现要求利用距离分析来分析三者之间的相关性。

表 6-8   "data06c.sav" 数据

编号	白细胞计数	红细胞计数	血小板计数
1	7.4	4.67	254
2	7.4	4.41	191
3	6.1	4.28	250
4	5.5	3.74	144
5	4.9	4.33	205

6.3.2 SPSS 实现

（1）打开"data06c.sav"数据文件，执行菜单栏中的"分析"→"相关"→"距离"命令，弹出"距离"对话框。在左侧的变量列表中选中"白细胞计数""红细胞计数""血小板计数"3 个变量，单击 ➡ 按钮，将其选入"变量"列表，将"编号"变量选入"个案标注依据"列表。在"计算距离"选项组中选择"个案间"，"测量"选项组中选择"非相似性"，如图 6-10 所示。

（2）单击"测量"按钮，弹出"距离：非相似性测量"对话框，在"测量"选项组中保持默认选择"欧氏距离"；因为变量间的单位不同，所以要对变量进行标准化，在"转换值"选项组中选择"Z 得分"，在下拉列表下方选择"按个案"，如图 6-11 所示。

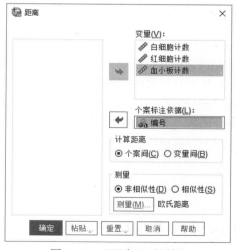

图 6-10   "距离"对话框

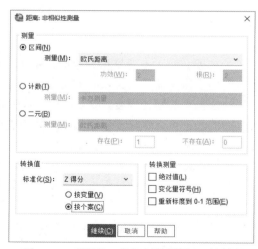

图 6-11   "距离：非相似性测量"对话框

（3）完成所有设置后，单击"确定"按钮执行命令，此时系统会弹出个案处理摘要、近似值矩阵等分析结果。

6.3.3 结果分析

从表 6-9 可以看出,个案数全部有效,无缺失值。

表 6-9 个案处理摘要

个案					
有效		缺失		总计	
个案数	百分比/%	个案数	百分比/%	个案数	百分比/%
5	100.0	0	0.0	5	100.0

从表 6-10 可以看出,非相似性矩阵给出了个案对之间的欧氏(Euclidean)距离,非相似性测度值越大说明非相似性越强。结合表 6-8 可以看出编号为 2 和 5 的两个患者的血液数据最不相似,其欧氏距离最大,为 0.016。

表 6-10 近似值矩阵

		欧氏距离				
		1: 1	2: 2	3: 3	4: 4	5: 5
1:	1	0.000	0.006	0.004	0.002	0.010
2:	2	0.006	0.000	0.011	0.004	0.016
3:	3	0.004	0.011	0.000	0.006	0.006
4:	4	0.002	0.004	0.006	0.000	0.012
5:	5	0.010	0.016	0.006	0.012	0.000

这是非相似性矩阵。

6.4 小结

本章主要介绍了双变量相关分析、偏相关分析和距离分析在医学统计分析中的应用。相关分析主要用于研究变量间关系的密切程度,在统计分析中,常利用相关系数定量地描述两个变量之间线性关系的密切程度。双变量相关分析需要根据数据的特点选择不同的相关系数,如对正态分布的数据可以选择皮尔逊相关系数来进行分析。偏相关分析能够在研究两个变量的线性关系时,计算偏相关系数,该系数在控制一个或多个附加变量效应的同时描述两个变量之间的线性关系。距离分析是对变量对之间和个案对之间相似性或非相似性的一种测度,这种相似性或距离测度可以用于其他分析过程,例如聚类分析、因子分析等。

6.5 习题

1. 数据文件 ex06a.sav 中包含调查 4 种健身方式对身高、体重及 BMI 的影响的数据,请利用本章学习的方法对身高、体重、BMI 是否存在相关性进行分析。

（数据存储于数据文件\chapter06\ex06a.sav 中。）

2．利用数据文件 data06c.sav 进行变量间的相似性测量，并结合 6.3 节中的非相似性测量的结果综合分析血液成分之间的相关性。

（数据存储于数据文件\chapter06\data06c.sav 中。）

3．数据文件 ex06b.sav 中为调查体重和身高的数据，请利用本章学习的方法对身高和体重进行相关性分析。

（数据存储于数据文件\chapter06\ex06b.sav 中。）

第 7 章　医学资料的回归分析

回归分析可确定两种或两种以上变量间的因果关系，建立回归模型，并根据实测数据来求解模型的各个参数，然后评价回归模型是否能够很好地拟合实测数据；如果能够很好地拟合，则可以根据自变量做进一步预测。其与相关分析一样，是研究现象之间存在的关联关系的方法，但两者间存在以下 3 点区别：回归分析研究的变量要区分自变量和因变量，相关分析研究的变量之间是对等的关系；回归分析中研究的因变量是随机变量，自变量是非随机变量，相关分析研究的变量都是随机变量；回归分析可以通过数学模型来展现现象之间相关的具体形式，相关分析只表明现象是否相关以及现象的相关方向和密切程度，不能指出变量间相关的具体形式。本章主要介绍线性回归、曲线回归、非线性回归、二元 Logistic 回归、多元 Logistic 回归、有序回归和概率单位回归在医学统计分析中的应用。

学习目标：
（1）深刻理解回归分析在医学统计分析中的应用。
（2）熟知各个对话框中的参数含义。
（3）熟练掌握各种回归分析的操作步骤。
（4）深刻理解各项结果的含义。

7.1　线性回归分析

线性回归是一种利用数理统计中的回归分析，来确定两种或两种以上变量间相互依赖的定量关系的统计分析方法，应用十分广泛。

当自变量和因变量之间呈线性关系时，进行的回归分析就是线性回归分析。线性回归分析是分析因变量和自变量之间依赖变化的数量关系的统计方法，估计包含一个或多个自变量的线性方程的系数，这些系数能最佳地预测因变量的值，它是回归分析中最基础、最简单的分析。

扫码观看
配套视频

7.1 线性回归分析

根据自变量个数的多少，线性回归分为一元线性回归和多元线性回归。在线性回归分析中，若只包括一个自变量和一个因变量，且两者的关系可用一条直线近似表示，这种回归分析称为一元线性回归分析；若包括两个或两个以上的自变量，且因变量和自变量之间是线性关系，则称之为多元线性回归分析。

执行菜单栏中的"分析"→"回归"→"线性"命令，在弹出的如图 7-1 所示的"线性回归"对话框中进行相关参数的设置即可完成线性回归分析。下面通过具体案例讲解如何在 SPSS 中进行线性回归分析。

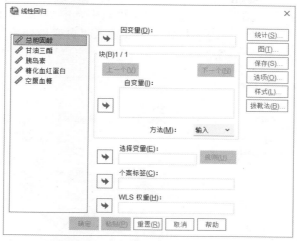

图 7-1 "线性回归"对话框

数据文件	数据文件\chapter07\data07a.sav

7.1.1 数据描述

本案例的数据文件包含医院某科室糖尿病人的总胆固醇（单位为 mmol/L）、甘油三酯（单位为 mmol/L）、胰岛素（单位为 pmol/L）、糖化血红蛋白（单位为%）、空腹血糖（单位为 mmol/L）的资料，如表 7-1 所示。现要求利用这些资料来拟合多元线性回归方程。

表 7-1   "data07a.sav" 数据

总胆固醇	甘油三酯	胰岛素	糖化血红蛋白	空腹血糖
4.91	6.89	5.82	11.2	6.8
4.06	6.54	7.53	13.2	7.1
3.82	6.78	7.55	8.5	8.5
5.01	9.52	9.65	8.5	8.9
5.56	2.01	5.68	6.7	9.2
4.62	2.45	4.85	7.6	9.5
6.03	2.21	3.25	6.3	9.6
5.71	2.31	4.35	7.9	10.2
5.85	2.56	6.23	8.2	10.5
5.21	1.95	3.88	6.2	10.6
7.97	8.21	7.88	6.2	10.7
7.02	2.99	7.05	6.8	11.1
7.24	2.52	6.74	5.2	12.3

7.1.2 SPSS 实现

（1）打开"data07a.sav"数据文件，执行菜单栏中的"分析"→"回归"→"线性"

命令，弹出"线性回归"对话框。在左侧的变量列表中选中"总胆固醇""甘油三酯""胰岛素""糖化血红蛋白"变量，单击 → 按钮，将其选入"自变量列表"，将"空腹血糖"变量选入"因变量"列表。在"方法"下拉列表中选择"步进"，如图 7-2 所示。

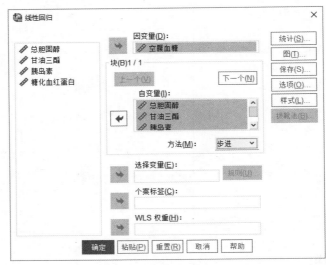

图 7-2 "线性回归"对话框

其中"方法"下拉列表中的 5 种方法的含义如下。

- 输入：将自变量列表中的自变量全部选入回归模型，系统默认选择。
- 步进：先选择对因变量贡献最大，且满足判定条件的自变量进入回归方程；然后将模型中符合剔除数据的变量移出模型，重复进行直到没有变量被引入或剔除，得到回归方程。
- 除去：先建立全模型，然后根据设定的条件一步一步剔除部分自变量。
- 后退：先建立全模型，根据"线性回归：选项"对话框中设定的判定条件，每次将一个最不符合条件的变量从模型剔除，重复进行直到没有变量被剔除，得到回归方程。
- 前进：模型从无自变量开始，根据"线性回归：选项"对话框中设定的判定条件，每次将一个最符合条件的变量引入模型，直到所有符合判定条件的变量都进入模型，第一个引入模型的变量应该是与因变量最为相关的。

（2）单击"统计"按钮，弹出"线性回归：统计"对话框。在"回归系数"选项组中勾选"估算值"和"协方差矩阵"复选框，在"残差"选项组中勾选"个案诊断"，在"离群值"输入框输入"3"，其余勾选"模型拟合"和"共线性诊断"复选框，如图 7-3 所示。单击"继续"按钮返回主对话框。

其中"共线性诊断"用于判断自变量间是否存在共线性，多元回归方程中不允许存在共线性问题，勾选此项，输出方差膨胀因子（Variance Inflation Factor，VIF）和容差。"个案诊断"可以得到异常值，在实际运用过程中可以将异常值删除并重新进行回归分析。

（3）单击"图"按钮，弹出"线性回归：图"对话框。将变量"*SDRESID"和"*ZPRED"分别选入"Y"轴和"X"轴；单击"下一个"按钮，将变量"*ZRESID"和"*ZPRED"

分别选入"Y"轴和"X"轴，如图 7-4 所示。单击"继续"按钮返回主对话框。本步骤用于生成残差图。

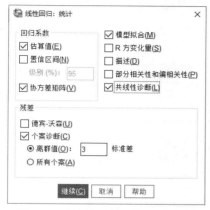

图 7-3 "线性回归：统计"对话框

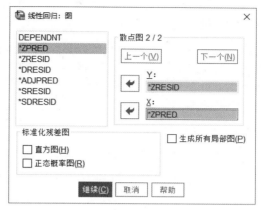

图 7-4 "线性回归：图"对话框

（4）单击"保存"按钮，弹出"线性回归：保存"对话框，在"距离"选项组中勾选"马氏距离""库克距离""杠杆值"复选框，在"预测区间"选项组中勾选"平均值"和"单值"复选框，"置信区间"默认为"95"，在"影响统计"选项组中勾选"标准化 DfBeta""标准化 DfFit"和"协方差比率"复选框，并勾选"包括协方差矩阵"复选框，如图 7-5 所示。单击"继续"按钮返回主对话框。

（5）单击"选项"按钮，弹出"线性回归：选项"对话框，保持系统默认选择，如图 7-6所示。单击"继续"按钮返回主对话框。

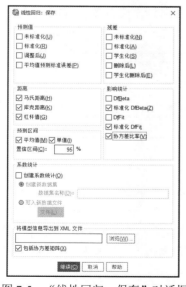

图 7-5 "线性回归：保存"对话框

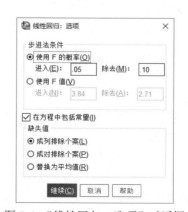

图 7-6 "线性回归：选项"对话框

（6）完成所有设置后，单击"确定"按钮执行命令，此时系统会弹出模型摘要、系数等分析结果。

7.1.3 结果分析

表 7-2 给出了步进回归过程中变量的引入和除去过程及其准则，可以看出，引入糖化血红蛋白变量，建立模型 1，除去了 3 个变量。

表 7-2 输入/除去变量 [a]

模型	输入的变量	除去的变量	方法
1	糖化血红蛋白		步进（条件：要输入的 F 的概率 <= 0.050，要除去的 F 的概率 >= 0.100）

a. 因变量：空腹血糖。

表 7-3 给出了模型的摘要，包括模型编号、R（复相关系数）、R 方、调整后 R 方、标准估算的错误，从模型 1 的 R 方、调整后 R 方可以看出模型 1 建立的回归方程拟合效果较好。

表 7-3 模型摘要 [b]

模型	R	R 方	调整后 R 方	标准估算的错误
1	0.861[a]	0.742	0.718	0.82320

a. 预测变量：常量，糖化血红蛋白。
b. 因变量：空腹血糖。

表 7-4 给出了回归拟合过程中每一步的方差分析结果。显著性为 F 值大于 F 临界值的概率，可见从模型 1 显著性概率小于 0.05，拒绝回归系数都为 0 的原假设。从表 7-4 可知，回归平方和为 21.423，残差平方和为 7.454，总计为 28.877，可见回归平方和占了总计平方和的绝大部分，说明线性模型解释了总平方和的绝大部分，拟合效果较好。

表 7-4 ANOVA [a]

模型		平方和	自由度	均方	F	显著性
1	回归	21.423	1	21.423	31.612	<0.001[b]
	残差	7.454	11	0.678		
	总计	28.877	12			

a. 因变量：空腹血糖。
b. 预测变量：常量，糖化血红蛋白。

表 7-5 给出了模型的回归系数估计值，包括未标准化系数、标准化系数、t 值、显著性、容差和 VIF 等。

Beta 是标准化系数，是所有的变量按统一方法标准化后拟合的回归方程中各标准化变量的系数，具有可比性。模型 1 的显著性概率小于 0.05，均通过显著性检验。一般认为 VIF>10 或容差值越接近于 0 说明存在共线性的问题。

模型 1：空腹血糖=14.401-0.607×糖化血红蛋白。

表 7-5 系数 [a]

模型		未标准化系数		标准化系数	t	显著性	共线性统计	
		B	标准错误	Beta			容差	VIF
1	（常量）	14.401	0.881		16.342	<0.001		
	糖化血红蛋白	−0.607	0.108	−0.861	−5.622	<0.001	1.000	1.000

a. 因变量：空腹血糖。

表 7-6 给出了模型 1 中除去的变量的统计信息，模型 1 中引入糖化血红蛋白变量，除去的有 3 个变量。

表 7-6 除去的变量 [a]

模型		输入 Beta	t	显著性	偏相关	共线性统计		
						容差	VIF	最小容差
1	总胆固醇	0.335[b]	1.796	0.103	0.494	0.560	1.784	0.560
	甘油三酯	−0.160[b]	−0.824	0.429	−0.252	0.642	1.559	0.642
	胰岛素	0.136[b]	0.872	0.403	0.266	0.986	1.014	0.986

a. 因变量：空腹血糖。

b. 模型中的预测变量：常量，糖化血红蛋白。

表 7-7 给出了残差统计数据，包括预测值、标准预测值、残差、标准残差、学生化残差、马氏距离、库克距离、居中杠杆值等，主要用于查找影响点。如图 7-7 所示，结合新保存的变量 MAH_1、COO_1、LEV_1 等，来判断是否有影响点，如马氏距离（MAH_1）值越大，越可能含有影响点。

表 7-7 残差统计 [a]

	最小值	最大值	平均值	标准偏差	个案数
预测值	6.3893	11.2447	9.6154	1.33612	13
标准预测值	−2.414	1.219	0.000	1.000	13
预测值的标准误差	0.228	0.618	0.305	0.111	13
调整后预测值	5.4748	10.9795	9.5586	1.48838	13
残差	−1.13436	1.07603	0.00000	0.78816	13
标准残差	−1.378	1.307	0.000	0.957	13
学生化残差	−1.453	1.434	0.026	1.061	13
剔除残差	−1.26187	1.62523	0.05681	0.99500	13
学生化剔除残差	−1.542	1.516	0.032	1.096	13
马氏距离	0.000	5.830	0.923	1.617	13
库克距离	0.000	1.097	0.157	0.295	13
居中杠杆值	0.000	0.486	0.077	0.135	13

a. 因变量：空腹血糖。

MAH_1	COO_1	LEV_1	COV_1	SDF_1	SDB0_1
2.26802	0.23489	0.18900	1.28259	−0.69582	0.46961
5.82974	1.09671	0.48581	1.97612	1.53610	−1.23137
0.07814	0.04033	0.00651	1.11602	−0.28241	0.00594
0.07814	0.00857	0.00651	1.27536	−0.12588	0.00265
0.28956	0.11872	0.02413	0.87871	−0.51688	−0.36079
0.01671	0.00565	0.00139	1.28128	−0.10194	−0.03931
0.51812	0.10928	0.04318	1.00394	−0.48222	−0.37925
0.00005	0.02350	0.00000	1.17987	0.21222	0.05349
0.02052	0.07913	0.00171	0.90781	0.41599	0.04735
0.58557	0.00017	0.04880	1.38339	−0.01777	−0.01429
0.58557	0.00047	0.04880	1.38236	0.02922	0.02350
0.24273	0.06005	0.02023	1.08205	0.34857	0.23398
1.48711	0.25839	0.12393	1.00095	0.76014	0.69859

图 7-7 新保存的变量

图 7-8 和图 7-9 是空腹血糖与其回归学生化的已删除残差的散点图和空腹血糖与其回归标准化残差的散点图，可以看出绝大多数的观测量在−2～+2，但是也存在个别奇异点。

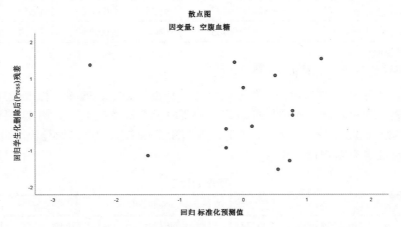

图 7-8 空腹血糖与其回归学生化的已删除残差的散点图

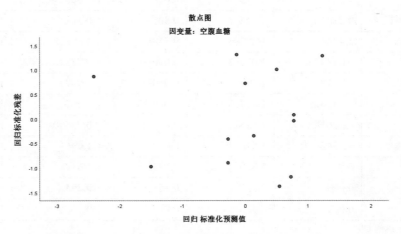

图 7-9 空腹血糖与其回归标准化残差的散点图

7.2　曲线回归分析

　　曲线回归是指两个变量间呈现曲线关系的回归，是以最小二乘法分析曲线关系资料在数量变化上的特征和规律的方法。

　　线性回归能解决大部分数据的回归分析，但是不能解决所有的问题，尽管有可能通过一些函数的转换，在一定的范围内将因变量和自变量的关系转换成线性关系，但是这种转换有可能导致更为复杂的计算或数据失真，所以如果在研究时不能马上确定一种最佳模型，就可以利用曲线估算的方法建立一个简单而又比较适合的模型。

　　SPSS 曲线估算要求自变量与因变量都是数值型的连续变量，如果自变量是以时间间隔测度的，曲线估算过程将自动生成一个时间变量，同时要求因变量也是以时间间隔测度的变量，而且自变量和因变量的时间间隔和单位应该是完全相同的。

　　执行菜单栏中的"分析"→"回归"→"曲线估算"命令，在弹出的如图 7-10 所示的"曲线估算"对话框中进行相关参数的设置即可完成曲线回归分析。下面通过具体案例讲解如何在 SPSS 中进行曲线回归分析。

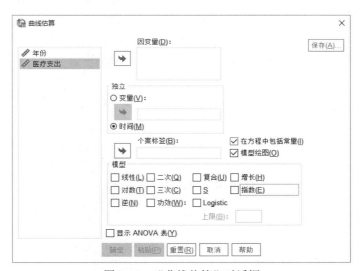

图 7-10　"曲线估算"对话框

数据文件	数据文件\chapter07\data07b.sav

7.2.1　数据描述

　　本案例的数据文件包含各年份的医疗支出数据，如表 7-8 所示（部分数据）。现要求分析医疗支出（单位为亿元）与年份之间存在何种关系。

表 7-8　　　　　　　　　　　　　　　"data07b.sav" 数据

年份	医疗支出
1978	306
1979	340
1980	429
1981	482.05
1982	508.54
1983	530.45
1984	642.87
1985	889.01

7.2.2　SPSS 实现

（1）打开 "data07b.sav" 数据文件，执行菜单栏中的 "分析" → "回归" → "曲线估算" 命令，弹出 "曲线估算" 对话框。在左侧的变量列表中选中 "医疗支出" 变量，单击 按钮，将其选入 "因变量" 列表，选择 "时间" 选项，在 "模型" 选项组中勾选 "线性" "二次" "复合" 和 "三次"，并勾选 "显示 ANOVA 表"，如图 7-11 所示。

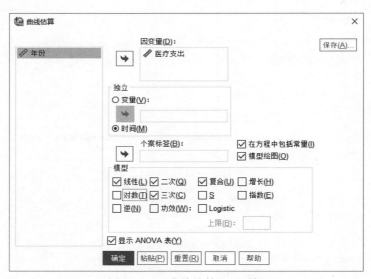

图 7-11　"曲线估算" 对话框

- 模型：可以选择一个或多个曲线估算模型。如果要确定使用哪种模型，可通过绘图来观察数据分布。如果变量显示为线性相关，那么使用简单线性回归模型。当变量不是线性相关时，先尝试转换数据。当转换后仍不能为线性相关时，就需要使用更复杂的模型，如表 7-9 所示。

表 7-9 曲线估算模型

模型	回归方程	变量变换后的线性方程
线性	$y = \beta_0 + \beta_1 x$	无
二次	$y = \beta_0 + \beta_1 x + \beta_2 x^2$	无
复合	$y = \beta_0 (\beta_1^x)$	$\ln(y) = \ln(\beta_0) + \ln(\beta_1) x$
增长	$y = e^{(\beta_0 + \beta_1 x)}$	$\ln(y) = \beta_0 + \beta_1 x$
对数	$y = \beta_0 + \beta_1 \ln(x)$	无
三次	$y = \beta_0 + \beta_1 x + \beta_2 x^2 + \beta_3 x^3$	无
S 曲线	$y = e^{(\beta_0 + \beta_1 / x)}$	$\ln(y) = \beta_0 + \beta_1 / x$
指数分布	$y = \beta_0 e^{\beta_1 x}$	$\ln(y) = \ln(\beta_0) + \beta_1 x$
逆	$y = \beta_0 + \beta_1 / x$	无
幂	$y = \beta_0 x^{\beta_1}$	$\ln(y) = \ln(\beta_0) + \beta_1 \ln(x)$
Logistic	$y = 1 / (1 / u + \beta_0 \beta_1^x)$	$\ln(1 / y - 1 / u) = \ln(\beta_0 + \ln(\beta_1) x)$

- 显示 ANOVA 表：为每个选定的模型输出方差分析表。
- 在方程中包括常量：勾选此项，可在回归方程中包含常数项。
- 模型绘图：输出模型图，包括散点图和曲线图。

（2）完成所有设置后，单击"确定"按钮执行命令，此时系统会弹出模型描述、个案/变量处理摘要、回归系数等分析结果。

7.2.3 结果分析

从表 7-10 可以看出模型的一些描述性信息，包括模型名称、因变量等。

从表 7-11 和表 7-12 可以看出共 28 个个案，排除的为 0 个。

表 7-10 模型描述

模型名称		MOD_1
因变量	1	医疗支出
方程	1	线性
	2	二次
	3	三次
	4	复合 [a]
自变量		个案序列
常量		包括
值用于在图中标注观测值的变量		未指定
有关在方程中输入项的容差		0.0001

a. 此模型要求所有非缺失值均为正。

表 7-11 个案处理摘要

	个案数
总个案数	28
排除个案数 [a]	0
预测的个案	0
新创建的个案	0

a. 在分析中，将排除那些在任何变量中具有缺失值的个案。

表 7-12 变量处理摘要

		变量
		因变量
		医疗支出
正值的数目		28
零的数目		0
负值的数目		0
缺失值的数目	用户缺失值	0
	系统缺失值	0

从表 7-13～表 7-16 为线性模型、二次模型、三次模型、复合模型的系数检验结果，通过系数检验可以判断回归模型系数是否显著。可以看出线性模型、三次模型、复合模型的回归系数都是显著的。

表 7-13 线性模型的系数检验

	未标准化系数		标准化系数	t	显著性
	B	标准 错误	Beta		
个案序列	606.126	40.697	0.946	14.894	<0.001
（常量）	−3412.205	675.495		−5.051	<0.001

表 7-14 二次模型的系数检验

	未标准化系数		标准化系数	t	显著性
	B	标准 错误	Beta		
个案序列	−164.646	65.936	−0.257	−2.497	0.019
个案序列 ** 2	26.578	2.206	1.240	12.046	<0.001
（常量）	441.655	414.854		1.065	0.297

表 7-15 三次模型的系数检验

	未标准化系数		标准化系数	t	显著性
	B	标准 错误	Beta		
个案序列	−534.970	157.132	−0.835	−3.405	0.002
个案序列 ** 2	57.950	12.474	2.703	4.646	<0.001
个案序列 ** 3	−0.721	0.283	−0.915	−2.548	0.018
（常量）	1414.163	535.537		2.641	0.014

表 7-16　　　　　　　　　　　　复合模型的系数检验

	未标准化系数		标准化系数	t	显著性
	B	标准 错误	Beta		
个案序列	1.176	0.006	2.686	202.178	<0.001
（常量）	253.868	20.842		12.181	<0.001

因变量为 ln(医疗支出)。

图 7-12 所示为各个模型的拟合回归线，从中也可以看出二次模型相对于其他 3 种模型，拟合优度较差。

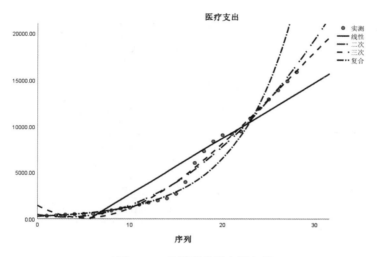

图 7-12　各模型的拟合回归线

7.3　非线性回归分析

按照自变量和因变量之间的关系类型，回归分析可分为线性回归分析和非线性回归分析。非线性回归的回归参数不是线性的，也不能通过转换的方法将其变为线性的。

非线性回归用来建立因变量与一系列自变量之间的非线性关系，与估计线性模型的线性回归不同，通过使用迭代估计算法，非线性回归可估计自变量和因变量之间具有任意关系的模型。

看起来是非线性的，但是可以通过变量转换成线性的模型，被称为本质线性模型，例如

扫码观看
配套视频

7.3 非线性回归分析

$$y = \mathrm{e}(\beta_0 + \beta_1 x_1 + \beta_2 x_2 + \cdots + \beta_n x_n + \varepsilon)$$，只要两边取自然对数，方程就可以写成

$$\ln(y) = \beta_0 + \beta_1 x_1 + \beta_2 x_2 + \cdots + \beta_n x_n + \varepsilon$$

看起来是非线性的，也不能通过简单的变量转换成线性的模型，被称为本质非线性模型，例如

$$y = \beta_0 + e^{\beta_1 x_1} + e^{\beta_2 x_2} + \cdots + e^{\beta_n x_n} + \varepsilon$$

对于通过定义和转换能变成线性关系的本质线性模型，可以采用线性回归来估计这一模型；对于不能转换成线性模型的本质非线性模型，就要采用非线性模型进行分析，如表 7-17 所示。

表 7-17 非线性模型

模型	回归方程
渐近回归	$y = b_1 + b_2 \exp(b_3 x)$
渐近回归	$y = b_1 - (b_2 (b_3^x))$
密度	$y = (b_1 + b_2 x)^{(-1/b_3)}$
Gauss	$y = b_1 (1 - b_3 \exp(-b_2 x^2))$
Gompertz	$y = b_1 \exp(-b_2 \exp(-b_3 x))$
Johnson-Schumacher	$y = b_1 \exp(-b_2 /(x + b_3))$
对数修改	$y = (b_1 + b_3 x)^{b_2}$
对数 Logistic	$y = b_1 - \ln(1 + b_2 \exp(-b_3 x))$
Metcherlich Law of Diminishing Returns	$y = b_1 + b_2 \exp(-b_3 x)$
Michaelis Menten	$y = b_1 x /(x + b_2)$
Morgan-Mercer-Florin	$y = (b_1 b_2 + b_3 x^{b_4}) /(b_2 + x^{b_4})$
Peal-Reed	$y = b_1 /(1 + b_2 \exp(-(b_3 x + b_4 x^2 + b_5 x^3)))$
三次比	$y = (b_1 + b_2 x + b_3 x^2 + b_4 x^3) /(b_5 x^3)$
Richards	$y = b_1 /(1 + b_3 \exp(-b_2 x)^{(1/b_4)})$
Verhulst	$y = b_1 /(1 + b_3 \exp(-b_2 x))$
Von Bertalanffy	$y = (b_1^{(1-b_4)} - b_2 \exp(-b_3 x))^{(1/(1-b_4))}$
韦伯	$y = b_1 - b_2 \exp(-b_3 x^{b_4})$
产量密度	$y = (b_1 + b_2 x + b_3 x^2)^{-1}$

执行菜单栏中的"分析"→"回归"→"非线性"命令，在弹出的如图 7-13 所示"非线性回归"对话框中进行相关参数的设置即可完成非线性回归分析。下面通过具体案例讲解如何在 SPSS 中进行非线性回归分析。

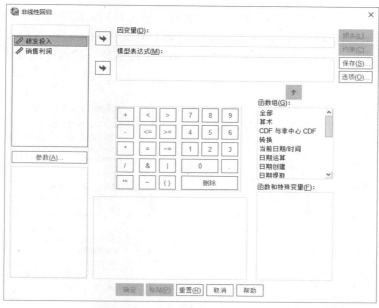

图 7-13 "非线性回归"对话框

数据文件	数据文件\chapter07\data07c.sav

7.3.1 数据描述

本案例的数据文件包含某医药研发机构对药品研发投入（单位为亿元）和销售利润（单位为亿元）的统计，如表 7-18 所示（部分数据）。现要求利用研发投入对销售利润拟合非线性回归方程。

表 7-18   "data07c.sav" 数据

研发投入	销售利润
2.29	8.71
2.15	8.75
1.24	6.71
1.3	5.8
0.3	3.1
6.52	12.02
6.24	11.93
7.12	12.32

7.3.2 SPSS 实现

（1）打开数据文件"data07c.sav"，执行菜单栏中的"图形"→"图表构建器"命令，弹出"图表构建器"对话框，在左下角"选择范围"中选择"散点图/点图"，将"研发投入"拖入 x 轴，将"销售利润"拖入 y 轴，如图 7-14 所示，单击"确定"按钮，输出结果如图 7-15 所示。可见当研发投入值刚开始增加时，销售利润值迅速增加；当研发投入值持续增加时，销售利润值增速减弱，并最终趋于平稳，故选择 Metcherlich Law of Diminishing Returns 模型，即 $y = b_1 + b_2 e^{(-b_3 x)}$，$b_1 > 0$，$b_2 < 0$，$b_3 > 0$，此模型符合收益递减规律。

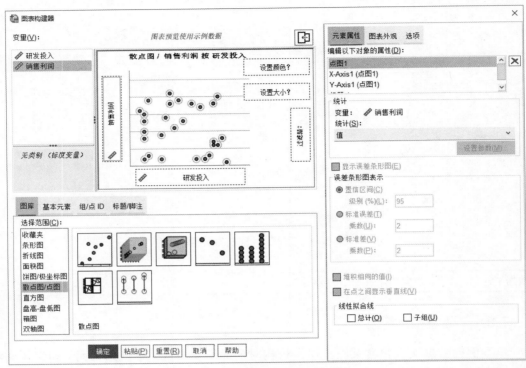

图 7-14 "图表构建器"对话框

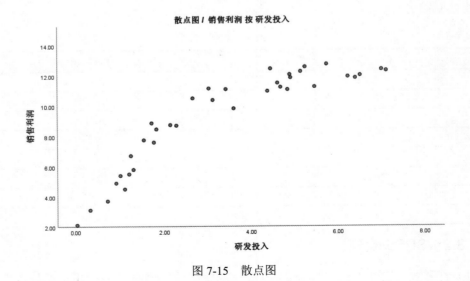

图 7-15 散点图

参数初始值的选择如下。

- b1 代表了销售利润上升的最大值，结合散点图和数据文件发现最大值接近 13，因此设定 b1 的初始值为 13。

- b2 是当 $x=0$ 时，y 值减去 b1 得到的值，由数据可知，当 $x=0$ 时，y 值为 2，故设定 b2 的初始值为−11。

- b3 的初始值可以用散点图中两个点的斜率来表示，取两个点 (2.15,8.75)、(5.75,12.74)，得到斜率约为 1.1，故设定 b3 的初始值为 1.1。

（2）打开 "data07c.sav" 数据文件，执行菜单栏中的 "分析" → "回归" → "非线性" 命令，弹出 "非线性回归" 对话框。在左侧的变量列表中选中 "销售利润" 变量，单击 按钮，将其选入 "因变量" 列表，在 "模型表达式" 输入框中编辑模型表达式：b1+b2 * EXP(-b3 * 研发投入)，如图 7-16 所示。

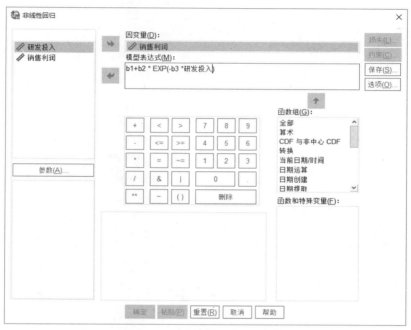

图 7-16　"非线性回归" 对话框

（3）单击 "参数" 按钮，弹出 "非线性回归：参数" 对话框，对 b1、b2、b3 3 个参数进行定值，分别为 "b1=13" "b2=−11" 和 "b3 =1.1"，如图 7-17 所示。单击 "继续" 按钮返回主对话框。

（4）单击 "损失" 按钮，弹出 "非线性回归：损失函数" 对话框，使用系统默认的 "残差平方和"，如图 7-18 所示。单击 "继续" 按钮返回主对话框。

（5）单击 "约束" 按钮，弹出 "非线性回归：参数约束" 对话框，在 "参数" 列表中选择 "b1(13)" 进入表达式编辑区，选择逻辑符号 ">="，然后在右边的输入框中输入 "0"，单击 "添加" 按钮，将 "b1>=0" 加入约束条件列表，同理加入 "b2<=0" "b3>=0"，如图 7-19 所示。单击 "继续" 按钮返回主对话框。

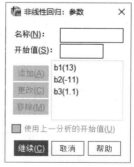

图 7-17　"非线性回归：参数" 对话框

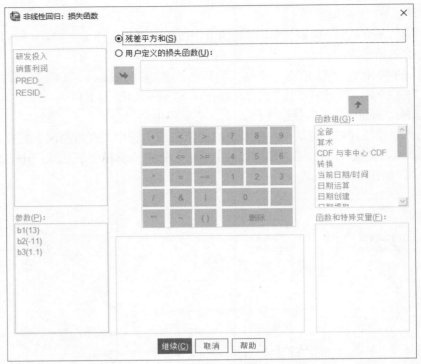

图 7-18   "非线性回归：损失函数"对话框

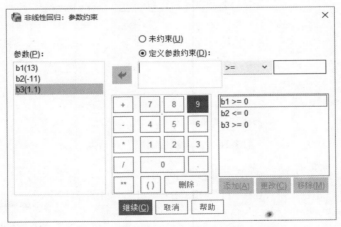

图 7-19   "非线性回归：参数约束"

（6）单击"保存"按钮，弹出"非线性回归：保存新变量"对话框，勾选"预测值"和"残差"复选框，如图 7-20 所示。单击"继续"按钮返回主对话框。

（7）单击"选项"按钮，弹出"非线性回归：选项"对话框，保持系统默认选择，如图 7-21 所示。单击"继续"按钮返回主对话框。

（8）完成所有设置后，单击"确定"按钮执行命令，此时系统会弹出迭代历史记录、参数估算值等分析结果。

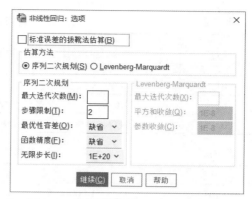

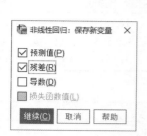

图 7-20　"非线性回归：保存新变量"
对话框

图 7-21　"非线性回归：选项"对话框

7.3.3　结果分析

从表 7-19 可以看出模型共经过 11 次迭代得到最优解。

表 7-19　　　　　　　　　　　　　　迭代历史记录[b]

迭代编号[a]	残差平方和	参数		
		b1	b2	b3
0.3	241.574	13.000	−11.000	1.100
1.4	79.813	11.014	−15.194	0.932
2.2	55.715	10.830	−10.413	0.639
3.3	52.740	10.734	−10.032	0.696
4.2	19.083	12.188	−12.130	0.642
5.1	15.013	12.461	−11.317	0.514
6.1	14.326	12.648	−11.603	0.500
7.1	14.100	12.818	−11.684	0.486
8.1	14.091	12.881	−11.690	0.473
9.1	14.084	12.864	−11.690	0.478
10.1	14.084	12.866	−11.690	0.477
11.1	14.084	12.866	−11.690	0.477

将通过数字计算来确定导数。

a. 主迭代号在小数点左侧显示，次迭代号在小数点右侧显示。

b. 运行在 11 次迭代后停止。已找到最优的解。

　　从表 7-20 可以得到参数 b1、b2、b3 的值，分别为 12.866、−11.690、0.477，得到非线性模型

$$y = 12.866 - 11.690 \times e^{(-0.477x)}$$

　　从标准错误列中发现 b1、b2、b3 的标准错误都很小，所以 3 个参数的估算值都是可信的。

　　从表 7-21 可以看出 3 个参数估算值之间的相关性。

表 7-20　　　　　　　　　　　　　　　　参数估算值

参数	估算	标准错误	95%置信区间	
			下限值	上限
b1	12.866	0.336	12.181	13.550
b2	−11.690	0.425	−12.555	−10.825
b3	0.477	0.049	0.377	0.578

表 7-21　　　　　　　　　　　　　　　　参数估算值相关性

	b1	b2	b3
b1	1.000	−0.264	−0.866
b2	−0.264	1.000	−0.131
b3	−866	−0.131	1.000

从表 7-22 可以得到方差分析的结果，R 方= 0.959，可见模型能解释 95.9%的变异，说明模型的拟合效果很好。

表 7-22　　　　　　　　　　　　　　　　ANOVA[a]

源	平方和	自由度	均方
回归	3451.623	3	1150.541
残差	14.084	33	0.427
修正前总计	3465.706	36	
修正后总计	342.387	35	

因变量：销售利润。

a．R 方 = 1 − (残差平方和) / (修正平方和) = 0.959。

7.4　二元 Logistic 回归分析

Logistic 回归的因变量可以是二元的，也可以是多元的。因变量是二元变量的 Logistic 回归即二元 Logistic 回归。

在社会科学的研究中，经常会遇到二元变量的情况，例如死亡或未死亡、购买或未购买等。对于二元变量，无法直接采用一般的多元线性模型进行回归分析，因为残差不满足正态性、无偏性、共方差性等假设，同时解释变量的取值范围不再是−∞～+∞。如果希望根据一系列预测变量的值来预测某种特征或结果是否存在，且因变量为二元变量，通常采用二元 Logistic 回归。

执行菜单栏中的"分析"→"回归"→"二元 Logistic 回归"命令，在弹出的如图 7-22 示的"Logistic 回归"对话框中进行相关参数的设置即可完成二元 Logistic 回归分析。下面通过具体案例讲解如何在 SPSS 中进行二元 Logistic 回归分析。

扫码观看
配套视频

7.4 二元 Logistic 回归分析

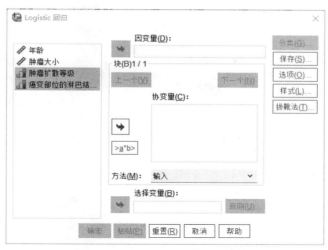

图 7-22 "Logistic 回归"对话框

数据文件	数据文件\chapter07\data07d.sav

7.4.1 数据描述

本案例的数据文件包含一些肿瘤患者的基本资料，如表 7-23 所示（部分数据）。现要求利用年龄（单位为岁）、肿瘤大小（单位为 cm）和肿瘤扩散等级来拟合癌变部位的淋巴结是否含有癌细胞的二元 Logistic 回归方程。

表 7-23 "data07d.sav"数据文件

年龄	肿瘤大小	肿瘤扩散等级	癌变部位的淋巴结是否含有癌细胞	年龄	肿瘤大小	肿瘤扩散等级	癌变部位的淋巴结是否含有癌细胞
44	0.1	1	0	39	0.26	1	0
60	0.15	1	0	65	0.3	1	0
49	0.2	1	0	45	0.3	1	0
41	0.2	1	0	57	0.3	1	0

7.4.2 SPSS 实现

（1）打开"data07d.sav"数据文件，执行菜单栏中的"分析"→"回归"→"二元 Logistic"命令，弹出"Logistic 回归"对话框。在左侧的变量列表中选中"癌变部位的淋巴结是否含有癌细胞"，将其选入"因变量"列表，将"年龄""肿瘤大小"和"肿瘤扩散等级"变量选入右边的"协变量"列表，"方法"保持系统默认选择"输入"，如图 7-23 所示。

（2）单击"分类"按钮，弹出"Logistic 回归：定义分类变量"对话框，将"肿瘤扩散等级"变量选入"分类协变量"列表，"对比"保持系统默认选择"指示符"，如图 7-24 所示。单击"继续"按钮返回主对话框。

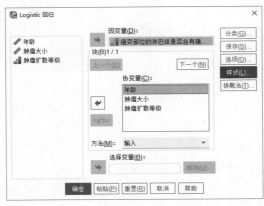

图 7-23 "Logistic 回归"对话框

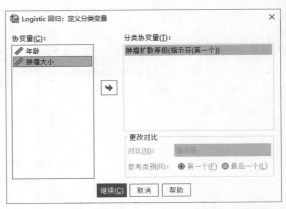

图 7-24 "Logistic 回归：定义分类变量"对话框

（3）单击"保存"按钮，弹出"Logistic 回归：保存"对话框。在"预测值"选项组中勾选"概率"和"组成员"复选框，在"影响"选项组中勾选"杠杆值"复选框，在"残差"选项组中勾选"标准化"复选框，并勾选"包括协方差矩阵"复选框，如图 7-25 所示。单击"继续"按钮返回主对话框。

（4）单击"选项"按钮，弹出"Logistic 回归：选项"对话框。在"统计和图"选项组中勾选"分类图""霍斯默-莱梅肖拟合优度"和"Exp(B)的置信区间"，其他保持系统默认选择，如图 7-26 所示。单击"继续"按钮返回主对话框。

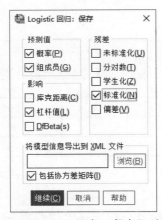

图 7-25 "Logistic 回归：保存"对话框

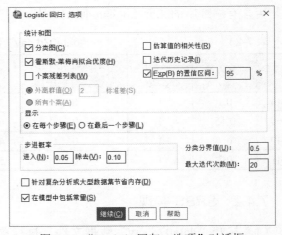

图 7-26 "Logistic 回归：选项"对话框

（5）完成所有设置后，单击"确定"按钮执行命令，此时会弹出个案处理摘要、方程式中的变量等分析结果。

7.4.3 结果分析

从表 7-24 可以看出参与分析的个案数为 978，无缺失值。

表 7-24 个案处理摘要

未加权个案数 [a]		个案数	百分比/%
选定的个案	包括在分析中的个案数	978	100.0
	缺失个案数	0	0.0
	总计	978	100.0
未选定的个案		0	0.0
总计		978	100.0

a. 如果权重为生效状态，请参阅分类表以了解个案总数。

表 7-25 所示为因变量编码。表 7-26 为协变量中的分类变量根据指示变量编码方案所生成的新变量，新生成的变量名称为肿瘤扩散等级（1）和肿瘤扩散等级（2）。

表 7-25 因变量编码

原值	内部值
否	0
是	1

表 7-26 分类变量编码

		频率	参数编码	
			(1)	(2)
肿瘤扩散等级	<= 2cm	739	0.000	0.000
	2～5cm	229	1.000	0.000
	> 5cm	10	0.000	1.000

表 7-27 所示是拟合开始前未包括在方程式中的变量的卡方检验，所有变量的显著性均小于 0.05，整体的显著性也小于 0.05，所以所有变量进入模型都是有意义的。

表 7-27 未包括在方程式中的变量

			得分	自由度	显著性
步骤 0	变量	年龄	10.293	1	0.001
		肿瘤大小	84.145	1	0.000
		肿瘤扩散等级	35.023	2	0.000
		肿瘤扩散等级（1）	32.370	1	0.000
		肿瘤扩散等级（2）	26.534	1	0.000
	整体统计信息		94.902	4	0.000

表 7-28 所示是 3 种常用的卡方统计量，因拟合方法选择的是输入，一步就完成了模型的拟合，所以步长（T）、块和模型的卡方值都相同，显著性小于 0.05，说明解释变量的全体与逻辑回归（Logit P）之间的线性关系显著，采用此模型是合理的。

表 7-28　　　　　　　　　　　　　　　模型系数的 Omnibus 检验

		卡方	自由度	显著性
	步长（T）	89.050	4	0.000
步骤 1	块	89.050	4	0.000
	模型	89.050	4	0.000

表 7-29 给出了模型拟合优度统计量，表中的-2 对数似然值为 838.913，值较大，说明模型拟合效果不是很好；考克斯-斯奈尔（Cox-Snell）R 方和内戈尔科（Nagelkerke）R 方值分别为 0.087 和 0.142，值较小，说明模型方程能解释的回归变异很小，模型拟合不理想。

表 7-29　　　　　　　　　　　　　　　　　模型摘要

步骤	−2 对数似然	考克斯-斯奈尔 R 方	内戈尔科 R 方
1	838.913[a]	0.087	0.142

a. 由于参数估算值的变化不足 0.001，因此估算在第 5 次迭代时终止。

表 7-30 给出了霍斯默-莱梅肖检验的统计量，显著性小于 0.05，所以拒绝零假设，表示方程拟合效果不理想。

表 7-30　　　　　　　　　　　　　　霍斯默-莱梅肖检验

步骤	卡方	自由度	显著性
1	67.838	8	0.000

表 7-31 是霍斯默-莱梅肖检验的列联表，根据预测概率，将数据分为 10 组，第 3 列和第 4 列是"癌变部位的淋巴结是否含有癌细胞 = 无"的实测值和期望值，第 5 列和第 6 列是"癌变部位的淋巴结是否含有癌细胞 = 有"的实测值和期望值，可见各组的实测值和期望值存在一定的差异，说明模型拟合效果不理想。

表 7-31　　　　　　　　　　　　霍斯默-莱梅肖检验的列联表

		癌变部位的淋巴结是否含有癌细胞=无		癌变部位的淋巴结是否含有癌细胞=有		总计
		实测	期望	实测	期望	
	1	99	93.389	0	5.611	99
	2	98	91.363	1	7.637	99
	3	98	88.445	0	7.555	98
	4	91	87.059	8	11.941	99
步骤 1	5	69	83.584	29	14.416	98
	6	67	81.368	31	16.632	98
	7	68	77.062	30	18.938	98
	8	79	75.457	19	22.543	98
	9	71	70.637	26	26.363	97
	10	60	47.635	34	44.365	94

表 7-32 是实测值和预测值的分类表，从表中可以看出 783 名癌变部位的淋巴结没有癌细胞的患者被准确预测，正确百分比为 97.9%，但是只有 16 名癌变部位的淋巴结含有癌细胞的患者被准确预测，正确百分比只有 9.0%，总的正确百分比为 81.7%，说明模型预测效果不理想。

表 7-32　　　　　　　　　　　　　　分类表[a]

实测			预测		
			癌变部位的淋巴结是否含有癌细胞		正确百分比/%
			无	有	
步骤 1	癌变部位的淋巴结是否含有癌细胞	无	783	17	97.9
		有	162	16	9.0
	总体百分比/%				81.7

a. 分界值为 0.500。

表 7-33 给出了各变量的系数（B），可以写出方程：

$Z=-0.010×$年龄$+1.116×$肿瘤大小$-2.953×$肿瘤扩散等级（2）$-0.927×$肿瘤扩散等级（2）-2.761

表 7-33　　　　　　　　　　　　方程式中的变量

		B	标准误差	瓦尔德	自由度	显著性	EXP（B）	EXP（B）的 95% 置信区间	
								下限	上限
步骤 1[a]	年龄	−0.010	0.007	1.885	1	0.170	0.991	0.977	1.004
	肿瘤大小	1.116	0.164	46.145	1	0.000	3.052	2.212	4.212
	肿瘤扩散等级			11.412	2	0.003			
	肿瘤扩散等级（1）	−0.927	0.318	8.514	1	0.004	0.396	0.212	0.738
	肿瘤扩散等级（2）	−2.953	0.942	9.829	1	0.002	0.052	0.008	0.331
	常量	−2.761	0.493	31.413	1	0.000	0.063		

a. 在步骤 1 输入的变量：年龄、肿瘤大小、肿瘤扩散等级。

7.5　多元 Logistic 回归分析

多元 Logistic 回归是指因变量是多元变量的回归。在现实生活中，因变量除了前面介绍的二元变量，还有很多的多元变量，比如多种类型的商品。厂家为了提高商品的销售量，就希望预测顾客们喜欢何种类型的商品，可以通过多元 Logistic 回归分析来确定年龄、性别、薪水以及社会活动等对选择不同的商品类型的影响程度，从而有侧重地多提供一些类型的商品。

多元 Logistic 回归分析其实就是指用多个二元 Logistic 回归分析

扫码观看
配套视频

7.5 多元 Logistic
回归分析

模型来描述各个类别与参考类别相比较时的作用大小。

执行菜单栏中的"分析"→"回归"→"多元 Logistic 回归"命令，在弹出的如图 7-27 所示的"多元 Logistic 回归"对话框中进行相关参数的设置即可完成多元 Logistic 回归分析。下面通过具体案例讲解如何在 SPSS 中进行多元 Logistic 回归分析。

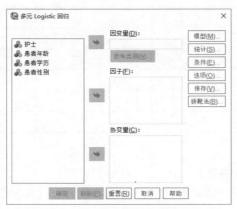

图 7-27　"多元 Logistic 回归"对话框

数据文件	数据文件\chapter07\data07e.sav

7.5.1　数据描述

本案例的数据文件包含某科室研究患者对护士好评的数据，如表 7-34 所示（部分数据）。现要求利用患者年龄（单位为岁）、患者学历、患者性别对护士进行多元 Logistic 回归分析。

表 7-34　　　　　　　　　　　　　　　　　　"data07e.sav"数据

护士	患者年龄	患者学历	患者性别
3	3	3	1
1	2	1	1
3	4	0	2
3	4	1	2
3	2	3	2
3	2	0	2
3	2	4	2
3	1	1	1

7.5.2　SPSS 实现

（1）打开"data07e.sav"数据文件，执行菜单栏中的"分析"→"回归"→"多元 Logistic 回归"命令，弹出"多元 Logistic 回归"对话框。在左侧的变量列表中选中"护士"变量，单击 按钮，将其选入"因变量"列表，将"患者年龄""患者性别"和"患者学历"变量选入右边的"因子"列表，如图 7-28 所示。

（2）单击"模型"按钮，弹出"多元 Logistic 回归：模型"对话框。在"指定模型"

选项组选择"主效应"选项,如图 7-29 所示。单击"继续"按钮返回主对话框。

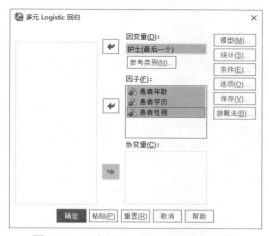

图 7-28 "多元 Logistic 回归"对话框

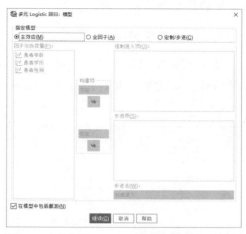

图 7-29 "多元 Logistic 回归:模型"对话框

(3)单击"统计"按钮,弹出"多元 Logistic 回归:统计"对话框。勾选"个案处理摘要"复选框,在"模型"选项组勾选"伪 R 方""步骤摘要""模型拟合信息""单元格概率""分类表"和"拟合优度"复选框,在"参数"选项组勾选"估算值"和"似然比检验"复选框,在"定义子总体"选项组选择"由因子和协变量定义的协变量模式"选项,如图 7-30 所示。单击"继续"按钮返回主对话框。

(4)单击"保存"按钮,弹出"多元 Logistic 回归:保存"对话框。在"保存的变量"选项组中勾选"估算响应概率""预测类别""预测类别概率"和"实际类别概率"复选框,并勾选"包括协方差矩阵"复选框,如图 7-31 所示。单击"继续"按钮返回主对话框。

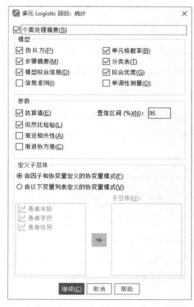

图 7-30 "多元 Logistic 回归:统计"对话框

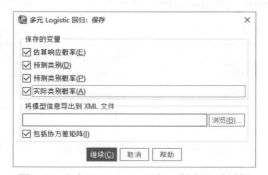

图 7-31 "多元 Logistic 回归:保存"对话框

（5）完成所有设置后，单击"确定"按钮执行命令，此时系统会弹出个案处理摘要、模型拟合信息等分析结果。

7.5.3 结果分析

从表 7-35 可以看出分类变量各水平下的个案数和边际百分比，以及有效个案和缺失个案的统计。本案例共有 1817 个案，无缺失个案。

表 7-35　　　　　　　　　　　　　个案处理摘要

		个案数	边际百分比/%
护士	护士 A	657	36.2
	护士 B	277	15.2
	护士 C	883	48.6
患者年龄	小于 35 岁	429	23.6
	35～44 岁	437	24.1
	45～64 岁	605	33.3
	65 岁以上	346	19.0
患者学历	高中以下	186	10.2
	高中	939	51.7
	专科	130	7.2
	本科	376	20.7
	研究生	186	10.2
患者性别	男	793	43.6
	女	1024	56.4
有效		1817	100.0
缺失		0	
总计		1817	
子群体		39	

从表 7-36 可以看出最终模型和仅有截距的模型的似然比检验结果，可以看到显著性小于 0.001，说明最终模型要优于仅有截距的模型，说明最终模型成立。

表 7-36　　　　　　　　　　　　　模型拟合信息

模型	模型拟合条件	似然比检验		
	−2 对数似然	卡方	自由度	显著性
仅截距	434.253			
最终	312.457	121.795	16	<0.001

从表 7-37 可以看出伪 R 方数值较小，说明模型拟合的效果并不是很好。

表 7-37 伪 R 方

考克斯-斯奈尔	0.065
内戈尔科	0.075
麦克法登	0.033

从表 7-38 可以看到皮尔逊统计量和偏差统计量，显著性都大于 0.05，说明不能拒绝零假设，模型能够拟合数据，但拟合效果不是很好。

表 7-38 拟合优度

	卡方	自由度	显著性
皮尔逊	53.588	60	0.708
偏差	62.118	60	0.401

从表 7-39 可以看出患者年龄、患者学历和患者性别在最终模型中的似然比卡方检验结果。零假设是某因素变量从模型中剔除后系数没有变化。因为显著性都小于 0.05，所以拒绝零假设，认为患者年龄、患者学历和患者性别对系数的影响都是显著的。

表 7-39 似然比检验

效应	模型拟合条件	似然比检验		
	简化模型的−2 对数似然	卡方	自由度	显著性
截距	312.457[a]	0.000	0	
患者年龄	362.124	49.667	6	<0.001
患者学历	337.011	24.554	8	0.002
患者性别	347.884	35.427	2	<0.001

卡方统计是最终模型与简化模型之间的−2 对数似然之差。简化模型是通过在最终模型中省略某个效应而形成的。原假设是，该效应的所有参数均为 0。

a. 因为省略此效应并不会增加自由度，所以此简化模型相当于最终模型。

从表 7-40 可以看出各参数估计值及其检验结果，参考类为护士 C。

表中第 2 列（B）为系数估算，如果系数估算显著为正，说明在其他因素不变的情况下，取此因素水平的观测者，属于当前类别的概率要比属于参考类别的概率要大，如护士 A 这类中，患者年龄=1.00 时，系数估算值为 0.063，说明患者年龄=1.00 的人选择护士 A 要比患者年龄=4 的人选择护士 A 的概率大。

表中第 6 列是瓦尔德检验的显著性水平，若值小于 0.05，即对应因素的系数估算显著不为 0，则表明对应因素对模型的贡献具有显著意义。如护士 A 中患者年龄=1.00 的瓦尔德检验的显著性水平大于 0.05，说明这个因素对模型的贡献无显著意义。

而护士 A 这一栏中，患者性别=1.00 的 Exp(B)为 1.584，且显著性小于 0.05，说明相对于性别=2.00 而言，患者性别=1.00 的人选择护士 A 的概率是患者性别=2.00 的人选择护士 A 的概率的 1.584 倍。

表 7-40 参数估算值

护士 [a]		B	标准误	瓦尔德	自由度	显著性	Exp（B）	Exp（B）的95%置信区间	
								下限	上限
护士 A	截距	−0.760	0.209	13.173	1	<0.001			
	[患者年龄=1.00]	0.063	0.168	0.141	1	0.708	1.065	0.767	1.479
	[患者年龄=2.00]	−0.022	0.165	0.017	1	0.895	0.978	0.707	1.353
	[患者年龄=3.00]	−0.082	0.152	0.290	1	0.591	0.922	0.684	1.241
	[患者年龄=4.00]	0[b]			0				
	[患者学历=0]	−0.201	0.240	0.701	1	0.402	0.818	0.511	1.309
	[患者学历=1]	0.379	0.179	4.476	1	0.034	1.461	1.028	2.076
	[患者学历=2]	0.421	0.257	2.697	1	0.101	1.524	0.922	2.520
	[患者学历=3]	0.424	0.200	4.512	1	0.034	1.529	1.033	2.261
	[患者学历=4]	0[b]			0				
	[患者性别=1.00]	0.460	0.106	18.879	1	<0.001	1.584	1.287	1.949
	[患者性别=2.00]	0[b]			0				
护士 B	截距	−3.326	0.377	78.022	1	<0.001			
	[患者年龄=1.00]	1.736	0.299	33.673	1	<0.001	5.676	3.158	10.203
	[患者年龄=2.00]	1.406	0.302	21.602	1	<0.001	4.078	2.254	7.376
	[患者年龄=3.00]	1.046	0.297	12.433	1	<0.001	2.845	1.591	5.087
	[患者年龄=4.00]	0[b]			0				
	[患者学历=0]	−0.060	0.406	0.022	1	0.883	0.942	0.425	2.086
	[患者学历=1]	0.790	0.271	8.488	1	0.004	2.204	1.295	3.749
	[患者学历=2]	0.801	0.352	5.165	1	0.023	2.228	1.117	4.446
	[患者学历=3]	0.654	0.296	4.880	1	0.027	1.922	1.077	3.433
	[患者学历=4]	0[b]			0				
	[患者性别=1.00]	0.750	0.143	27.502	1	<0.001	2.117	1.600	2.802
	[患者性别=2.00]	0[b]			0				

a. 参考类别为：^1。

b. 此参数冗余，因此设置为 0。

表 7-41 所示是根据观测值和预测值得到的分类，例如护士 A 这一行，初始观测有 657 名患者给予护士 A 好评，经过预测 196 名患者被分为护士 A，正确百分比为 29.8%，其他行同理。模型总体正确百分比为 49.4%，可见模型的正确百分比还需提高。

表 7-41   分类

实测	预测			
	护士 A	护士 B	护士 C	正确百分比/%
护士 A	196	0	461	29.8
护士 B	103	0	174	0.0
护士 C	181	0	702	79.5
总体百分比/%	26.4	0.0	73.6	49.4

从表 7-42 可以看出实测值和预测值的频率和百分比，以男性患者、高中以下、小于 35 岁这一行为例，表示实测的为 4 人，预测到的为 1.886 人，实测值和预测值的百分比分别为 66.7%、31.4%。

表 7-42   实测值和预测值的频率和百分比

患者性别	患者学历	患者年龄	护士	频率			百分比/%	
				实测	预测	皮尔逊残差	实测	预测
男	高中以下	小于 35 岁	护士 A	4	1.886	1.858	66.7	31.4
			护士 B	2	1.189	0.830	33.3	19.8
			护士 C	0	2.924	−2.388	0.0	48.7
		35～44 岁	护士 A	4	2.830	0.840	44.4	31.4
			护士 B	1	1.395	−0.364	11.1	15.5
			护士 C	4	4.775	−0.517	44.4	53.1
		45～64 岁	护士 A	6	7.921	−0.826	24.0	31.7
			护士 B	3	2.892	0.068	12.0	11.6
			护士 C	16	14.187	0.732	64.0	56.7
		65 岁以上	护士 A	13	15.168	−0.697	31.0	36.1
			护士 B	0	1.794	−1.369	0.0	4.3
			护士 C	29	25.038	1.246	69.0	59.6
	高中	小于 35 岁	护士 A	38	37.125	0.181	38.0	37.1
			护士 B	28	30.655	−0.576	28.0	30.7
			护士 C	34	32.221	0.381	34.0	32.2
		35～44 岁	护士 A	40	38.994	0.206	39.6	38.6
			护士 B	25	25.174	−0.040	24.8	24.9
			护士 C	36	36.832	−0.172	35.6	36.5
		45～64 岁	护士 A	53	53.203	−0.036	40.2	40.3
			护士 B	29	25.442	0.785	22.0	19.3
			护士 C	50	53.355	−0.595	37.9	40.4

续表

患者性别	患者学历	患者年龄	护士	频率			百分比/%	
				实测	预测	皮尔逊残差	实测	预测
男	高中	65 岁以上	护士 A	27	32.226	−1.278	40.3	48.1
			护士 B	7	4.992	0.934	10.4	7.5
			护士 C	33	29.782	0.791	49.3	44.5
	专科	小于 35 岁	护士 A	5	6.078	−0.555	31.3	38.0
			护士 B	7	4.864	1.161	43.8	30.4
			护士 C	4	5.057	−0.568	25.0	31.6
		35～44 岁	护士 A	7	7.111	−0.054	38.9	39.5
			护士 B	4	4.450	−0.246	22.2	24.7
			护士 C	7	6.439	0.276	38.9	35.8
		45～64 岁	护士 A	10	8.660	0.594	47.6	41.2
			护士 B	5	4.014	0.547	23.8	19.1
			护士 C	6	8.326	−1.037	28.6	39.6
	本科	小于 35 岁	护士 A	16	15.886	0.037	40.0	39.7
			护士 B	8	10.937	−1.042	20.0	27.3
			护士 C	16	13.177	0.950	40.0	32.9
		35～44 岁	护士 A	19	18.844	0.047	41.3	41.0
			护士 B	10	10.144	−0.051	21.7	22.1
			护士 C	17	17.012	−0.004	37.0	37.0
		45～64 岁	护士 A	30	25.878	1.068	49.2	42.4
			护士 B	8	10.318	−0.792	13.1	16.9
			护士 C	23	24.804	−0.470	37.7	40.7
		65 岁以上	护士 A	4	4.969	−0.613	40.0	49.7
			护士 B	1	.642	0.462	10.0	6.4
			护士 C	5	4.389	0.389	50.0	43.9
	研究生	小于 35 岁	护士 A	5	4.617	0.222	38.5	35.5
			护士 B	2	2.528	−0.370	15.4	19.4
			护士 C	6	5.855	0.081	46.2	45.0
		35～44 岁	护士 A	8	8.547	−0.233	33.3	35.6
			护士 B	4	3.658	0.194	16.7	15.2
			护士 C	12	11.795	0.084	50.0	49.1
		45～64 岁	护士 A	19	16.533	0.758	41.3	35.9
			护士 B	5	5.242	−0.112	10.9	11.4
			护士 C	22	24.225	−0.657	47.8	52.7
		65 岁以上	护士 A	5	6.523	−0.775	31.3	40.8
			护士 B	2	0.670	1.660	12.5	4.2
			护士 C	9	8.807	0.097	56.3	55.0

续表

患者性别	患者学历	患者年龄	护士	频率			百分比/%	
				实测	预测	皮尔逊残差	实测	预测
女	高中以下	小于 35 岁	护士 A	5	2.037	2.404	62.5	25.5
			护士 B	1	0.961	0.043	12.5	12.0
			护士 C	2	5.002	−2.193	25.0	62.5
		35～44 岁	护士 A	2	1.980	0.016	25.0	24.7
			护士 B	1	0.730	0.331	12.5	9.1
			护士 C	5	5.290	−0.217	62.5	66.1
		45～64 岁	护士 A	0	5.353	−2.660	0.0	24.3
			护士 B	3	1.462	1.317	13.6	6.6
			护士 C	19	15.185	1.759	86.4	69.0
		65 岁以上	护士 A	21	17.824	0.880	31.8	27.0
			护士 B	1	1.577	−0.465	1.5	2.4
			护士 C	44	46.599	−0.702	66.7	70.6
	高中	小于 35 岁	护士 A	47	45.450	0.282	34.6	33.4
			护士 B	28	28.074	−0.016	20.6	20.6
			护士 C	61	62.476	−0.254	44.9	45.9
		35～44 岁	护士 A	37	38.604	−0.317	32.2	33.6
			护士 B	18	18.643	−0.163	15.7	16.2
			护士 C	60	57.752	0.419	52.2	50.2
		45～64 岁	护士 A	56	58.043	−0.330	32.7	33.9
			护士 B	19	20.764	−0.413	11.1	12.1
			护士 C	96	92.193	0.584	56.1	53.9
		65 岁以上	护士 A	51	45.355	1.071	43.6	38.8
			护士 B	5	5.256	−0.114	4.3	4.5
			护士 C	61	66.389	−1.006	52.1	56.7
	专科	小于 35 岁	护士 A	4	7.544	−1.592	18.2	34.3
			护士 B	5	4.516	0.255	22.7	20.5
			护士 C	13	9.940	1.311	59.1	45.2
		35～44 岁	护士 A	13	9.648	1.333	46.4	34.5
			护士 B	2	4.516	−1.293	7.1	16.1
			护士 C	13	13.836	−0.316	46.4	49.4
		45～64 岁	护士 A	6	6.970	−0.455	30.0	34.9
			护士 B	2	2.417	−0.286	10.0	12.1
			护士 C	12	10.613	0.621	60.0	53.1

续表

患者性别	患者学历	患者年龄	护士	频率			百分比/%	
				实测	预测	皮尔逊残差	实测	预测
女	专科	65 岁以上	护士 A	3	1.988	0.925	60.0	39.8
			护士 B	0	0.223	−0.483	0.0	4.5
			护士 C	2	2.789	−0.711	40.0	55.8
	本科	小于 35 岁	护士 A	25	26.866	−0.448	32.9	35.3
			护士 B	16	13.837	0.643	21.1	18.2
			护士 C	35	35.297	−0.068	46.1	46.4
		35～44 岁	护士 A	20	22.595	−0.679	31.3	35.3
			护士 B	13	9.098	1.397	20.3	14.2
			护士 C	31	32.307	−0.327	48.4	50.5
		45～64 岁	护士 A	23	20.949	0.558	39.0	35.5
			护士 B	6	6.249	−0.105	10.2	10.6
			护士 C	30	31.803	−0.471	50.8	53.9
		65 岁以上	护士 A	7	8.014	−0.463	35.0	40.1
			护士 B	0	0.774	−0.898	0.0	3.9
			护士 C	13	11.212	0.806	65.0	56.1
	研究生	小于 35 岁	护士 A	2	3.511	−0.959	16.7	29.3
			护士 B	2	1.438	0.500	16.7	12.0
			护士 C	8	7.051	0.556	66.7	58.8
		35～44 岁	护士 A	6	6.845	−0.382	25.0	28.5
			护士 B	2	2.192	−0.136	8.3	9.1
			护士 C	16	14.963	0.437	66.7	62.3
		45～64 岁	护士 A	14	13.491	0.163	29.2	28.1
			护士 B	2	3.200	−0.694	4.2	6.7
			护士 C	32	31.309	0.209	66.7	65.2
		65 岁以上	护士 A	2	0.933	1.331	66.7	31.1
			护士 B	0	0.072	−0.271	0.0	2.4
			护士 C	1	1.995	−1.218	33.3	66.5

这些百分比基于每个子群体中的总实测频率。

7.6 有序回归分析

有序回归可以在一组预测变量上对多歧分序数响应的依赖性进行建模，有序回归的设计基于 McCullagh（1980，1998）的方法论，例如研究患者对药物剂量的反应，可能的反应可以分为 无、轻微、适度

扫码观看
配套视频

7.6 有序回归分析

或剧烈。

轻微反应和适度反应之间的差别很难或不可能量化，并且这种差别是取决于感觉的，

不像数值型变量之间的差别是可以定量化的。另外，轻微反应和适度反应之间的差别可能比适度反应和剧烈反应之间的差别更大或更小。所以如果要对因变量是有序的分类变量进行回归分析，就需要使用有序回归。

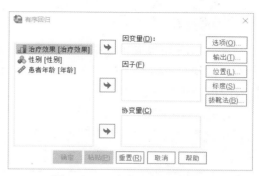

图 7-32 "有序回归"对话框

执行菜单栏中的"分析"→"回归"→"有序回归"命令，在弹出的如图 7-32 所示的"有序回归"对话框中进行相关参数的设置即可完成有序回归分析。下面通过具体案例讲解如何在 SPSS 中进行有序回归分析。

数据文件	数据文件\chapter07\data07f.sav

7.6.1 数据描述

本案例的数据文件包含一种药物对不同患者的治疗效果的数据，如表 7-43 所示。现要求利用有序回归来分析年龄、性别和治疗效果之间的关系。

表 7-43　　　　　　　　　　　　　　　　　"data07f.sav"数据

治疗效果	性别	年龄
4	1	4
3	1	3
2	1	1
5	1	4
2	1	1
3	1	4
4	1	2
3	1	4

7.6.2 SPSS 实现

（1）打开"data07f.sav"数据文件，执行菜单栏中的"分析"→"回归"→"有序"命令，弹出"有序回归"对话框。在左侧的变量列表中选中"治疗效果"变量，单击➡按钮，将其选入"因变量"列表，将"性别""患者年龄"变量选入右边的"因子"列表，如图 7-33 所示。

（2）图 7-33 所示的"选项"按钮、"输出"按钮、"位置"按钮和"标度"按钮中设置均为 SPSS 的默认选项。

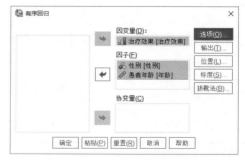

图 7-33 "有序回归"对话框

（3）完成所有设置后，单击"确定"按钮执行命令，此时系统会弹出个案处理摘要、参数估算值等分析结果。

7.6.3 结果分析

从表 7-44 可以看出提示用户频率为 0 的单元格有 1 个，可以进行统计量的计算。当频率为 0 的单元格有很多时，会影响统计量的计算和有效性，在评价模型时要慎重使用卡方检验的拟合优度统计量。

表 7-44　　　　　　　　　　　　　　警告

序号	警告信息
1	存在 1（2.5%）个频率为 0 的单元格（即因变量级别 * 预测变量值的实测组合）

表 7-45 给出了分类变量各水平下的个案数以及边际百分比，本案例有效个案数为 400 个，无缺失个案。

表 7-45　　　　　　　　　　　个案处理摘要(O)

		个案数	边际百分比/%
治疗效果	很好	76	19.0
	较好	109	27.3
	一般	149	37.3
	较差	27	6.8
	很差	39	9.8
性别	男	202	50.5
	女	198	49.5
患者年龄	<25	78	19.5
	25～35	152	38.0
	35～45	95	23.8
	>45	75	18.8
有效		400	100.0
缺失		0	
总计		400	

从表 7-46 可以看出最终模型和仅有截距的模型的似然比检验结果，可以看到显著性小于 0.01，说明最终模型要优于仅有截距的模型。

表 7-46　　　　　　　　　　　模型拟合信息

模型	−2 对数似然	卡方	自由度	显著性
仅截距	293.240			
最终	129.504	163.736	4	0.000

关联函数：分对数。

从表 7-47 可以看到皮尔逊统计量和偏差统计量，显著性都大于 0.05，说明不能拒绝零假设。零假设为模型能很好地拟合数据。

表 7-47 拟合优度

	卡方	自由度	显著性
皮尔逊	32.566	24	0.114
偏差	32.718	24	0.110

关联函数：分对数。

伪 R 方是评价混合效应模型的指标，越大越好。从表 7-48 可以看出伪 R 方的考克斯-斯奈尔值为 0.336，说明各因素对因变量的综合解释达到 33.6%，效果尚可。

表 7-48 伪 R 方

考克斯-斯奈尔	0.336
内戈尔科	0.356
麦克法登	0.141

关联函数：分对数。

从表 7-49 可以看到，第 4 列为瓦尔德统计量，第 6 列为其显著性水平，如果显著性小于 0.05，说明对应的系数估计显著不为 0。本案例中性别=1 的显著性水平大于 0.05，说明药物对男女患者的治疗效果差异不显著；而年龄=1,2,3 与年龄=4 相比，差异都显著，可推断出随着患者年龄的增长，患者自身的抵抗力下降，该药物药效随之下降。

表 7-49 参数估算值

		估算	标准 错误	瓦尔德	自由度	显著性	95% 置信区间	
							下限	上限
阈值	[治疗效果 = 1]	−3.699	0.315	137.963	1	0.000	−4.316	−3.082
	[治疗效果 = 2]	−1.934	0.282	47.037	1	0.000	−2.487	−1.381
	[治疗效果 = 3]	0.456	0.248	3.377	1	0.066	−0.030	0.943
	[治疗效果 = 4]	1.140	0.262	18.992	1	0.000	0.627	1.653
位置	[性别=1]	0.240	0.188	1.627	1	0.202	−0.129	0.608
	[性别=2]	0[a]						
	[年龄=1]	−3.780	0.354	113.918	1	0.000	−4.474	−3.086
	[年龄=2]	−2.435	0.298	66.952	1	0.000	−3.018	−1.852
	[年龄=3]	−0.793	0.294	7.273	1	0.007	−1.369	−0.217
	[年龄=4]	0[a]			0			

关联函数：分对数。

a. 此参数冗余，因此设置为 0。

7.7 概率单位回归分析

概率单位回归分析,主要是分析刺激的强度与对刺激显示出特定响应的个案比例之间的关系,例如,分析给病人不一样的用药量与病人康复的百分比,给害虫不一样的杀虫剂量与害虫死亡数的百分比等。概率单位回归分析属于专业统计分析过程,尤其适合实验数据,使用此过程可以估计达到特定响应的个案比例所需的刺激强度,例如中位效应剂量。

扫码观看
配套视频

7.7 概率单位回归分析

执行菜单栏中的"分析"→"回归"→"概率"命令,在弹出的如图 7-34 所示的"概率分析"对话框中进行相关参数的设置即可完成概率单位回归分析。下面通过具体案例讲解如何在 SPSS 中进行概率单位回归分析。

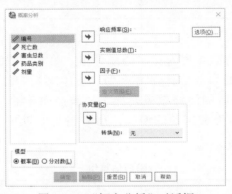

图 7-34 "概率分析"对话框

数据文件	数据文件\chapter07\data07h.sav

7.7.1 数据描述

本案例的数据文件包含研究某种药物半数致死剂量的部分数据,如表 7-50 所示。现要求利用概率单位回归来估计达到特定响应的个案比例所需的刺激强度。

表 7-50 "data07h.sav"

编号	死亡数	总例数	药品类别	剂量
1	2	35	1	13
2	3	38	1	21
3	4	40	1	23
4	5	42	1	25
5	8	39	1	33
6	11	38	1	40
7	19	33	1	51
8	32	46	1	64

7.7.2　SPSS 实现

（1）打开"data07h.sav"数据文件，执行菜单栏中的"分析"→"回归"→"概率"命令，弹出"概率分析"对话框。将"死亡数"变量选入"响应频率"列表，将"总例数"变量选入"实测值总数"列表，将"药品类别"变量选入"因子"列表。将"剂量"变量选入"协变量"列表。在"转换"下拉列表中选取转换方式："以 10 为底数的对数"。在"模型"选项组中保持系统默认选择"概率"，用累计标准正态分布函数的反函数来转换响应比例，如图 7-35 所示。

（2）单击"定义范围"按钮，弹出"概率分析：定义范围"对话框。设置因子的"最大值"为"3"和"最小值"为"1"，如图 7-36 所示。单击"继续"按钮返回主对话框。

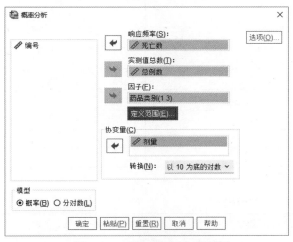

图 7-35　"概率分析"对话框

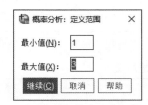

图 7-36　"概率分析：定义范围"

（3）单击"选项"按钮，弹出"概率分析：选项"对话框。在"统计"选项组中勾选"频率""相对中位数""平行检验"和"信仰置信区间"选项，其他选项组的设置均为系统默认，如图 7-37 所示。单击"继续"按钮返回主对话框。

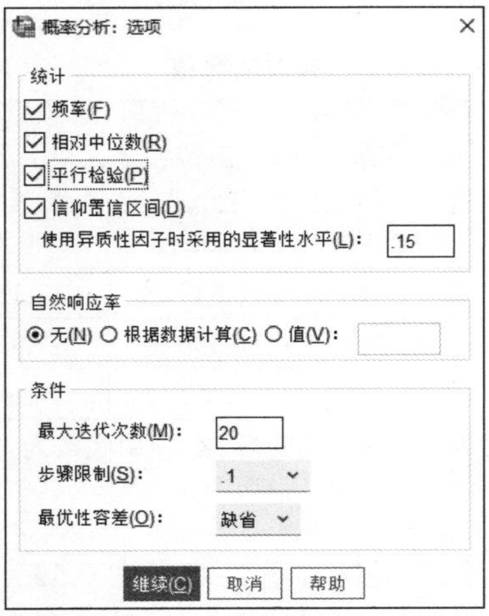

图 7-37　"概率分析：选项"对话框

（4）完成所有设置后，单击"确定"按钮执行命令，此时系统会弹出数据信息、参数估算值等分析结果。

7.7.3 结果分析

从表 7-51 可以看出共 30 个有效个案，没有缺失值，3 类药品每类 10 次观测。从表 7-52 可以看出进行 10 次迭代后找到了最佳结果。

表 7-51   数据信息

		个案数
有效		30
已拒绝	超出范围 [a]	0
	缺失	0
	无法执行对数转换	0
	响应数 > 主体数	0
控制组		0
药品类别	1	10
	2	10
	3	10

a. 由于组值超出范围，因此个案被拒绝。

表 7-52   收敛信息

	迭代次数	找到的最佳解
PROBIT	10	是

表 7-53 给出了方程的参数估算、标准错误、显著性等统计量。

- 药品 1 的方程：$p=3.548 \times g$（剂量）-5.948。
- 药品 2 的方程：$p=3.548 \times g$（剂量）-6.227。
- 药品 3 的方程：$p=3.548 \times g$（剂量）-6.416。

表 7-53   参数估算值

参数			估算	标准 错误	Z	显著性	95% 置信区间	
							下限	上限
PROBIT[a]	剂量		3.548	0.209	17.000	0.000	3.139	3.957
	截距 [b]	1	−5.948	0.347	−17.136	0.000	−6.295	−5.601
		2	−6.227	0.350	−17.816	0.000	−6.577	−5.878
		3	−6.416	0.353	−18.190	0.000	−6.769	−6.063

a. PROBIT 模型：PROBIT(p) = 截距 + BX（协变量 X 使用底数为 10.000 的对数进行转换）。
b. 对应于分组变量 药品类别。

表 7-54 显示皮尔逊拟合优度检验的显著性水平为 0.555，大于 0.05，说明拟合良好。平行检验的显著性水平为 0.155，大于 0.05，说明 3 种药品的方程式直线相互平行。

表 7-54 卡方检验

		卡方	自由度 [b]	显著性
PROBIT	皮尔逊拟合优度检验	24.360	26	0.555[a]
	平行检验	3.731	2	0.155

a. 由于显著性水平大于 0.150，因此在置信限度的计算中未使用任何异质性因子。

b. 基于单个个案的统计与基于汇总个案的统计不同。

从表 7-55 可以看出因素变量分组所得的观测值和期望值的数据。

表 7-55 单元格计数和残差

	数字	药品类别	剂量	主体数	实测响应	期望响应	残差	概率
概率	1	1	1.114	35	2	0.804	1.196	0.023
	2	1	1.322	38	3	3.967	−0.967	0.104
	3	1	1.362	40	4	5.282	−1.282	0.132
	4	1	1.398	42	5	6.783	−1.783	0.162
	5	1	1.519	39	8	11.215	−3.215	0.288
	6	1	1.602	38	11	15.043	−4.043	0.396
	7	1	1.708	33	19	17.949	1.051	0.544
	8	1	1.806	46	32	31.155	0.845	0.677
	9	1	1.845	45	36	32.632	3.368	0.725
	10	1	1.875	48	41	36.453	4.547	0.759
	11	2	1.176	37	1	0.738	0.262	0.020
	12	2	1.322	44	3	2.738	0.262	0.062
	13	2	1.380	43	2	3.942	−1.942	0.092
	14	2	1.398	39	2	3.996	−1.996	0.102
	15	2	1.505	40	10	7.499	2.501	0.187
	16	2	1.591	42	15	11.766	3.234	0.280
	17	2	1.699	44	20	18.520	1.480	0.421
	18	2	1.820	33	17	17.479	−2.479	0.590
	19	2	1.851	36	20	22.801	−2.801	0.633
	20	2	1.875	38	27	25.257	1.743	0.665
	21	3	1.176	43	2	0.535	1.465	0.012
	22	3	1.342	37	3	1.819	1.181	0.049
	23	3	1.398	48	5	3.488	1.512	0.073
	24	3	1.431	45	5	4.073	0.927	0.091
	25	3	1.505	46	6	6.487	−0.487	0.141
	26	3	1.580	45	8	7.391	−1.391	0.209
	27	3	1.699	33	10	11.516	−1.516	0.349
	28	3	1.813	52	23	26.335	−3.335	0.506
	29	3	1.845	46	24	25.385	−1.385	0.552
	30	3	1.875	35	22	20.774	1.226	0.594

从表 7-56 可以看出 3 种药品各剂量致死概率及在 95%的置信区间的上下限值。

例如，从表 7-56 中查出 3 种药品的半数致死剂量分别为 47.477、56.914 和 64.323。

表 7-56 置信限度

	药品类别	概率	剂量的 95%置信限度			log（剂量）的 95%置信限度 [a]		
			估算	下限	上限	估算	下限	上限
PROBIT	1	0.010	10.491	8.536	12.417	1.021	0.931	1.094
		0.020	12.521	10.394	14.595	1.098	1.017	1.164
		0.030	14.008	11.773	16.178	1.146	1.071	1.209
		0.040	15.242	12.927	17.484	1.183	1.112	1.243
		0.050	16.326	13.946	18.627	1.213	1.144	1.270
		0.060	17.309	14.874	19.662	1.238	1.172	1.294
		0.070	18.219	15.737	20.619	1.261	1.197	1.314
		0.080	19.075	16.550	21.517	1.280	1.219	1.333
		0.090	19.888	17.325	22.371	1.299	1.239	1.350
		0.100	20.667	18.068	23.188	1.315	1.257	1.365
		0.150	24.231	21.477	26.929	1.384	1.332	1.430
		0.200	27.496	24.605	30.372	1.439	1.391	1.482
		0.250	30.646	27.614	33.716	1.486	1.441	1.528
		0.300	33.782	30.593	37.076	1.529	1.486	1.569
		0.350	36.973	33.603	40.532	1.568	1.526	1.608
		0.400	40.279	36.693	44.156	1.605	1.565	1.645
		0.450	43.759	39.912	48.020	1.641	1.601	1.681
		0.500	47.477	43.313	52.203	1.676	1.637	1.718
		0.550	51.512	46.958	56.805	1.712	1.672	1.754
		0.600	55.962	50.931	61.954	1.748	1.707	1.792
		0.650	60.967	55.340	67.827	1.785	1.743	1.831
		0.700	66.726	60.349	74.686	1.824	1.781	1.873
		0.750	73.552	66.205	82.940	1.867	1.821	1.919
		0.800	81.979	73.330	93.293	1.914	1.865	1.970
		0.850	93.027	82.528	107.109	1.969	1.917	2.030
		0.900	109.068	95.646	127.585	2.038	1.981	2.106
		0.910	113.340	99.099	133.113	2.054	1.996	2.124
		0.920	118.171	102.985	139.398	2.073	2.013	2.144
		0.930	123.721	107.428	146.662	2.092	2.031	2.166
		0.940	130.229	112.608	155.235	2.115	2.052	2.191
		0.950	138.069	118.810	165.641	2.140	2.075	2.219
		0.960	147.885	126.521	178.780	2.170	2.102	2.252
		0.970	160.915	136.670	196.399	2.207	2.136	2.293
		0.980	180.030	151.400	222.585	2.255	2.180	2.347
		0.990	214.871	177.834	271.234	2.332	2.250	2.433

续表

	药品类别	概率	剂量的95%置信限度			log（剂量）的95%置信限度 [a]		
			估算	下限	上限	估算	下限	上限
PROBIT	2	0.010	12.576	10.401	14.707	1.100	1.017	1.168
		0.020	15.009	12.655	17.301	1.176	1.102	1.238
		0.030	16.792	14.324	19.190	1.225	1.156	1.283
		0.040	18.272	15.719	20.752	1.262	1.196	1.317
		0.050	19.571	16.948	22.122	1.292	1.229	1.345
		0.060	20.749	18.067	23.363	1.317	1.257	1.369
		0.070	21.841	19.105	24.512	1.339	1.281	1.389
		0.080	22.866	20.082	25.593	1.359	1.303	1.408
		0.090	23.841	21.011	26.621	1.377	1.322	1.425
		0.100	24.775	21.902	27.606	1.394	1.340	1.441
		0.150	29.047	25.976	32.134	1.463	1.415	1.507
		0.200	32.961	29.692	36.324	1.518	1.473	1.560
		0.250	36.738	33.250	40.413	1.565	1.522	1.607
		0.300	40.496	36.758	44.536	1.607	1.565	1.649
		0.350	44.322	40.290	48.789	1.647	1.605	1.688
		0.400	48.285	43.908	53.257	1.684	1.643	1.726
		0.450	52.457	47.670	58.024	1.720	1.678	1.764
		0.500	56.914	51.643	63.189	1.755	1.713	1.801
		0.550	61.750	55.901	68.868	1.791	1.747	1.838
		0.600	67.085	60.542	75.219	1.827	1.782	1.876
		0.650	73.084	65.699	82.457	1.864	1.818	1.916
		0.700	79.988	71.560	90.901	1.903	1.855	1.959
		0.750	88.171	78.421	101.054	1.945	1.894	2.005
		0.800	98.273	86.779	113.777	1.992	1.938	2.056
		0.850	111.517	97.580	130.739	2.047	1.989	2.116
		0.900	130.747	112.999	155.858	2.116	2.053	2.193
		0.910	135.868	117.060	162.636	2.133	2.068	2.211
		0.920	141.659	121.632	170.342	2.151	2.085	2.231
		0.930	148.312	126.858	179.247	2.171	2.103	2.253
		0.940	156.113	132.954	189.755	2.193	2.124	2.278
		0.950	165.512	140.254	202.508	2.219	2.147	2.306
		0.960	177.279	149.331	218.609	2.249	2.174	2.340
		0.970	192.898	161.281	240.196	2.285	2.208	2.381
		0.980	215.813	178.629	272.275	2.334	2.252	2.435
		0.990	257.579	209.767	331.863	2.411	2.322	2.521

续表

	药品类别	概率	剂量的 95% 置信限度			log（剂量）的 95% 置信限度 [a]		
			估算	下限	上限	估算	下限	上限
PROBIT	3	0.010	14.213	11.877	16.487	1.153	1.075	1.217
		0.020	16.963	14.446	19.402	1.230	1.160	1.288
		0.030	18.978	16.348	21.525	1.278	1.213	1.333
		0.040	20.650	17.935	23.283	1.315	1.254	1.367
		0.050	22.119	19.333	24.825	1.345	1.286	1.395
		0.060	23.450	20.604	26.224	1.370	1.314	1.419
		0.070	24.684	21.783	27.521	1.392	1.338	1.440
		0.080	25.843	22.892	28.741	1.412	1.360	1.458
		0.090	26.944	23.946	29.901	1.430	1.379	1.476
		0.100	28.000	24.956	31.016	1.447	1.397	1.492
		0.150	32.828	29.563	36.143	1.516	1.471	1.558
		0.200	37.252	33.755	40.902	1.571	1.528	1.612
		0.250	41.520	37.756	45.559	1.618	1.577	1.659
		0.300	45.768	41.693	50.263	1.661	1.620	1.701
		0.350	50.091	45.650	55.122	1.700	1.659	1.741
		0.400	54.570	49.699	60.231	1.737	1.696	1.780
		0.450	59.285	53.906	65.685	1.773	1.732	1.817
		0.500	64.323	58.347	71.595	1.808	1.766	1.855
		0.550	69.788	63.106	78.094	1.844	1.800	1.893
		0.600	75.818	68.295	85.360	1.880	1.834	1.931
		0.650	82.598	74.060	93.638	1.917	1.870	1.971
		0.700	90.400	80.615	103.294	1.956	1.906	2.014
		0.750	99.649	88.292	114.899	1.998	1.946	2.060
		0.800	111.065	97.647	129.438	2.046	1.990	2.112
		0.850	126.034	109.741	148.815	2.100	2.040	2.173
		0.900	147.766	127.011	177.505	2.170	2.104	2.249
		0.910	153.554	131.561	185.245	2.186	2.119	2.268
		0.920	160.099	136.684	194.045	2.204	2.136	2.288
		0.930	167.618	142.541	204.213	2.224	2.154	2.310
		0.940	176.434	149.371	216.211	2.247	2.174	2.335
		0.950	187.056	157.552	230.772	2.272	2.197	2.363
		0.960	200.355	167.726	249.155	2.302	2.225	2.396
		0.970	218.008	181.119	273.801	2.338	2.258	2.437
		0.980	243.905	200.565	310.424	2.387	2.302	2.492
		0.990	291.108	235.470	378.451	2.464	2.372	2.578

a. 对数底数为 10。

从表 7-57 可以看出各组相对中位数强度估算值，药品 1 与药品 2 的比值为 47.477/56.914≈

0.834，药品 1 与药品 3 的比值为 47.477/64.323≈0.738，依此类推。

表 7-57　相对中位数强度估算值

	（I）药品类别	（J）药品类别	95%置信限度			进行对数转换情况下的95%置信限度 [a]		
			估算	下限	上限	估算	下限	上限
PROBIT	1	2	0.834	0.727	0.952	−0.079	−0.139	−0.021
		3	0.738	0.640	0.843	−0.132	−0.194	−0.074
	2	1	1.199	1.050	1.376	0.079	0.021	0.139
		3	0.885	0.771	1.011	−0.053	−0.113	0.005
	3	2	1.130	0.990	1.296	0.053	−0.005	0.113
		1	1.355	1.186	1.563	0.132	0.074	0.194

a. 对数底数为 10。

　　图 7-38 是 3 种药品剂量的对数值与概率值的散点图。可见，概率值与药品剂量对数值呈明显的线性关系，说明对药品剂量进行以 10 为底的对数转换是比较合适的，如果散点图没有呈现明显的线性趋势，可以采取其他的转换方法，确保转换后数据呈线性关系。

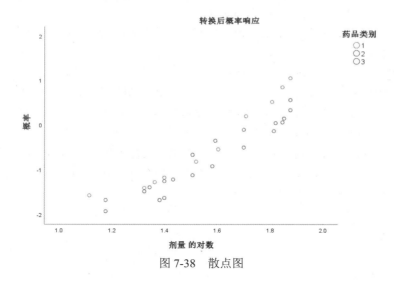

图 7-38　散点图

7.8　小结

　　回归分析可确定两种或两种以上变量间的因果关系，本章介绍了线性回归、曲线回归、非线性回归、二元 Logistic 回归、多元 Logistic 回归、有序回归和概率单位回归。线性回归是指自变量和因变量之间呈线性关系时进行的回归分析。

　　曲线回归是由曲线估算的方法建立的模型。非线性回归用来建立因变量与一系列自变量之间的非线性关系，与估计线性模型的线性回归不同，通过使用迭代估计算法，非线性回归可估计自变量和因变量之间具有任意关系的模型。

二元 Logistic 回归常在因变量为二元变量的情况下，根据一系列预测变量的值来预测某种特征或结果是否存在。当因变量是多元变量时，则可使用多元 Logistic 回归分析，其实质就是用多个二元 Logistic 回归分析模型来描述各个类别与参考类别相比较时的作用大小。

有序回归常用于对因变量是有序的分类变量进行回归分析。概率单位回归分析主要用来分析刺激的强度与对刺激显示出特定响应的个案比例之间的关系。

7.9 习题

1. 数据文件 data07b.sav 中包含各年份的医疗支出的数据，请利用本章学习的基础知识完成以下分析。

（1）用指数、对数、增长等模型对医疗支出进行拟合。

（2）对比线性、二次、复合、三次、指数、对数、增长等模型的拟合效果。

（3）预测未来 5 年的医疗支出。

（数据存储于数据文件\chapter07\data07b.sav 中。）

2. 数据文件 ex07a.sav 包含某城市 $PM_{2.5}$ 与咽炎发病率的数据，尝试利用本章学习的方法研究这两者适合哪种回归模型。

（数据存储于数据文件\chapter07\ex07a.sav 中。）

3. 数据文件 ex07b.sav 包含 3 种治疗方法对某疾病复发情况的统计数据，尝试利用本章学习的方法，完成 3 种治疗方法对疾病复发情况的拟合分析。

（数据存储于数据文件\chapter07\ex07b.sav 中。）

4. 数据文件 ex07c.sav 是患者年龄分段、性别、治疗方法、疾病严重程度的统计数据，尝试利用本章学习的方法，完成年龄分段、性别、治疗方法对疾病严重程度的拟合分析。

（数据存储于数据文件\chapter07\ex07c.sav 中。）

第 8 章 医学资料的聚类分析与判别分析

聚类分析是统计学中研究"物以类聚"问题的多元统计分析方法，在医学领域中得到广泛的应用。聚类分析是对样本或变量进行分析的一种统计分析方法，目的是根据事物本身的特性将相似的事物归类，被归为一类的事物具有较高的相似性，而不同类的事物有着很大的差异。根据分类过程的不同，聚类又可以分为快速聚类、系统聚类和两步聚类 3 种方法。

判别分析也是归类的重要方法。当已知聚类数时，可以根据一定的指标对未知类别的数据进行归类。聚类分析针对的样本数据的类别是未知的（需要通过聚类分析来确定类别）；而判别分析所针对的样本数据的类别是已知的。判别分析通常有一般判别分析和逐步判别分析两种方法。

学习目标：
（1）了解聚类分析与判别分析的原理。
（2）掌握聚类分析与判别分析在医学统计分析当中的应用。
（3）熟练掌握各个聚类分析与判别分析的操作步骤。
（4）深刻理解各项结果的含义。

8.1 快速聚类分析

当聚类数确定时,使用快速聚类过程可以快速地将观测量分到各类中去,特点是处理速度快、占用内存少,适用于大样本的聚类分析;能够保存每个对象与聚类中心之间的距离,能够从外部文件中读取初始聚类中心,并将最终的聚类中心保存到该文件中。

SPSS 快速聚类使用 K 均值聚类法对观测量进行聚类,可以完全使用系统默认值进行聚类,也可以对聚类过程设置各种参数进行人为干预,如事先指定聚类数,指定使聚类过程中止的收敛判据,比如迭代次数等。

扫码观看
配套视频

8.1 快速聚类分析

进行快速聚类首先要选择聚类分析的变量和类数，参与聚类分析的变量必须是数值型变量，且至少要有 1 个。为了清楚地表明各观测量最后聚到哪一类，还应该指定一个表明观测量特征的变量作为标示变量，例如姓名、编号等。聚类数需大于等于 2，但不能大于数据集中的观测量个数。

如果选择了 n 个数值型变量进行快速聚类，则这 n 个变量组成 n 维空间，每个观测量在 n 维空间中是一个点，设最后要求的聚类数为 k，则 k 个事先选定的观测量就是 k 个聚类中心点，也称为初始类中心。然后把每个观测量都分派到与这 k 个聚类中心距离最小的那个类中，构成第一个迭代形成的 k 类，根据组成每一类的观测量，计算各变量的均值，每一类的均值在 n 维空间中又形成 k 个点，构成第二次迭代的类中心。

按照这种方法依次迭代下去，直到达到指定的迭代次数或达到中止迭代的要求，聚类过程结束。

执行菜单栏中的"分析"→"分类"→"K 均值聚类"命令，在弹出的如图 8-1 所示的"K 均值聚类分析"对话框中进行相关参数的设置即可完成快速聚类分析。下面通过具体案例讲解如何在 SPSS 中进行快速聚类分析。

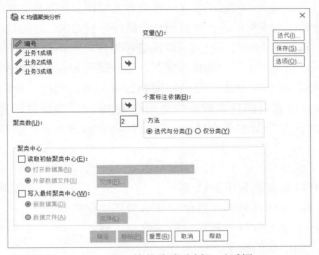

图 8-1   "K 均值聚类分析"对话框

数据文件	数据文件\chapter08\data08a.sav

8.1.1   数据描述

本案例的数据文件包含医院一部分医生的 3 门业务水平考试成绩，如表 8-1 所示。利用快速聚类方法分析各个医生成绩分布的差异和共性。

表 8-1   "data08a.sav"数据

编号	业务 1 成绩	业务 2 成绩	业务 3 成绩	编号	业务 1 成绩	业务 2 成绩	业务 3 成绩
1	80	84	80	10	87	92	91
2	88	83	79	11	87	79	85
3	87	79	90	12	86	79	94
4	94	84	83	13	81	92	90
5	81	85	83	14	81	87	84
6	92	80	82	15	91	87	84
7	81	92	90	16	82	91	79
8	83	82	86	17	78	80	93
9	78	92	88	18	83	86	86

8.1.2 SPSS 实现

（1）打开"data08a.sav"数据文件，执行菜单栏中的"分析"→"分类"→"K 均值聚类"命令，弹出"K 均值聚类分析"对话框。在左侧的变量列表中选中"业务 1 成绩""业务 2 成绩"和"业务 3 成绩"，单击 ⬇ 按钮，将其选入"变量"列表，将"编号"变量选入"个案标注依据"列表作为标示变量。在"聚类数"后的输入框中输入"3"，在"方法"选项组中选择"迭代与分类"，如图 8-2 所示。

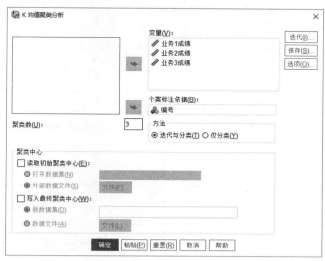

图 8-2 "K 均值聚类分析"对话框

（2）单击"迭代"按钮，弹出"K-均值聚类分析：迭代"对话框，保持系统默认选择，如图 8-3 所示。单击"继续"按钮返回主对话框。

（3）单击"保存"按钮，弹出"K-均值聚类：保存新变量"对话框，勾选"聚类成员"和"与聚类中心的距离"复选框，如图 8-4 所示。单击"继续"按钮返回主对话框。

（4）单击"选项"按钮，弹出"K-均值聚类分析：选项"对话框。在"统计"选项组中勾选"初始聚类中心""ANOVA 表"和"每个个案的聚类信息"复选框，在"缺失值"选项组中选择"成列排除个案"选项，如图 8-5 所示。单击"继续"按钮返回主对话框。

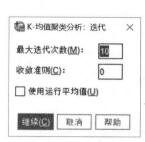

图 8-3 "K-均值聚类分析：迭代"对话框

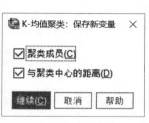

图 8-4 "K-均值聚类：保存新变量"对话框

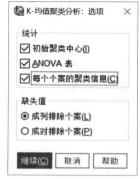

图 8-5 "K-均值聚类分析：选项"对话框

（5）完成所有设置后，单击"确定"按钮执行命令，此时系统会弹出初始聚类中心、迭代历史记录等分析结果。

8.1.3 结果分析

从表 8-2 可知，由于没有指定聚类的初始聚类中心，此表中所示的作为聚类中心的观测量是由系统确定的。

表 8-2 　　　　　　　　　　　　初始聚类中心

	聚类		
	1	2	3
业务 1 成绩	81.00	94.00	86.00
业务 2 成绩	92.00	84.00	79.00
业务 3 成绩	90.00	83.00	94.00

从表 8-3 可以看出，经过 2 次迭代后，聚类中心中的变动为 0，迭代停止，表中所示为每次迭代后聚类中心的变化量。

表 8-3 　　　　　　　　　　　　迭代历史记录 [a]

迭代	聚类中心中的变动		
	1	2	3
1	5.300	3.883	4.220
2	0.000	0.000	0.000

a. 由于聚类中心中不存在变动或者仅有小幅变动，因此实现了收敛。任何中心的最大绝对坐标变动为 0.000。当前迭代次数为 2。初始聚类中心之间的最小距离为 14.491。

从表 8-4 可以看出，个案的最终所属聚类和与所属聚类中心的欧氏距离，如个案 1，被分到第 1 类，与聚类中心的欧氏距离为 7.716。

表 8-4 　　　　　　　　　　　　聚类成员

个案号	编号	聚类	距离
1	1.00	1	7.716
2	2.00	2	4.345
3	3.00	3	3.717
4	4.00	2	3.883
5	5.00	1	4.839
6	6.00	2	3.111
7	7.00	1	5.300
8	8.00	3	5.178
9	9.00	1	5.204
10	10.00	1	8.191
11	11.00	2	5.503
12	12.00	3	4.220
13	13.00	1	5.300

个案号	编号	聚类	距离
14	14.00	1	2.662
15	15.00	2	4.656
16	16.00	1	6.974
17	17.00	3	5.942
18	18.00	1	3.346

从表 8-5 可以看出最终 3 类的聚类中心的 3 个变量的值。

表 8-5　　　　　　　　　　　最终聚类中心

	聚类		
	1	2	3
业务 1 成绩	81.56	90.40	83.50
业务 2 成绩	89.00	82.60	80.00
业务 3 成绩	85.67	82.60	90.75

从表 8-6 可以看出，3 个最终聚类中心之间的距离，如聚类中心 1 和 2 之间的距离为 11.340。

表 8-6　　　　　　　　　　最终聚类中心之间的距离

聚类	1	2	3
1		11.340	10.518
2	11.340		10.991
3	10.518	10.991	

从表 8-7 可以看出，3 个变量的聚类均方值都远远大于误差均方值，并且显著性水平均小于 0.05，说明拒绝 3 个变量使各类之间无差异的假设，表明参与聚类分析的 3 个变量能很好地区分各类，类间的差异足够大。

表 8-7　　　　　　　　　　　　　ANOVA

	聚类		误差		F	显著性
	均方	自由度	均方	自由度		
业务 1 成绩	128.011	2	8.695	15	14.723	<0.001
业务 2 成绩	135.956	2	9.413	15	14.443	<0.001
业务 3 成绩	74.497	2	14.530	15	5.127	0.020

注：由于已选择聚类以使不同聚类中个案之间的差异最大化，因此 F 检验只应该用于描述目的。实测显著性水平并未因此进行修正，所以无法解释为针对"聚类平均值相等"这一假设的检验。

从表 8-8 可以看出每个聚类中的个案数量，有效的个案数为 18，无缺失值。

表 8-8　　　　　　　　　　每个聚类中的个案数量

类别		个案数量
聚类	1	9.000
	2	5.000
	3	4.000
有效		18.000
缺失		0.000

8.2 系统聚类分析

聚类方法有多种，常用的除了 8.1 节介绍的快速聚类外，就是系统聚类。系统聚类只针对较小的数据文件，但是能够对个案或变量进行聚类，计算可能解的范围，并为其中的每一个解保存聚类成员。此外，只要所有变量的类型相同，系统聚类分析过程就可以分析区间变量、计数变量或二值变量。

根据聚类过程，可以将系统聚类分成分解法和凝聚法两种。

分解法：聚类开始前先将所有个体都视为属于一个大类，然后根据距离和相似性原则逐层分解，直到参与聚类的每个个体自成一类为止。

凝聚法：聚类开始前先将每个个体都视为一类，然后根据距离和相似性原则逐层合并，直到参与聚类的所有个体合并成一个大类为止。

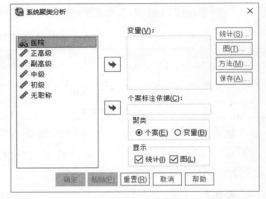

系统聚类可以实现样本聚类（Q 型）和变量聚类（R 型），通常情况下在聚类进行之前，先用距离过程对原始变量进行预处理，利用标准化方法对原始数据进行一次转换，并计算相似性测度或距离测度，然后用聚类过程对转换后的数据进行聚类分析。SPSS 的系统聚类包含距离过程和聚类过程，输出的统计量能帮助用户确定最好的分类结果。

执行菜单栏中的"分析"→"分类"→"系统聚类"命令，在弹出的如图 8-6 所示的"系统聚类分析"对话框中进行相关参数的设置即可完成系统聚类分析。下面通过具体案例讲解如何在 SPSS 中进行系统聚类分析。

图 8-6 "系统聚类分析"对话框

数据文件	数据文件\chapter08\data08b.sav

8.2.1 数据描述

本案例的数据文件包含某些医院职工的职称情况，如表 8-9 所示。现要求利用系统聚类通过职称情况对各医院进行聚类分析。

表 8-9   "data08b.sav" 数据

医院	正高级	副高级	中级	初级	无职称
医院 1	108	183	202	44	22
医院 2	15	61	66	50	17
医院 3	55	122	127	93	20
医院 4	57	107	146	42	17
医院 5	90	260	358	211	44

续表

医院	正高级	副高级	中级	初级	无职称
医院 6	52	136	185	78	27
医院 7	47	168	228	168	38
医院 8	30	110	161	104	30
医院 9	85	238	300	212	39
医院 10	57	162	206	120	32
医院 11	74	183	240	128	67
医院 12	21	71	101	55	28
医院 13	56	150	220	135	31
医院 14	1	4	7	4	3
医院 15	16	51	65	40	13
医院 16	4	13	10	4	2
医院 17	5	15	16	10	3
医院 18	9	43	67	28	11

8.2.2　SPSS 实现

（1）打开"data08b.sav"数据文件，执行菜单栏中的"分析"→"分类"→"系统聚类"命令，弹出"系统聚类分析"对话框。在左侧的变量列表中选中"正高级""副高级""中级""初级"和"无职称"5 个数值型变量，单击▣按钮，将其选入"变量"列表，将"医院"变量选入"个案标注依据"作为标示变量。在"聚类"选项组中选择"个案"选项，在"显示"选项组中勾选"统计"和"图"复选框，如图 8-7 所示。

（2）单击"统计"按钮，弹出"系统聚类分析：统计"对话框。勾选"集中计划"复选框，在"聚类成员"选项组中选择"解的范围"，在"最小聚类数"输入框中输入"2"，在"最大聚类数"输入框中输入"5"，如图 8-8 所示。单击"继续"按钮返回主对话框。"聚类成员"中可以设置希望得到聚类成员的个数。

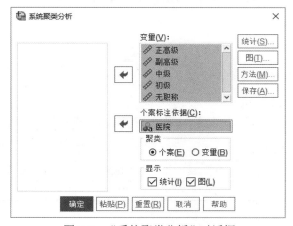

图 8-7　"系统聚类分析"对话框

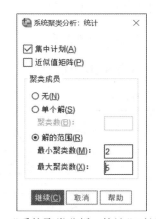

图 8-8　"系统聚类分析：统计"对话框

（3）单击"方法"按钮，弹出"系统聚类分析：方法"对话框，所有选项均保持系统默认选择，如图 8-9 所示。单击"继续"按钮返回主对话框。

（4）单击"图"按钮，弹出"系统聚类分析：图"对话框。勾选"谱系图"复选框，在"冰柱图"选项组中选择"全部聚类"，在"方向"选项组中选择"垂直"选项，如图 8-10 所示。单击"继续"按钮返回主对话框。

（5）单击"保存"按钮，弹出"系统聚类分析：保存"对话框。在"聚类成员"选项组中选择"解的范围"，在"最小聚类数"输入框中输入"2"，在"最大聚类数"输入框中输入"5"，如图 8-11所示。单击"继续"按钮返回主对话框。

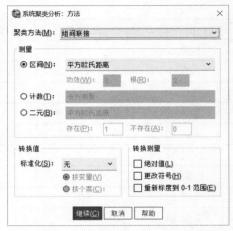

图 8-9　"系统聚类分析：方法"对话框

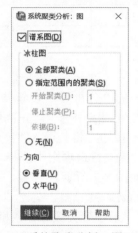

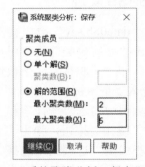

图 8-10　"系统聚类分析：图"对话框　　图 8-11　"系统聚类分析：保存"对话框

（6）完成所有设置后，单击"确定"按钮执行命令，此时系统会弹出个案处理摘要、集中计划、聚类成员等分析结果。

8.2.3 结果分析

从表 8-10 可以看出，一共 18 个个案参与聚类，无缺失值。

表 8-10　　　　　　　　　　个案处理摘要 [a,b]

个案					
有效		缺失		总计	
个案数	百分比/%	个案数	百分比/%	个案数	百分比/%
18	100.0	0	0.0	18	100.0

a. 平方欧氏距离使用中。

b. 平均联接（组间）。

从表 8-11 可以看出整个聚类过程，表中"阶段"列表示聚类的步数，以第 5 行为例，此步是将第 2 类和第 18 类合并为一类，其中第 2 类首次出现是在第 3 步（在"首次出现聚类的阶段"中的聚类 1 中显示数字为 3），而第 18 类是首次出现（在"首次出现聚类的阶段"中的聚类 2 中显示数字为 0），所以第 5 步中的第 2 类其实包含第 2 个个案和第 15 个个案，所以第 5 步将第 2 个、第 15 个和第 18 个个案归为了第 2 类，而这个第 2 类下一次合并是在第 7 步（第 5 步"下一个阶段"列显示数字为 7）。最后，18 个个案经过 17 步聚为一类。

表 8-11   集中计划

阶段	组合聚类		系数	首次出现聚类的阶段		下一个阶段
	聚类 1	聚类 2		聚类 1	聚类 2	
1	16	17	78.000	0	0	2
2	14	16	177.000	0	1	13
3	2	15	218.000	0	0	5
4	10	13	567.000	0	0	8
5	2	18	573.000	3	0	7
6	3	8	2146.000	0	0	9
7	2	12	2260.000	5	0	13
8	7	10	2283.500	0	4	10
9	3	6	3132.000	6	0	12
10	7	11	3290.667	8	0	15
11	5	9	3899.000	0	0	17
12	3	4	3986.333	9	0	14
13	2	14	8464.000	7	2	16
14	1	3	12418.750	0	12	15
15	1	7	13076.200	14	10	16
16	1	2	47441.603	15	13	17
17	1	5	100593.000	16	11	0

从表 8-12 可以看出聚类数为 2～5 的各个案的最终归属类别。

表 8-12   聚类成员

个案	5 个聚类	4 个聚类	3 个聚类	2 个聚类
1:医院 1	1	1	1	1
2:医院 2	2	2	2	1
3:医院 3	3	1	1	1
4:医院 4	3	1	1	1
5:医院 5	4	3	3	2
6:医院 6	3	1	1	1
7:医院 7	5	4	1	1
8:医院 8	3	1	1	1
9:医院 9	4	3	3	2

续表

个案	5 个聚类	4 个聚类	3 个聚类	2 个聚类
10:医院 10	5	4	1	1
11:医院 11	5	4	1	1
12:医院 12	2	2	2	1
13:医院 13	5	4	1	1
14:医院 14	2	2	2	1
15:医院 15	2	2	2	1
16:医院 16	2	2	2	1
17:医院 17	2	2	2	1
18:医院 18	2	2	2	1

图 8-12 显示的是冰柱图，用柱状图的方式显示了个案最终聚成 2～5 类的过程。横轴为 18 个个案，纵轴为聚类数目，冰柱中最长的空格长度表示当前的聚类步数。画一条横线在纵轴 5 处，即把 18 个个案聚成 5 类，经过了 4 步，5 类分别是(9,5)、(17,16,14,12,18,15,2)、(11,13,10,7)、(4,6,8,3)、(1)。

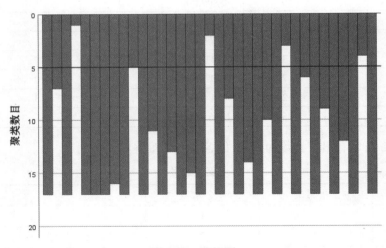

图 8-12　冰柱图

图 8-13 显示的是谱系图（树状图），直观地显示了聚类的整个过程，也可以很方便地指明聚类数的分类结果，如图中横轴 5 处的黑色线条，其与 3 条横线相交，表明将全部观测分为了 3 类，左侧线依然连在一起的分为一类，最终分类结果为(16,17,4,2,15,18,12)、(10,13,7,11,3,8,6,4,1)、(5,9)。

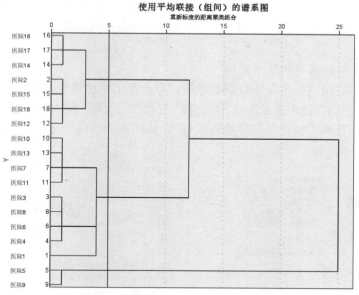

图 8-13 谱系图

在数据编辑窗口中，可以看到保存的"CLU5_1""CLU4_1""CLU3_1"和"CLU2_1"，表示的是聚类数为 2~5 个个案的最终归属类别，如图 8-14 所示。

医院	正高级	副高级	中级	初级	无职称	CLU5_1	CLU4_1	CLU3_1	CLU2_1
医院1	108	183	202	44	22	1	1	1	1
医院2	15	61	66	50	17	2	2	2	1
医院3	55	122	127	93	20	3	1	1	1
医院4	57	107	146	42	17	3	1	1	1
医院5	90	260	358	211	44	4	3	3	2
医院6	52	136	185	78	27	3	1	1	1
医院7	47	168	228	168	38	5	4	1	1
医院8	30	110	161	104	30	3	1	1	1
医院9	85	238	300	212	39	4	3	3	2
医院10	57	162	206	120	32	5	4	1	1
医院11	74	183	240	128	67	5	4	1	1
医院12	21	71	101	55	28	2	2	2	1
医院13	56	150	220	135	31	5	4	1	1
医院14	1	4	7	4	3	2	2	2	1
医院15	16	51	65	40	13	2	2	2	1
医院16	4	13	10	4	2	2	2	2	1
医院17	5	15	16	10	3	2	2	2	1
医院18	9	43	67	28	11	2	2	2	1

图 8-14 个案的最终归属类别

8.2.4 进一步分析

1. OLAP 多维数据集的 SPSS 实现

（1）在"系统聚类"运行后的数据编辑窗口中，执行菜单栏中的"分析"→"报告"→"OLAP 立方体"命令，弹出"OLAP 立方体"对话框。如图 8-15 所示，在左侧的变量列表中选中"正高级""副高级""中级""初级"和"无职称"5 个数值型变量，单击 ⬇ 按钮，将其选入"摘要变量"列表，将"Average Linkage(Between Groups)[CLU4_1]"变量选入"分组变量"列表。

（2）完成所有设置后，单击"确定"按钮执行命令，此时系统会弹出 OLAP 立方体的分析结果。

2. OLAP 多维数据集的结果分析

在结果中找到 OLAP 立方体数据集表格，双击弹出"透视表 OLAP 立方体"，右击选择"透视托盘"，弹出"透视托盘"对话框，将"变量"放入列，将"Average Linkage(Between Groups)[CLU4_1]"和"统计"按序放入"行"，如图 8-16 所示，就可得到表 8-13。

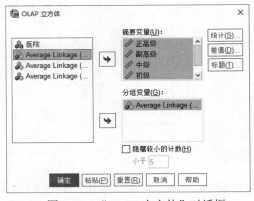

图 8-15 "OLAP 立方体"对话框

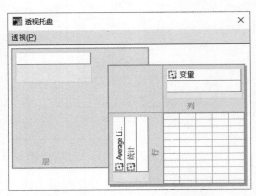

图 8-16 "透视托盘"对话框

"OLAP 立方体"数据集显示了 4 个聚类的各个变量的信息，结合聚合成员表发现，其中第 3 类和第 4 类各变量的平均值都高于其他两类，说明第 3 类和第 4 类医院职工的职称情况明显好于另外两类医院职工的职称情况，第 2 类的各变量的平均值相对较小，说明其中的 7 个个案的医院职工职称较低，可以引进或培养更多优秀的职工。

表 8-13　　　　　　　　　　　　　　OLAP 立方体

Average Linkage (Between Groups)		正高级	副高级	中级	初级	无职称
1	总和	302	658	821	361	116
	个案数	5	5	5	5	5
	平均值	60.40	131.60	164.20	72.20	23.20
	标准 偏差	28.728	30.924	29.945	28.217	5.263
	在总和中所占的百分比/%	38.6	31.7	30.4	23.7	26.1
	在总个案数中所占的百分比/%	27.8	27.8	27.8	27.8	27.8
2	总和	71	258	332	191	77
	个案数	7	7	7	7	7
	平均值	10.14	36.86	47.43	27.29	11.00
	标准 偏差	7.358	26.182	36.354	21.716	9.469
	在总和中所占的百分比/%	9.1	12.4	12.3	12.5	17.3
	在总个案数中所占的百分比/%	38.9	38.9	38.9	38.9	38.9

续表

Average Linkage (Between Groups)		正高级	副高级	中级	初级	无职称
3	总和	175	498	658	423	83
	个案数	2	2	2	2	2
	平均值	87.50	249.00	329.00	211.50	41.50
	标准 偏差	3.536	15.556	41.012	0.707	3.536
	在总和中所占的百分比/%	22.4	24.0	24.3	27.7	18.7
	在总个案数中所占的百分比/%	11.1	11.1	11.1	11.1	11.1
4	总和	234	663	894	551	168
	个案数	4	4	4	4	4
	平均值	58.50	165.75	223.50	137.75	42.00
	标准 偏差	11.269	13.720	14.271	21.077	16.951
	在总和中所占的百分比/%	29.9	31.9	33.0	36.1	37.8
	在总个案数中所占的百分比/%	22.2	22.2	22.2	22.2	22.2
总计	总和	782	2077	2705	1526	444
	个案数	18	18	18	18	18
	平均值	43.44	115.39	150.28	84.78	24.67
	标准 偏差	32.547	76.342	101.214	66.251	16.467
	在总和中所占的百分比/%	100.0	100.0	100.0	100.0	100.0
	在总个案数中所占的百分比/%	100.0	100.0	100.0	100.0	100.0

8.3　两步聚类分析

　　两步聚类是探索性的分析工具，主要用来揭示原始数据的自然分类或分组。该方法能同时处理分类变量和连续变量，自动选择最佳的聚类数目，根据分类变量和连续变量创建聚类模型，将聚类模型保存到外部 XML 文件中，然后读取该文件并使用较新的数据来更新聚类模型，高效率地分析大数据集，用户可以自行设定内存空间。

扫码观看
配套视频

8.3 两步聚类分析

　　所谓两步聚类，第一步，构建一个聚类特征树（Cluster Feature Tree，CF-Tree），首先，将一个观测量放在树的叶节点根部，该节点含有该观测量的变量信息；然后使用指定的距离测度作为相似性的判据，使每个后续观测量根据它与已存在节点的相似性，来判断归到哪一类中去，如果相似则将其放到最相似的节点上，如果不相似，则形成一个新的节点。第二步，使用凝聚算法对特征树的叶节点进行分组，以施瓦兹贝叶斯信息准则（Bayesian Information Criterion，BIC）或赤地信息准则（Akaike Information Criterion，AIC）为依据来确定最佳的聚类数目。

　　执行菜单栏中的"分析"→"分类"→"二阶聚类"命令，在弹出的如图 8-17 所示的"二阶聚类分析"对话框中进行相关参数的设置即可完成两步聚类分析。下面通过具体案例讲解如何在 SPSS 中进行两步聚类分析。

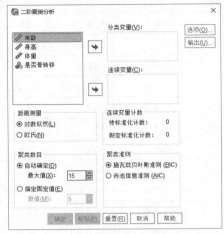

图 8-17 "二阶聚类分析"对话框

数据文件	数据文件\chapter08\data08c.sav

8.3.1 数据描述

本案例的数据文件包含医院某科室患者资料,包括年龄(单位为岁)、体重(单位为 kg)、身高(单位为 cm)、是否骨转移,如表 8-14 所示(部分数据)。现要求利用两步聚类分析方法对患者进行聚类分析。

表 8-14 "data08c.sav"数据

确诊年龄	身高	体重	是否骨转移
46	162	55	2
64	162	65	1
61	170	80	1
60	164	60	2
65	167	74	1
58	155	50	1
45	155	55	1
64	155	55	2
47	168	70	2
60	160	61	1

8.3.2 SPSS 实现

(1)打开"data08c.sav"数据文件,执行菜单栏中的"分析"→"分类"→"二阶聚类"命令,弹出"二阶聚类分析"对话框。在左侧的变量列表中选中"年龄""身高"和"体重"3 个变量,单击 ➡ 按钮,将其选入右边的"连续变量"列表,将"是否骨转移"变量选入右边的"分类变量"列表，对话框上其他选项都保持系统默认选择，如图 8-18 所示。

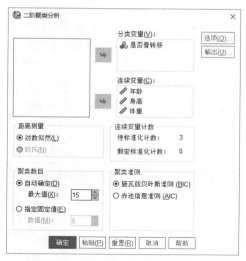

图 8-18 "二阶聚类分析"对话框

（2）单击"选项"按钮，弹出"二阶聚类：选项"对话框，保持系统默认选择，如图 8-19 所示。单击"继续"按钮返回主对话框。

（3）单击"输出"按钮，弹出"二阶聚类：输出"对话框。在"输出"选项组中勾选"透视表"和"图表和表（在模型查看器中）"复选框，在"工作数据文件"选项组中勾选"创建聚类成员变量"复选框，如图 8-20 所示。单击"继续"按钮返回主对话框。

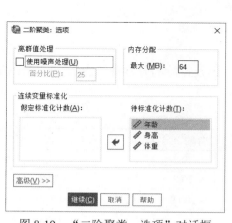

图 8-19 "二阶聚类：选项"对话框

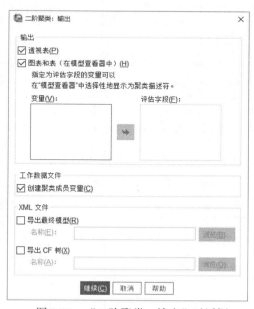

图 8-20 "二阶聚类：输出"对话框

（4）完成所有设置后，单击"确定"按钮执行命令，此时会弹出自动聚类、聚类分布等分析结果。

8.3.3 结果分析

从表 8-15 可以看出整个聚类的过程，第 1 列是聚类数目，第 2 列是通过 BIC 对每个类计算聚类判据，数值越小表示模型越好，同时要根据第 4 列的 BIC 变化比率和第 5 列的距离测量比率来最终确定最佳的聚类结果。第 3 列的 BIC 变化量，即当前的 BIC 值减去前一个 BIC 值的差。第 4 列的 BIC 变化比率是当前的 BIC 变化值与前一个 BIC 变化值的比率。一个好的模型应当有较小的 BIC 值、较大的 BIC 变化比率和较大的距离测量比率。本案例选择最终聚类数目为 2。

表 8-15 自动聚类

聚类数目	施瓦兹贝叶斯准则（BIC）	BIC 变化量 [a]	BIC 变化比率 [b]	距离测量比率 [c]
1	322.508			
2	240.059	−82.449	1.000	3.637
3	240.168	0.109	−0.001	1.377
4	248.843	8.675	−0.105	1.282
5	262.518	13.675	−0.166	1.313
6	280.419	17.901	−0.217	1.301
7	301.449	21.030	−0.255	1.166
8	323.962	22.512	−0.273	1.328
9	348.674	24.712	−0.300	1.110
10	374.053	25.379	−0.308	1.069
11	399.822	25.769	−0.313	1.415
12	427.248	27.426	−0.333	1.027
13	454.781	27.533	−0.334	1.184
14	482.918	28.137	−0.341	1.087
15	511.318	28.399	−0.344	1.039

a. 变化量基于表中的先前聚类数目。

b. 变化比率相对于双聚类解的变化。

c. 距离测量比率基于当前聚类数目而不是先前聚类数目。

从表 8-16 可以看出最终聚成 2 类的观测频数，以及排除的异常观测的频数。本案例观测总数为 89，异常观测数为 0。

表 8-16 聚类分布

		个案数	占组合的百分比/%	占总计的百分比/%
聚类	1	26	29.2	29.2
	2	63	70.8	70.8
	组合	89	100.0	100.0
总计		89		100.0

从表 8-17 可以看出每一类中连续变量的平均值和标准偏差，可以看出第 1 类患者的年龄、身高、体重对应的数值都比第 2 类患者的大。

表 8-17 质心

		年龄		身高		体重	
		平均值	标准 偏差	平均值	标准 偏差	平均值	标准 偏差
聚类	1	52.77	10.455	162.81	5.146	65.2808	12.77973
	2	48.59	10.544	159.97	6.942	60.5476	9.68983
	组合	49.81	10.632	160.80	6.570	61.9303	10.82753

从表 8-18 可以看出第 2 类患者按骨癌是否转移的频数表,可见第 1 类都是骨癌未转移的患者,第 2 类全部是骨癌转移的患者。

表 8-18 是否骨转移

		否		是	
		频数	百分比/%	频数	百分比/%
聚类	1	26	100.0	0	0.0
	2	0	0.0	63	100.0
	组合	26	100.0	63	100.0

从图 8-21 可以看出聚类算法为两步聚类,总共有 4 个变量,最佳聚类数目为 2,聚类质量良好。

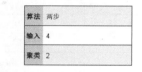

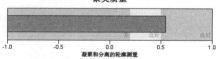

图 8-21 模型概要和聚类质量

8.4 一般判别分析

一般判别分析是最基础的判别分析,包括距离判别法和贝叶斯判别法两种。

执行菜单栏中的"分析"→"分类"→"判别式"命令,在弹出的如图 8-22 所示的"判别分析"对话框中进行相关参数的设置即可完成一般判别分析。下面通过具体案例讲解如何在 SPSS 中进行一般判别分析。

扫码观看
配套视频

8.4 一般判别分析

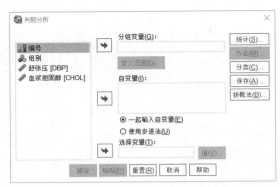

图 8-22 "判别分析"对话框

数据文件	数据文件\chapter08\data08d.sav

8.4.1 数据描述

本案例的数据文件包含某医院研究舒张压（单位为 mmHg）与血浆胆固醇（单位为 mmol/L）对冠心病的影响情况的资料，随机抽取并测定了 15 例冠心病人、15 例正常人和 1 例未知个体，如表 8-19 所示（部分数据）。现要求利用一般判别分析判断未知个体属于冠心病患者还是正常人（数据来源：《SAS 统计分析教程》，胡良平主编）。

表 8-19 "data08d.sav"部分数据

编号	组别	舒张压/mmHg	血浆胆固醇/(mmol/L)
1	1	9.86	5.18
2	1	13.33	3.73
3	1	14.66	3.89
4	1	9.33	7.1
5	1	12.8	5.49
6	1	10.66	4.09
7	1	10.66	4.45
8	1	13.33	3.63

8.4.2 SPSS 实现

（1）打开"data08d.sav"数据文件，执行菜单栏中的"分析"→"分类"→"判别式"命令，弹出"判别分析"对话框。在变量列表中选择"组别"变量，单击 按钮，将其送入"分组变量"列表中；选中"舒张压""血浆胆固醇"变量，单击 按钮，将其送入"自变量"列表中，如图 8-23 所示。

（2）单击"定义范围"按钮，在弹出的"判别分析：定义范围"对话框中分别输入"1"和"2"，如图 8-24 所示。单击"继续"按钮返回主对话框。

（3）单击"统计"按钮，弹出"判别分析：统计"对话框。在该对话框中勾选"平均值""博克斯 M""费希尔""未标准化""组内协方差"和"分组协方差"，如图 8-25 所示。单击"继续"按钮返回主对话框。

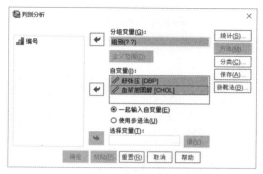

图 8-23 "判别分析"对话框

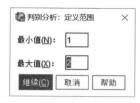

图 8-24 "定义范围"对话框

（4）单击"分类"按钮，弹出"判别分析：分类"对话框，勾选"摘要表"复选框，如图 8-26 所示。单击"继续"按钮返回主对话框。

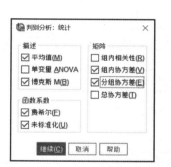

图 8-25 "判别分析：统计"对话框

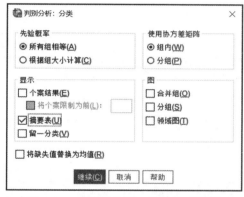

图 8-26 "判别分析：分类"对话框

（5）完成所有设置后，单击"确定"按钮执行命令，此时系统会弹出分析个案处理摘要、组统计、协方差矩阵等分析结果。

8.4.3 结果分析

表 8-20 给出了关于个案使用的信息，包括有效数据和缺失数据的统计信息，本案例中有一个缺失数据，即未分类的个案。

表 8-20 分析个案处理摘要

未加权的个案		数字	百分比/%
有效		30	96.8
排除	缺失或超出范围组代码	1	3.2
	至少一个缺失判别变量	0	0.0
	既包括缺失或超出范围组代码，也包括至少一个缺失判别变量	0	0.0
	总计	1	3.2
总计		31	100.0

表 8-21 给出了各个组别的平均值、标准偏差及未加权与加权的有效个案数，通过这些数据，可以了解两种组别的人在舒张压和血浆胆固醇生理指标上的差异。

表 8-21 　　　　　　　　　　　　　组统计

组别		平均值	标准偏差	有效个案数（成列）	
				未加权	加权
冠心病人	舒张压	12.4940	1.64064	15	15.000
	血浆胆固醇	4.8680	1.12948	15	15.000
正常人	舒张压	8.7153	1.07722	15	15.000
	血浆胆固醇	3.6647	0.95708	15	15.000
总计	舒张压	8.6047	1.63641	30	30.000
	血浆胆固醇	4.2663	1.19689	30	30.000

表 8-22 和表 8-23 给出了总样本的协方差矩阵和 2 个组别的协方差矩阵。

表 8-22 　　　　　　　　　　　　　汇聚组内矩阵 [a]

		舒张压	血浆胆固醇
协方差	舒张压	1.926	−0.468
	血浆胆固醇	−0.468	1.096

a. 协方差矩阵的自由度为 28。

表 8-23 　　　　　　　　　　　　　协方差矩阵

组别		舒张压	血浆胆固醇
冠心病人	舒张压	2.692	−0.764
	血浆胆固醇	−0.764	1.276
正常人	舒张压	1.160	−0.172
	血浆胆固醇	−0.172	0.916

表 8-24 给出了博克斯 M 检验的结果，即对各总体协方差矩阵是否相等的统计检验结果，可以看出在 0.05 的显著性水平下没有足够的理由拒绝原假设，即认为总体协方差矩阵相等，所以，建议使用表 8-22 给出的"汇聚组内矩阵"进行计算和分类。若否定了协方差矩阵相等的假设，则应使用表 8-23 所示的分组协方差矩阵进行分析。

表 8-24 　　　　　　　　　　　　　检验结果

博克斯 M		2.726
F	近似	0.838
	自由度 1	3
	自由度 2	141120.000
	显著性	0.473

表 8-25 给出了解释方差的比例和典型相关系数，由此可知本案例仅用一个函数就能解

释所有的方差变异。

表 8-25 特征值

函数	特征值	方差百分比	累积百分比	典型相关性
1	1.169^a	100.0	100.0	0.734

a. 在分析中使用了前 1 个典则判别函数。

表 8-26 用来检验判别函数在统计学上是否有显著意义。从显著性 0.000 可知，该函数在 0.01 水平上极显著。所以，可以接受该函数建立的判别规则。

表 8-26 威尔克 Lambda

函数检验	威尔克 Lambda	卡方	自由度	显著性
1	0.461	20.908	2	0.000

表 8-27 给出了判别函数中两个变量的标准化系数，所以，判别函数可以表示为

$$y = 0.882 \times 舒张压^* + 0.834 \times 血浆胆固醇^*$$

这里的舒张压*和血浆胆固醇*是标准化后的变量，标准化变量的系数就是判别权重。

表 8-27 标准化典则判别函数系数

	函数
	1
舒张压	0.882
血浆胆固醇	0.834

表 8-28 给出了结构系数矩阵，由汇聚组内相关系数矩阵乘标准化判别函数系数矩阵得到，通过结构系数可以看出两个解释变量对判别函数的贡献较大。

表 8-28 结构矩阵

	函数
	1
舒张压	0.613
血浆胆固醇	0.550

注：判别变量与标准化典则判别函数之间的汇聚组内相关性变量按函数内相关性的绝对大小排序。

表 8-29 给出了判别函数中两个变量的未标准化系数。若未对原始数据进行标准化，则可以利用该表格中的系数。所以，判别函数可以表示为

$$y = 0.636 \times 舒张压^* + 0.797 \times 血浆胆固醇^* - 10.775$$

根据该判别函数可以计算每个个案的判别得分。

表 8-29 典则判别函数系数 [a]

	函数
	1
舒张压	0.636
血浆胆固醇	0.797
（常量）	−10.775

a. 未标准化系数。

表 8-30 给出了两个组重心在平面上的位置。根据结果，判别函数在冠心病人这一组的重心为 1.045，在正常人这一组的重心为–1.045。根据典型判别函数计算出每个个案的平面位置后，再计算它们和各组重心的距离，就可以判断这些个案属于哪个组。

表 8-30 组质心（与"重心"对应）中的函数

组别	函数
	1
冠心病人	1.045
正常人	−1.045

表 8-31 说明 31 个个案都参与了分类。

表 8-31 分类处理摘要

已处理		31
除外	缺失或超出范围组代码	0
	至少一个缺失判别变量	0
输出中使用的		31

表 8-32 给出了各组的先验概率，在本案例选择的是所有组的先验概率相等。

表 8-32 组的先验概率

组别	先验	在分析中使用的个案	
		未加权	加权
冠心病人	0.500	15	15.000
正常人	0.500	15	15.000
总计	1.000	30	30.000

表 8-33 给出了每组的分类函数系数。对个案进行判别时，费希尔线性判别函数较典型判别函数简单许多，它直接计算每个观测属于各组的得分，个案在哪个组中的得分高就属于哪个组。

由表中结果可知，冠心病人这一组的分类函数是 $f_1 = 8.441 \times$ 舒张压 $+ 8.045 \times$ 血浆胆固醇 $- 73.002$，正常人这一组的分类函数是 $f_2 = 7.113 \times$ 舒张压 $+ 6.380 \times$ 血浆胆固醇 $- 50.491$。可以计算出每个观测在各组的分类函数值，然后将观测分类到较大的分类函数值的组中。

表 8-33　　　　　　　　　　　　　　　　分类函数系数

	组别	
	冠心病人	正常人
舒张压	8.441	7.113
血浆胆固醇	8.045	6.380
（常量）	−73.002	−50.491

注：这里使用费希尔线性判别函数。

表 8-34 给出了用典型判别函数进行预测的统计信息。从表中可看出，通过判别函数预测，有 24 个观测是分类正确的，其中冠心病人这一组 15 个观测中有 12 个观测被判对，正常人这一组 15 个观测中有 12 个观测被判对，因此有 80.0%（24/30）的原始观测被判对。表格最后一行的未分组个案被判为正常人。

表 8-34　　　　　　　　　　　　　　　　分类结果 [a]

		组别	预测组成员信息		总计
			冠心病人	正常人	
原始	计数	冠心病人	12	3	15
		正常人	3	12	15
		未分组个案	0	1	1
	百分比/%	冠心病人	80.0	20.0	100.0
		正常人	20.0	80.0	100.0
		未分组个案	0.0	100.0	100.0

a. 正确地对 80.0%的原始已分组个案进行了分类。

8.5　逐步判别分析

扫码观看
配套视频

8.5　逐步判别分析

在研究某一事物分类时，由于人们对客观事物的认识可能并不客观，以及对于哪些变量能够反映研究范围内事物的特性这一问题的认识可能还不够深刻，所以进行判别分析时所选择的变量不一定都能很好地反映类别间的差异。在实际工作中，逐步判别分析能很好地选择变量。

8.4 节主要介绍了一般判别分析，而本节着重介绍的逐步判别分析假设已知的各类均属于多元正态分布，用逐步选择法选择最能反映类别间差异的变量子集建立较好的判别函数。一个变量能否被选择为变量子集的成员进入模型，主要取决于协方差分析的 F 检验的显著性水平。

逐步判别分析从模型中没有变量开始，每一步都要对模型进行检验，即综合考虑引入的全部变量所形成的整体对模型判别能力的贡献的显著性。

在判别分析中，每一步都是把模型外对模型的判别能力贡献最大的变量引入模型，同时考虑把已经在模型中但又不符合留在模型中的条件的变量剔除。这是因为新引入的变量有可能使原来已经在模型中的变量对模型的贡献变得不显著。

当模型中所有变量都符合引入模型的判据，模型外的变量都不符合引入模型的判据时，逐步选择变量的过程就停止。

执行菜单栏中的"分析"→"分类"→"判别式"命令，在弹出的如图 8-27 所示的"判别分析"对话框中进行相关参数的设置即可完成逐步判别分析。下面通过具体案例讲解如何在 SPSS 中进行逐步判别分析。

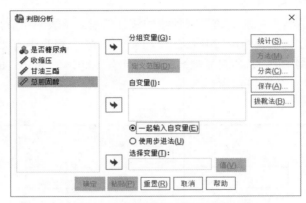

图 8-27 "判别分析"对话框

数据文件	数据文件\chapter08\data08e.sav

8.5.1 数据描述

本案例的数据文件包含医院某科室患者资料，按是否患糖尿病分为两类后，一共 35 个个案，前 33 个有明确分类结果，后 2 个无分类结果，如表 8-35 所示（部分数据）。利用逐步判别分析来对缺失数据进行分析。

表 8-35 "data08e.sav"部分数据

是否患糖尿病	收缩压/mmHg	甘油三酯/(mmol/L)	总胆固醇/(mmol/L)
2	150	1.96	5.62
2	160	1.85	5.52
2	150	3.41	5.61
2	130	3.21	4.87
2	140	2.56	5.38
2	150	2.36	5.33
2	140	2.11	6.02
2	170	1.54	5.66

8.5.2 SPSS 实现

（1）打开"data08e.sav"数据文件，执行菜单栏中的"分析"→"分类"→"判别式"命令，弹出"判别分析"对话框。在变量列表中选择"是否糖尿病"变量，单击 ↵ 按钮，将其作为分类变量送入"分组变量"列表中，选择"收缩压""甘油三酯""总胆固醇"变量，单击 按钮，将其送入"自变量"列表中。并选择"使用步进法"，如图 8-28 所示。

（2）单击"定义范围"按钮，在弹出的"判别分析：定义范围"对话框的"最小值"和"最大值"输入框中分别输入"1"和"2"，如图 8-29 所示。

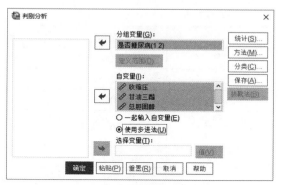

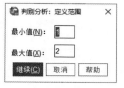

图 8-28　"判别分析"对话框　　　　图 8-29　判别分析"定义范围"对话框

（3）单击"统计"按钮，弹出"判别分析：统计"对话框，勾选"平均值""博克斯 M""费希尔""未标准化""组内协方差""分组协方差"复选框，如图 8-30 所示。单击"继续"按钮返回主对话框。

（4）单击"方法"按钮，弹出"判别分析：步进法"对话框。选择"威尔克 Lambda""使用 F 的概率"；勾选"步骤摘要"复选框，如图 8-31 所示。单击"继续"按钮返回主对话框。

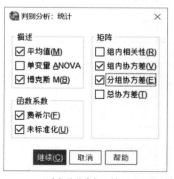

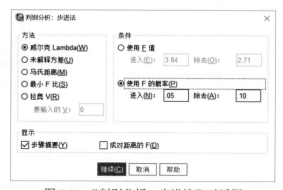

图 8-30　"判别分析：统计"对话框　　图 8-31　"判别分析：步进法"对话框

（5）单击"分类"按钮，弹出"判别分析：分类"对话框。选择"根据组大小计算"；勾选"摘要表""合并组"，如图 8-32 所示。单击"继续"按钮返回主对话框。

（6）完成所有设置后，单击"确定"按钮执行命令，此时系统会弹出分析个案处理摘要、组统计、协方差矩阵等分析结果。

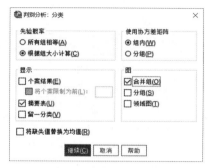

图 8-32　"判别分析：分类"对话框

8.5.3 结果分析

表 8-36 给出了关于个案使用的信息，包括有效数据和缺失数据的统计信息，本案例中有两个缺失数据，即未分类的个案。

表 8-36 分析个案处理摘要

	未加权个案数	个案数	百分比/%
	有效	33	94.3
排除	缺失或超出范围组代码	2	5.7
	至少一个缺失判别变量	0	0.0
	既包括缺失或超出范围组代码，也包括至少一个缺失判别变量	0	0.0
	总计	2	5.7
总计		35	100.0

表 8-37 给出了各个组别的平均值、标准偏差及加权与未加权的有效个案数，通过这些数据，可以了解是否患糖尿病在收缩压、甘油三酯、胆固醇这 3 个指标上的差异。

表 8-37 组统计

是否患糖尿病		平均值	标准偏差	有效个案数（成列）	
				未加权	加权
否	收缩压	125.3846	11.26601	13	13.000
	甘油三酯	1.9308	0.47740	13	13.000
	总胆固醇	5.2369	0.30062	13	13.000
是	收缩压	143.0000	12.18282	20	20.000
	甘油三酯	2.2205	0.48514	20	20.000
	总胆固醇	5.7090	0.32311	20	20.000
总计	收缩压	136.0606	14.56438	33	33.000
	甘油三酯	2.1064	0.49586	33	33.000
	总胆固醇	5.5230	0.38826	33	33.000

表 8-38 和表 8-39 给出了总样本的协方差矩阵和 2 个组别的协方差矩阵。

表 8-38 汇聚组内矩阵[a]

		收缩压	甘油三酯	总胆固醇
协方差	收缩压	140.099	−1.625	1.177
	甘油三酯	−1.625	0.232	−0.070
	总胆固醇	1.177	−0.070	0.099

a. 协方差矩阵的自由度为 31。

表 8-39　　　　　　　　　　协方差矩阵

是否患糖尿病		收缩压	甘油三酯	总胆固醇
否	收缩压	126.923	−1.738	1.285
	甘油三酯	−1.738	0.228	−0.082
	总胆固醇	1.285	−0.082	0.090
是	收缩压	148.421	−1.554	1.108
	甘油三酯	−1.554	0.235	−0.063
	总胆固醇	1.108	−0.063	0.104

表 8-40 给出了博克斯 M 检验的结果，即对各总体协方差矩阵是否相等的统计检验，可以看出在 0.05 的显著性水平下接受原假设，即认为总体协方差矩阵不相等，所以，建议使用表 8-39 的"分组的协方差矩阵"分析。若接受了协方差矩阵相等的假设，则应使用表 8-38 的"汇聚组内矩阵"进行计算和分类。

表 8-40　　　　　　　　　　检验结果

博克斯 M		0.882
F	近似	0.130
	自由度 1	6
	自由度 2	4361.437
	显著性	0.993

注：对等同群体协方差矩阵的原假设进行检验。

表 8-41 给出了是筛选变量的过程。可以发现，每一步的威尔克 Lambda 检验都显著，说明新加入的变量对正确判断分类都是有显著作用的。

表 8-41　　　　　　　　　　已输入/除去变量 [a,b,c,d]

步骤	输入	威尔克 Lambda							
		统计	自由度 1	自由度 2	自由度 3	精确 F			
						统计	自由度 1	自由度 2	显著性
1	总胆固醇	0.636	1	1	31.000	17.741	1	31.000	0.000
2	甘油三酯	0.473	2	1	31.000	16.732	2	30.000	0.000
3	收缩压	0.390	3	1	31.000	15.113	3	29.000	0.000

注：在每个步骤中，将输入可以使总体威尔克 Lambda 最小化的变量。

a. 最大步骤数为 6。

b. 要输入的 F 的最大显著性为 0.05。

c. 要除去的 F 的最小显著性为 0.10。

d. F 级别、容差或 VIN 不足，无法进一步计算。

表 8-42 给出了解释方差的比例和典型相关系数，由此可知本案例有一个函数，第一个判别函数解释了所有方差变异。

表 8-42   特征值

函数	特征值	方差百分比/%	累积百分比/%	典型相关性
1	1.563[a]	100.0	100.0	0.781

a. 在分析中使用了前 1 个典则判别函数。

表 8-43 用来检验判别函数在统计学上是否有显著意义。从显著性小于 0.001 可知，该函数在 0.01 水平上极显著。所以，可以接受该函数建立的判别规则。

表 8-43   威尔克 Lambda

函数检验	威尔克 Lambda	卡方	自由度	显著性
1	0.390	27.770	3	<0.001

表 8-44 给出的是判别函数中 3 个变量的标准化系数。

表 8-44   标准化典则判别函数系数

	函数
	1
收缩压	0.572
甘油三酯	0.766
总胆固醇	0.779

表 8-45 给出的是判别变量和标准化判别函数之间的相关数据，可以看出哪个判别变量对哪个判别函数的贡献较大。由此可知，第一个判别函数与总胆固醇、收缩压这两个变量的相关性大。

表 8-45   结构矩阵

	函数
	1
总胆固醇	0.605
收缩压	0.600
甘油三酯	0.242

注：判别变量与标准化典则判别函数之间的汇聚组内相关性变量按函数内相关性的绝对大小排序。

表 8-46 给出的是判别函数中 3 个变量的未标准化系数。若未对原始数据标准化，则可以利用该表格中的系数。

表 8-46   典则判别函数中的未标准化系数 [a]

	函数
	1
收缩压	0.048
甘油三酯	1.588
总胆固醇	2.476
（常量）	−23.595

a. 未标准化系数。

　　表 8-47 给出 2 个组重心在平面上的位置。根据结果，判别函数在患糖尿病、不患糖尿病的重心分别为 0.977、−1.503。根据典型判别函数计算出每个个案的平面位置后，再计算它们和各组重心的距离，就可以判断这些个案属于哪个组。

表 8-47　　　　　　　　　　　　组质心（与"重心"对应）中的函数

是否患糖尿病	函数
	1
否	−1.503
是	0.977

注：按组平均值进行求值的未标准化典则判别函数。

　　表 8-48 说明 35 个个案都参与了分类。

表 8-48　　　　　　　　　　　　　　分类处理摘要

已处理		35
排除	缺失或超出范围组代码	0
	至少一个缺失判别变量	0
已在输出中使用		35

　　表 8-49 给出了各组的先验概率。因为操作时选择了根据组大小计算各组的先验概率，所以各组的先验概率与其样本量成正比。

表 8-49　　　　　　　　　　　　　各组的先验概率

是否患糖尿病	先验	在分析中使用的个案	
		未加权	加权
否	0.394	13	13.000
是	0.606	20	20.000
总计	1.000	33	33.000

　　表 8-50 给出了每组的分类函数系数，由表中结果可知，不患糖尿病这一组的分类函数是 $f_1=0.714×$收缩压$+34.009×$甘油三酯$+68.654×$总胆固醇$−258.037$，同理，可写出患糖尿病这组的分类函数。可以计算出每个观测在各组的分类函数值，然后将观测分类到较大的分类函数值的组中。

表 8-50　　　　　　　　　　　　　分类函数系数

	是否患糖尿病	
	否	是
收缩压	0.714	0.834
甘油三酯	34.009	37.948
总胆固醇	68.564	74.705
（常量）	−258.037	−315.475

注：这里使用费希尔线性判别函数。

表 8-51 是用典型判别函数进行预测的统计信息。从表中可看出，通过判别函数预测，有 31 个观测是分类正确的，其中不患糖尿病这一组 13 个观测中有 12 个观测被判对，患糖尿病这一组 20 个观测中有 19 个观测被判对，因此有 93.9%（31/33）的原始观测被判对。表格最后两行的未分组个案被判为患糖尿病。

表 8-51 分类结果 [a]

		是否患糖尿病	预测组成员信息		总计
			否	是	
原始	计数	否	12	1	13
		是	1	19	20
		未分组个案	0	2	2
	%	否	92.3	7.7	100.0
		是	5.0	95.0	100.0
		未分组个案	0.0	100.0	100.0

a. 正确地对 93.9%的原始已分组个案进行了分类。

8.6　小结

聚类分析是将相似性较高的事物归为一类，而不同类的事物有着很大的差异。根据分类对象的不同，聚类分析可以分为样本聚类和变量聚类。本章主要介绍了快速聚类、系统聚类和两步聚类的参数设置和案例操作。常用的有快速聚类和系统聚类。当聚类数确定时，可以使用快速聚类，其适用于大样本的聚类分析；而系统聚类只针对较小的数据文件，但是能够对个案或变量进行聚类，计算可能解的范围，并为其中的每一个解保存聚类成员。两步聚类是探索性的分析工具，主要用来揭示原始数据的自然分类或分组。

判别分析是用于分类和预测的方法，本章介绍了一般判别分析和逐步判别分析，两者的区别在于变量选择的方法不一样。一般判别分析不管变量对判别函数是否起作用及作用大小如何，都把指定的变量全部放入判别函数；逐步判别分析则是根据各变量对判别贡献的大小进行逐步选择的，每一步都是把模型外对模型的判别能力贡献最大的变量引入模型，同时考虑把已经在模型中但又不符合留在模型中的条件的变量剔除。

8.7　习题

1. 数据文件 ex08a.sav 包含医院某科室骨癌患者的资料，试利用本章学习的内容判断未归类患者的骨癌是否转移。

（数据存储于数据文件\chapter08\ex08a.sav 中。）

2. 数据文件 ex08b.sav 包含医院某科室女性绝经情况的统计，试利用本章学习的内容对女性绝经情况进行聚类分析。

（数据存储于数据文件\chapter08\ex08b.sav 中。）

3．数据文件 data08e.sav 包含医院某科室糖尿病患者的资料，请利用一般判别分析方法对未知患者进行归类，并与逐步判别分析的结果进行对比，比较两种方法的差异。

（数据存储于数据文件\chapter08\data08e.sav 中。）

4．数据文件 data08b.sav 包含某些医院职工的职称统计数据，请利用快速聚类分析方法对医院职工职称情况进行分类。

（数据存储于数据文件\chapter08\data08b.sav 中。）

第9章　医学资料的主成分分析与因子分析

在实际问题中，往往涉及多个变量，而且各个变量之间可能存在一定的相关性，这无疑增加了问题分析的复杂性。此时，若盲目地减少变量，则会损失很多重要信息，可能会得出错误的结论；若分别分析每个变量，结果又可能是独立的，不能对数据进行综合评价。所以，最好能从众多变量中提取少数的综合变量，使其包含原变量提供的大部分信息，同时又尽量使综合变量彼此不相关。针对这类问题，主成分分析和因子分析可以通过数据的降维来解决。本章主要介绍主成分分析和因子分析在医学统计分析当中的应用。

学习目标：
（1）熟知主成分分析与因子分析在医学统计分析当中的应用。
（2）掌握主成分分析与因子分析对话框的各个选项的含义。
（3）熟练掌握主成分分析与因子分析的操作步骤。
（4）掌握主成分分析与因子分析的结果分析。

扫码观看
配套视频

9.1 主成分分析

9.1　主成分分析

在实际应用中，经常会出现所收集的变量间存在明显的相关关系的情况，如进行多元线性回归的时候，多个自变量间存在明显的多重共线性，这种情况下已不适合使用多元线性回归。本节主要介绍主成分分析在此类问题上的解决方法，其基本思路是将众多初始变量整合成少数几个互相无关的主成分变量。

执行菜单栏中的"分析"→"降维"→"因子"，在弹出的如图 9-1 所示的"因子分析"对话框中进行相关参数的设置即可完成主成分分析。下面通过具体案例讲解如何在 SPSS中进行主成分分析。

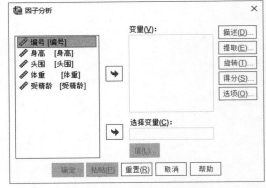

图 9-1　"因子分析"对话框

数据文件	数据文件\chapter9\data09a.sav

9.1.1　数据描述

本案例的数据文件包含胎儿受精龄（单位为周）与身高（单位为 cm）、头围（单位为

cm)、体重（单位为 g）的统计数据，如表 9-1 所示（部分数据）。现要求利用身高、头围、体重来预测胎儿受精龄。

表 9-1 "data09a.sav" 部分数据

编号	身高/cm	头围/cm	体重/g	受精龄
1	13.10	9.20	50.00	13.00
2	18.70	13.20	102.00	14.00
3	21.10	14.80	150.00	15.00
4	19.00	13.30	110.00	16.00
5	22.80	16.00	200.00	17.00
6	26.00	18.00	330.00	18.00
7	28.00	19.70	450.00	19.00
8	31.40	22.50	450.00	20.00

9.1.2 SPSS 实现

（1）打开"data09a.sav"数据文件，进行多元线性回归分析，会发现多个自变量间存在明显的共线性问题，说明不适合使用多元线性回归进行分析。线性回归分析已在 7.1 节中介绍，此处不再重复。做主成分分析之前，先将各个变量数据进行标准化处理。

（2）执行菜单栏中的"分析"→"降维"→"因子分析"命令，弹出"因子分析"对话框。选中"Z 身高""Z 头围""Z 体重"这 3 个变量，单击➡按钮，将其选入"变量"列表框，如图 9-2 所示。

（3）单击"描述"按钮，弹出"因子分析：描述"对话框。勾选"单变量描述""初始解""系数""显著性水平"，以及"KMO 和巴特利特球形度检验"复选框，如图 9-3 所示。单击"继续"按钮返回主对话框。

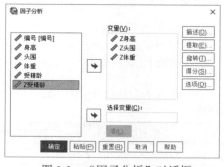

图 9-2 "因子分析"对话框

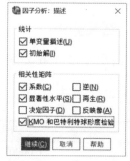

图 9-3 "因子分析：描述"对话框

（4）单击"提取"按钮，弹出"因子分析：提取"对话框。勾选"碎石图"复选框，提取 2 个因子；其余保留默认设置，如图 9-4 所示。单击"继续"按钮返回主对话框。

（5）单击"得分"按钮，弹出"因子分析：因子得分"对话框。勾选"保存为变量""显示因子得分系数矩阵"复选框，如图 9-5 所示。单击"继续"按钮返回主对话框。

（6）单击"选项"按钮，弹出"因子分析：选项"对话框。勾选"按大小排序"复选框，如图 9-6 所示。单击"继续"按钮返回主对话框。

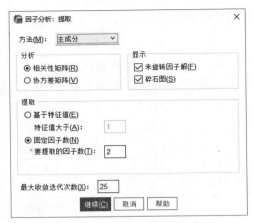

图 9-4　"因子分析：提取"对话框

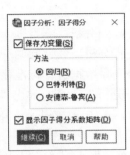

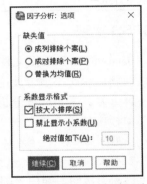

图 9-5　"因子分析：因子得分"对话框　　图 9-6　"因子分析：选项"对话框

（7）完成所有设置后，单击"确定"按钮执行命令，此时系统会弹出描述统计、相关性矩阵、KMO 和巴特利特球形度检验等分析结果。

9.1.3　结果分析

表 9-2 给出了 3 个初始变量标准化后的描述统计量，包括平均值、标准偏差和分析个案数。

表 9-2　　　　　　　　　　　　　　　　　描述统计

	平均值	标准偏差	分析个案数
Z 身高	0.0000000	1.00000000	20
Z 头围	0.0000000	1.00000000	20
Z 体重	0.0000000	1.00000000	20

表 9-3 给出了初始变量标准化后的相关性矩阵。从相关性矩阵中可以看出身高和体重变量间的相关系数较大，且对应的显著性普遍较小，说明这些变量之间存在着显著的相关性，进而说明有进行因子分析的必要。

表 9-3		相关性矩阵		
		Zscore（身高）	Zscore（头围）	Zscore（体重）
相关性	Zscore（身高）	1.000	0.997	0.959
	Zscore（头围）	0.997	1.000	0.954
	Zscore（体重）	0.959	0.954	1.000
显著性（单尾）	Zscore（身高）		<0.001	<0.001
	Zscore（头围）	0.000		0.000
	Zscore（体重）	0.000	0.000	

表 9-4 给出了 KMO 检验和巴特利特球形度检验结果。KMO 检验用于研究变量之间的偏相关性，计算偏相关系数时由于控制了其他因素的影响，所以结果会比简单相关系数小。一般认为 KMO 统计量大于 0.9 时效果最好，0.7 以上效果较好，0.5 以下则不宜用于因子分析，本案例中的 KMO 统计量为 0.728，且本案例中的巴特利特球形度检验的显著性小于 0.001，由此可知各变量间显著相关，即否定相关性矩阵为单位矩阵的零假设。

表 9-4	KMO 和巴特利特球形度检验	
KMO 取样适切性量数		0.728
巴特利特球形度检验	近似卡方	132.844
	自由度	3
	显著性	<0.001

表 9-5 所示为公因子方差，给出的是初始变量的共同度，其是衡量公因子相对重要性的指标。"提取"列即变量共同度的取值，共同度取值区间为[0,1]。如身高的共同度为 0.991，可以理解为提取的 2 个公共因子对身高变量的方差贡献率为 99.1%。

表 9-5	公因子方差	
	初始	提取
Zscore（身高）	1.000	0.991
Zscore（头围）	1.000	0.988
Zscore（体重）	1.000	0.962

注：这里采用的提取方法为主成分分析法。

表 9-6 所示为总方差解释，给出了每个公共因子所解释的方差百分比及累积和。从"初始特征值"一栏中可以看出，前 2 个公共因子解释的累计方差百分比达 99.913%，而后面的公共因子的特征值较小，对解释原有变量的贡献也较小，因此提取两个公共因子是合适的。

"提取载荷平方和"一栏是在未旋转时被提取的 2 个公共因子的方差贡献信息，其与"初始特征值"一栏的前两行取值一样。

表 9-6 总方差解释

成分	初始特征值			提取载荷平方和		
	总计	方差百分比/%	累积/%	总计	方差百分比/%	累积/%
1	2.940	98.016	98.016	2.940	98.016	98.016
2	0.057	1.897	99.913	0.057	1.897	99.913
3	0.003	0.087	100.000			

注：这里采用的提取方法为主成分分析法。

表 9-7 给出的成分矩阵是未旋转的因子载荷矩阵。由此可得最终的主成分公式（第一种计算主成分的方法）：

F1=(0.995×Z 身高+0.994×Z 头围+0.981×Z 体重)/SQRT(2.940)≈0.580×Z 身高+0.580×Z 头围+0.572×Z 体重

F2=(−0.088×Z 身高−0.105×Z 头围+0.195×Z 体重)/SQRT(0.057)≈−0.369×Z 身高−0.440×Z 头围+0.817×Z 体重

表 9-7 成分矩阵 [a]

	成分	
	1	2
Zscore（身高）	0.995	−0.088
Zscore（头围）	0.994	−0.105
Zscore（体重）	0.981	0.195

注：这里采用的提取方法为主成分分析法。

a. 提取了 2 个成分。

图 9-7 给出了两个未旋转因子，FAC1_1 和 FAC2_1 的得分。通过这两个未旋转的主成分得分可以得到两个主成分的计算公式如下（第二种计算主成分的方法）：

F1= FAC1_1×SQRT(2.940)

F2= FAC2_1×SQRT(0.057)

编号	身高	头围	体重	受精龄	Z身高	Z头围	Z体重	Z受精龄	FAC1_1	FAC2_1
1.00	13.10	9.20	50	13.00	-2.04177	-2.04603	-1.34377	-1.56255	-1.83092	2.30731
2.00	18.70	13.20	102	14.00	-1.42902	-1.42081	-1.25115	-1.40146	-1.38128	.52731
3.00	21.10	14.80	150	15.00	-1.16641	-1.17072	-1.16549	-1.24037	-1.17928	-.04483
4.00	19.00	13.30	110	16.00	-1.39620	-1.40518	-1.23670	-1.07929	-1.36006	.49740
5.00	22.80	16.00	200	17.00	-.98040	-.98315	-1.07627	-.91820	-1.02315	-.37120
6.00	26.00	18.00	330	18.00	-.63026	-.67055	-.84428	-.75711	-.72159	-.69123
7.00	28.00	19.70	450	19.00	-.41142	-.40483	-.63013	-.59602	-.48627	-.78304
8.00	31.40	22.50	450	20.00	-.03939	.03282	-.63013	-.43494	-.21240	-2.16360
9.00	30.30	21.40	550	21.00	-.15975	-.13911	-.45168	-.27385	-.25174	-1.04826
10.00	29.20	20.50	640	22.00	-.28011	-.27978	-.29107	-.11276	-.28647	-.05168
11.00	36.20	25.20	800	23.00	.48582	.45485	-.00555	.04833	.31635	-1.60743
12.00	37.00	26.10	1090	24.00	.57336	.59552	.51196	.20941	.56613	-.22412
13.00	37.90	27.20	1140	25.00	.67184	.76745	.60119	.37050	.68734	-.38621
14.00	41.60	30.00	1500	26.00	1.07669	1.20511	1.24362	.53159	1.18659	.38888
15.00	38.20	27.10	1180	27.00	.70466	.75182	.67257	.69268	.71698	-.16314
16.00	39.40	27.40	1320	28.00	.83597	.79872	.92240	.85376	.86060	.40543
18.00	42.00	29.40	1600	30.00	1.12046	1.11132	1.42207	1.17594	1.22922	1.10642
19.00	43.00	30.00	1600	31.00	1.22988	1.20511	1.42207	1.33703	1.29796	.76460
17.00	39.20	27.60	1400	32.00	.81408	.82998	1.06511	1.49811	.91137	.87218
20.00	41.10	27.20	1400	33.00	1.02198	.76745	1.06517	1.65920	.96062	.66520

图 9-7 因子得分

表 9-8 给出了第一种计算方法计算得出的主成分得分。

表 9-8 主成分得分

F1	F2
−3.14	0.56
−2.37	0.13
−2.02	−0.01
−2.33	0.12
−1.75	−0.08
−1.24	−0.16
−0.83	−0.18
−0.36	−0.51
−0.43	−0.25
−0.49	−0.01
0.54	−0.38
0.97	−0.06
1.18	−0.09
2.03	0.09
1.23	−0.04
1.48	0.09
2.11	0.26
2.23	0.18
1.56	0.20
1.65	0.16

将标准化后的受精龄作为因变量，主成分 F1 和 F2 作为预测变量进行线性回归分析。表 9-9 所示是模型摘要，调整后 R 方为 0.917，说明模型拟合优度非常好。

表 9-9 模型摘要 [b]

模型	R	R 方	调整后 R 方	标准估算的错误	德宾-沃森
1	0.962[a]	0.926	0.917	0.28830362	0.835

a. 预测变量：常量，F2，F1。

b. 因变量：Zscore（受精龄）。

表 9-10 给出了方差分析结果，F 统计量为 105.794、显著性小于 0.05，说明回归模型有意义。

表 9-10 ANOVA[a]

模型		平方和	自由度	均方	F	显著性
1	回归	17.587	2	8.793	105.794	<0.001[b]
	残差	1.413	17	0.083		
	总计	19.000	19			

a. 因变量：Zscore（受精龄）。

b. 预测变量：（常量），F2，F1。

表 9-11 给出了回归系数结果，可以看出 F1、F2 的回归系数是显著的，且 VIF 远小于 10，说明不存在共线性问题。回归方程如下：

Z 受精龄=0.556F1+0.585F2+6.653×10⁻¹⁸

将第一种方法的 F1 和 F2 计算公式代入之后得到最终模型：

Z 受精龄=0.556F1+0.585F2+6.653×10⁻¹⁸

=0.556×(0.580×Z 身高+0.580×Z 头围+0.572×Z 体重)+0.585×(−0.369×Z 身高−0.440× Z 头围+0.817×Z 体重)+6.653×10⁻¹⁸

=0.017×Z 身高+0.065×Z 头围+0.796×Z 体重+6.653×10⁻¹⁸

表 9-11　　　　　　　　　　　　　　　　　系数 a

模型		未标准化系数		标准化系数	t	显著性	共线性统计	
		B	标准错误	Beta			容差	VIF
1	（常量）	6.653E-18	0.064		0.000	1.000		
	F1	0.556	0.039	0.954	14.421	<0.001	1.000	1.000
	F2	0.585	0.278	0.139	2.106	0.049	1.000	1.000

a．因变量：Zscore（受精龄）。

9.2　因子分析

因子分析在一定程度上可被视作主成分分析的深化和拓展，是在主成分分析的基础上进行因子旋转。因子分析在各行各业的应用非常广泛，尤其是科研论文中，因子分析更是频频出现。本节对因子分析的参数设置和操作步骤进行详细介绍。

扫码观看
配套视频

9.2 因子分析

执行菜单栏中的"分析"→"降维"→"因子"，弹出图 9-8 所示的"因子分析"对话框，在对话框中设置相关参数即可完成因子分析。下面通过具体案例讲解如何在 SPSS 中进行因子分析。

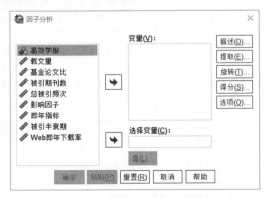

图 9-8　"因子分析"对话框

数据文件	数据文件\chapter9\data09b.sav

9.2.1　数据描述

本案例的数据文件包含多个成年人的身体形态指标数据，如表 9-12 所示（部分数据）。指标数据较多，现希望利用因子分析方法提炼几个综合指标来体现各个成年人的身体形态。

表 9-12　　　　　　　　　　　　　"data09b.sav"部分数据

编号	身高/cm	坐高/cm	体重/cm	胸围/cm	肩宽/cm	骨盆宽/cm
1	173.29	93.63	60.11	86.73	38.98	27.52
2	172.1	92.84	60.39	87.4	38.63	27.83
3	171.47	92.79	59.75	85.6	38.84	27.47
4	170.09	92.26	58.05	85.93	38.34	27.3
5	170.62	92.37	59.68	87.47	38.39	27.15
6	171.7	92.86	59.45	87.46	38.2	27.11
7	171.47	92.94	58.71	87.07	38.59	27.37
8	171.61	93.29	59.76	88.04	38.69	27.23

9.2.2　SPSS 实现

（1）打开"data09b.sav"数据文件，执行菜单栏中的"分析"→"降维"→"因子分析"命令，弹出"因子分析"对话框。选中"身高""坐高""体重""胸围""肩宽"和"骨盆宽"这 6 个变量，单击 ⯈ 按钮，将其选入"变量"列表框中，如图 9-9 所示。

（2）单击"描述"按钮，弹出"因子分析：描述"对话框。勾选"单变量描述""系数""显著性水平"和"KMO 和巴特利特球形度检验"复选框，如图 9-10 所示。单击"继续"按钮返回主对话框。

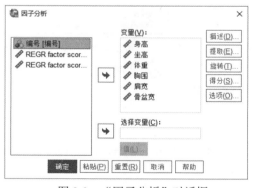

图 9-9　"因子分析"对话框

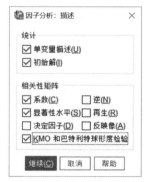

图 9-10　"因子分析：描述"对话框

（3）单击"提取"按钮，弹出"因子分析：提取"对话框。勾选"碎石图"复选框；其余保留默认设置，如图 9-11 所示。单击"继续"按钮返回主对话框。

（4）单击"旋转"按钮，弹出"因子分析：旋转"对话框。选择"最大方差法"；勾选"载荷图"复选框；其余保留默认设置，如图 9-12 所示。单击"继续"按钮返回主对话框。

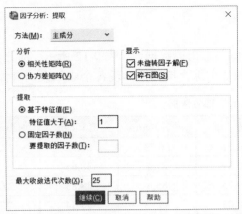
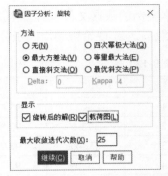

图 9-11 "因子分析：提取"对话框 图 9-12 "因子分析：旋转"对话框

（5）单击"得分"按钮，弹出"因子分析：因子得分"对话框。勾选"保存为变量""显示因子得分系数矩阵"复选框，如图 9-13 所示。单击"继续"按钮返回主对话框。

（6）单击"选项"按钮，弹出"因子分析：选项"对话框。勾选"按大小排序"复选框，如图 9-14 所示。单击"继续"按钮返回主对话框。

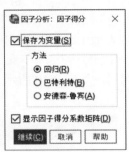
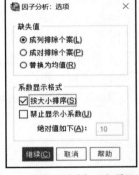

图 9-13 "因子分析：因子得分"对话框 图 9-14 "因子分析：选项"对话框

（7）完成所有设置后，单击"确定"按钮执行命令，此时系统会弹出描述统计、相关性矩阵、KMO 和巴特利特球形度检验等分析结果。

9.2.3 结果分析

表 9-13 是 6 个初始变量的描述统计量，包括平均值、标准偏差和分析个案数。

表 9-13 描述统计

	平均值	标准偏差	分析个案数
身高	170.7986	1.19978	22
坐高	92.3927	0.60758	22
体重	58.1877	1.47046	22
胸围	86.1600	1.44449	22
肩宽	38.5091	0.39166	22
骨盆宽	27.1836	0.34298	22

表 9-14 所示是初始变量的相关性矩阵。从相关性矩阵中可以看出多个变量间的相关系数较大，且对应的显著性普遍较小，说明这些变量之间存在着显著的相关性，进而说明有进行因子分析的必要。

表 9-14 相关性矩阵

		身高	坐高	体重	胸围	肩宽	骨盆宽
相关性	身高	1.000	0.938	0.765	0.360	0.369	0.187
	坐高	0.938	1.000	0.719	0.353	0.393	0.320
	体重	0.765	0.719	1.000	0.540	0.456	0.162
	胸围	0.360	0.353	0.540	1.000	−0.052	0.422
	肩宽	0.369	0.393	0.456	−0.052	1.000	0.136
	骨盆宽	0.187	0.320	0.162	0.422	0.136	1.000
显著性（单尾）	身高		<0.001	<0.001	0.050	0.046	0.202
	坐高	0.000		0.000	0.054	0.035	0.073
	体重	0.000	0.000		0.005	0.016	0.236
	胸围	0.050	0.054	0.005		0.409	0.025
	肩宽	0.046	0.035	0.016	0.409		0.274
	骨盆宽	0.202	0.073	0.236	0.025	0.274	

表 9-15 给出了 KMO 和巴特利特球形度检验结果。KMO 检验用于研究变量之间的偏相关性，计算偏相关系数时由于控制了其他因素的影响，所以结果会比简单相关系数小。一般认为 KMO 统计量大于 0.9 时效果最好，0.7 以上效果较好，0.5 以下则不宜用于因子分析，本案例中的 KMO 统计量为 0.598，可以接受。而本案例中的巴特利特球形度检验的显著性小于 0.001，由此可知各变量间显著相关，即否定相关性矩阵为单位矩阵的零假设。

表 9-15 KMO 和巴特利特球形度检验

KMO 取样适切性量数		0.598
巴特利特球形度检验	近似卡方	77.980
	自由度	15
	显著性	<0.001

表 9-16 所示为公因子方差，给出的是初始变量的共同度，其是衡量公共因子相对重要性的指标。"提取"列即变量共同度的取值，共同度取值区间为[0,1]。如身高的共同度为0.857，可以理解为提取的 2 个公共因子对身高变量的方差贡献率为 85.7%。

表 9-16 公因子方差

	初始	提取
身高	1.000	0.857
坐高	1.000	0.852
体重	1.000	0.796
胸围	1.000	0.782

续表

	初始	提取
肩宽	1.000	0.570
骨盆宽	1.000	0.550

注：这里使用的提取方法是主成分分析法。

表 9-17 所示为总方差解释，给出了每个公共因子所解释的方差百分比及累积和。从"初始特征值"一栏中可以看出，前 2 个公共因子解释的累计方差百分比达 73.462%，而后面的公共因子的特征值较小，对解释原有变量的贡献也较小，因此提取两个公共因子是合适的。

"提取载荷平方和"一栏是在未旋转时被提取的 2 个公共因子的方差贡献信息，其与"初始特征值"一栏的前两行取值一样。"旋转载荷平方和"一栏是旋转后得到的新公共因子的方差贡献信息，和未旋转的方差贡献信息相比，每个公共因子的方差贡献率有变化，但最终的累计方差贡献率不变。

表 9-17   总方差解释

成分	初始特征值			提取载荷平方和			旋转载荷平方和		
	总计	方差百分比/%	累积/%	总计	方差百分比/%	累积/%	总计	方差百分比/%	累积/%
1	3.214	53.562	53.562	3.214	53.562	53.562	2.765	46.087	46.087
2	1.194	19.900	73.462	1.194	19.900	73.462	1.642	27.374	73.462
3	0.831	13.850	87.312						
4	0.554	9.236	96.548						
5	0.158	2.637	99.185						
6	0.049	0.815	100.000						

注：这里使用的提取方法是主成分分析法。

图 9-15 是关于初始特征值（方差贡献率）的碎石图，其是根据表 9-17 中的"初始特征值"一栏中的"总计"列的数据所作的图形。观察发现，第 2 个公共因子后的特征值变化趋缓，故而选取 2 个公共因子是比较合适的。

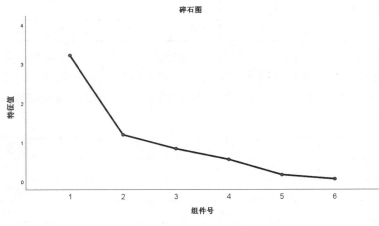

图 9-15 碎石图

表 9-18 所示的成分矩阵是未旋转的因子载荷矩阵，表 9-19 所示的旋转后的成分矩阵是经过旋转的因子载荷矩阵。观察两个表格可以发现，旋转后的每个公共因子上的载荷分配更清晰了，因而比未旋转时更容易解释各因子的意义。

因子载荷是变量与公共因子的相关系数，某变量在某公共因子中的载荷绝对值越大，表明该变量与该公共因子越密切，即该公共因子越能代表该变量。由此可知，本案例中的第 1 个公共因子更能代表身高、坐高、体重和肩宽这 4 个变量；第 2 个公共因子更能代表胸围和骨盆宽这两个变量。

表 9-18 成分矩阵 [a]

	成分	
	1	2
坐高	0.915	−0.121
身高	0.908	−0.180
体重	0.887	−0.094
胸围	0.577	0.670
骨盆宽	0.415	0.615
肩宽	0.509	−0.558

注：这里使用的提取方法是主成分分析法。

a. 取了 2 个成分。

表 9-19 旋转后的成分矩阵 [a]

	成分	
	1	2
身高	0.886	0.269
坐高	0.864	0.325
体重	0.827	0.335
肩宽	0.712	−0.253
胸围	0.194	0.863
骨盆宽	0.077	0.738

注：这里使用的提取方法是主成分分析法。

注：这里使用的旋转方法是凯撒正态化最大方差法。

a. 旋转在 3 次迭代后已收敛。

图 9-16 是旋转后的因子载荷散点图，其是根据表 9-19 中的旋转后的成分矩阵的两列数据所作，由此图观察所得信息与从旋转后的成分矩阵所得信息一致。

表 9-20 所示为成分得分系数矩阵，由此可得最终的因子得分公式：F1=0.320×身高+0.299×坐高+…−0.129×骨盆宽；F2=0.000×身高+0.045×坐高+…+0.515×骨盆宽。

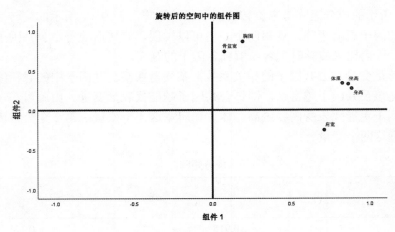

图 9-16 旋转后的因子载荷散点图

表 9-20 成分得分系数矩阵

	成分	
	1	2
身高	0.320	0.000
坐高	0.299	0.045
体重	0.281	0.060
胸围	−0.106	0.579
肩宽	0.360	−0.338
骨盆宽	−0.129	0.515

注：这里使用的提取方法是主成分分析法。
注：这里使用的旋转方法是凯撒正态化最大方差法。

若用户需要研究各成人的身体形态综合指标值，可对 2 个公共因子的得分进行加权求和，权数即公共因子对应的方差贡献率，其可从表 9-17 中的"旋转载荷平方和"一栏里得到。本案例 2 个旋转后的公共因子的方差贡献率分别为 46.087% 和 27.374%，所以，各成人身体形态综合指标值的计算公式为：F=46.087%×F1+27.374%×F2

9.3 小结

本章重点介绍了主成分分析和因子分析在医学统计分析当中的应用。因子分析是根据变量间的相关性大小把原始变量分组，使得同组内的变量之间相关性较高，而不同组的变量之间的相关性则较低。当得到的因子模型中的公共因子不能反映问题的实质特征时，可采用因子旋转解决这个问题。因子旋转又分为正交旋转与斜交旋转，经过正交旋转得到的公共因子保持彼此独立，而经过斜交旋转得到的公共因子彼此相关，其实际意义也更容易解释。

9.4 习题

1．数据文件 ex09a.sav 包含某些医院职工的职称情况，请利用本章学习的内容对医院职工的职称情况进行综合评价，并对医院按照职工职称综合评价情况进行比较。

（数据存储于数据文件\chapter09\ex09a.sav 中。）

2．数据文件 ex09b.sav 包含对抑郁患者的调查问卷数据，请利用本章学习的内容对问卷进行因子分析，获取更具代表性的公共因子。

（数据存储于数据文件\chapter09\ex09b.sav 中。）

第 10 章　医学资料的对应分析

对应分析是由法国统计学家 Jean Paul Benzerci 于 1970 年提出的一种多元统计分析方法，是一种直观、简单、方便的多元统计分析方法，目前在临床医学方面有很广泛的应用。第 9 章介绍了因子分析，而本章介绍的对应分析与其存在许多异同点。本章主要介绍对应分析的基本原理以及简单对应分析和多重对应分析在医学统计分析当中的应用。

学习目标：

（1）熟知对应分析在医学统计分析当中的应用。

（2）掌握对应分析对话框的各个选项的含义。

（3）熟练掌握对应分析的操作步骤。

（4）掌握对应分析的结果分析。

扫码观看
配套视频

10.1 简单对应分析

10.1　简单对应分析

对应分析（Correspondence Analysis，CORA）也称相应分析、关联分析或 R-Q 型因子分析，通过分析由定性变量构成的交互汇总表来揭示变量间的联系。对应分析是借助列联表建立起来的，其基本思想是将一个列联表的行和列中各元素的比例结构以点的形式在较低维的空间中表示出来。对应分析根据所用变量的数目可以分为简单对应分析和多重对应分析（也称为多重对应分析），前者是分析两个分类变量之间的关系，后者是分析多个分类变量之间的相关性。

简单对应分析是对两个分类变量进行的分析。由于变量取值均为离散型，所以将变量取值转换为 $n×p$ 的矩阵形式，然后对二维列联表中行因素和列因素间的对应关系进行分析。

执行菜单栏中的"分析"→"降维"→"对应分析"命令，在弹出的如图 10-1 所示的"对应分析"对话框中进行相关参数的设置即可完成简单对应分析。下面通过具体案例讲解如何在 SPSS 中进行简单对应分析。

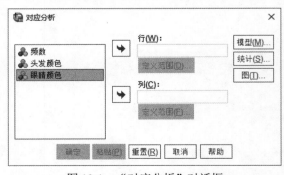

图 10-1　"对应分析"对话框

数据文件	数据文件\chapter10\data10a.sav

10.1.1　数据描述

本案例的数据文件包含欧洲某国家儿童头发颜色与眼睛颜色的资料，如表 10-1 所示（部分数据）。利用简单对应分析探究头发颜色与眼睛颜色的对应关系。

表 10-1　　　　　　　　　　　　　"data10a.sav"部分数据

频数	头发颜色	眼睛颜色
98	1	1
343	1	2
326	1	3
688	1	4
48	2	1
84	2	2
38	2	3
116	2	4
403	3	1
909	3	2
241	3	3
584	3	4
681	4	1
412	4	2
110	4	3
188	4	4
85	5	1
26	5	2
3	5	3
4	5	4

10.1.2　SPSS 实现

（1）打开"data10a.sav"数据文件，执行菜单栏中的"数据"→"个案加权"命令，弹出"个案加权"对话框。选中"频数"变量，单击 ⬇ 按钮将其选入"频率变量"中，如图 10-2 所示，单击"确定"按钮。

（2）执行菜单栏中的"分析"→"降维"→"对应分析"命令，弹出"对应分析"对话框。选中"头发颜色"变量，单击 ⬇ 按钮将其选入"行"选框中，并单击其下面的"定义范围"按钮，在弹出的"对应分析：定义行范围"对话框中的"最小值""最大值"输入框中分别输入"1""5"，然后单击"更新"按钮确认，如图 10-3 所示，单击"继续"按钮返回主对话框。

（3）选中"眼睛颜色"变量，单击 ⬇ 按钮将其选入"列"选框中，并单击其下面的"定义范围"按钮，在弹出的"对应分析：定义列范围"对话框中的"最小值""最大值"输入框中分别输入"1""4"，然后单击"更新"按钮确认，如图 10-4 所示。单击"继续"按钮返回主对话框。此时主对话框如图 10-5 所示。

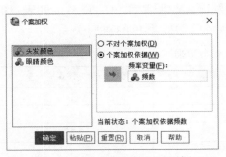

图 10-2 "个案加权"对话框

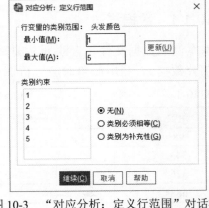

图 10-3 "对应分析：定义行范围"对话框

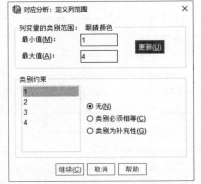

图 10-4 "对应分析：定义列范围"对话框

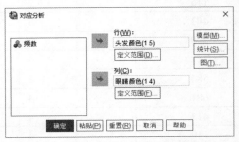

图 10-5 "对应分析"对话框

（4）其余均采用默认设置。

（5）完成所有设置后，单击"确定"按钮执行命令，此时系统会弹出对应表、摘要等分析结果。

10.1.3 结果分析

表 10-2 给出了 SPSS 对应分析模块的版权信息，说明该模块是由荷兰莱顿（Leiden）大学 DTSS 课题组编制的，SPSS 通过合同对该程序进行了套装，所以每次都会显示该信息。

表 10-2   信用

CORRESPONDENCE
Version 1.1
by
Leiden SPSS Group
Leiden University
The Netherlands

表 10-3 反映了两个变量各类别组合的基本情况，它可以用于检查是否存在数据录入错误。从此表来看，头发棕色和眼睛棕色的人最多。

表 10-3 两个变量各类别组全的基本情况

头发颜色	眼睛颜色				
	眼睛深色	眼睛棕色	眼睛蓝色	眼睛浅色	活动边际
头发金色	98	343	326	688	1455
头发红色	48	84	38	116	286
头发棕色	403	909	241	584	2137
头发深色	681	412	110	188	1391
头发黑色	85	26	3	4	118
活动边际	1315	1774	718	1580	5387

表 10-4 所示的摘要是对整个对应分析的结果汇总，它是输出结果中最重要的一个，主要用于确定使用了多少个维度来对结果进行解释。其中，奇异值就是惯量的平方根，相当于相关分析里的相关系数；而惯量就是常说的特征根，用于说明对应分析的各个维度，能够解释列联表的两个变量之间相关联的程度。

第一维惯量为 0.199，第二维惯量为 0.030，第三维惯量为 0.001。在"惯量比例"一栏中给出了各维惯量解释总信息量的百分比，第一维惯量解释了总信息量的 86.6%，第二维惯量解释了总信息量的 13.1%，第三维惯量解释了总信息量的 0.4%。由此可知，观察时以第一维为主。

表 10-4 摘要

维	奇异值	惯量	卡方	显著性	惯量比例		置信度奇异值	
					占	累积	标准差	相关性
								2
1	0.446	0.199			0.866	0.866	0.012	0.274
2	0.173	0.030			0.131	0.996	0.013	
3	0.029	0.001			0.004	1.000		
总计		0.230	1240.039	<0.001[a]	1.000	1.000		

a. 12 自由度。

表 10-5 和表 10-6 分别是行点和列点总览表。两者中的"数量"列为每一类别所占总体的百分比；"维得分"列为坐标值；"贡献"列给出了每个类别对各个维度的贡献量，包括点对维的惯量和维对点的惯量。

表 10-5 行点总览表[a]

头发颜色	数量	维得分		惯量	贡献				
					点对维的惯量		维对点的惯量		
		1	2		1	2	1	2	总计
头发金色	0.270	−0.814	−0.417	0.088	0.401	0.271	0.907	0.093	1.000
头发红色	0.053	−0.349	−0.116	0.004	0.014	0.004	0.770	0.033	0.803
头发棕色	0.397	−0.063	0.500	0.018	0.004	0.572	0.039	0.961	1.000

续表

头发颜色	数量	维得分		惯量	贡献				
					点对维的惯量		维对点的惯量		
		1	2		1	2	1	2	总计
头发深色	0.258	0.881	−0.250	0.092	0.449	0.093	0.969	0.030	1.000
头发黑色	0.022	1.638	−0.688	0.028	0.132	0.060	0.934	0.064	0.998
活动总计	1.000			0.230	1.000	1.000			

a. 对称正态化。

表 10-6 　　　　　　　　　　　　　　列点总览表 a

眼睛颜色	数量	维得分		惯量	贡献				
					点对维的惯量		维对点的惯量		
		1	2		1	2	1	2	总计
眼睛深色	0.244	1.052	−0.322	0.125	0.605	0.145	0.965	0.035	1.000
眼睛棕色	0.329	0.050	0.588	0.020	0.002	0.657	0.018	0.981	0.999
眼睛蓝色	0.133	−0.599	−0.397	0.026	0.107	0.121	0.836	0.143	0.979
眼睛浅色	0.293	−0.660	−0.212	0.060	0.286	0.076	0.956	0.039	0.995
活动总计	1.000			0.230	1.000	1.000			

a. 对称正态化。

　　图 10-6 是二维对应分析图，观察此图遵循如下两步：首先检查各变量在横轴和纵轴方向上的区分情况，如果同一变量不同类别在某个方向上靠得较近，则说明这些类别在该维度上区别不大；然后比较不同变量各个分类间的位置关系，落在邻近区域内的不同变量的分类点，彼此之间相关联的程度较高。

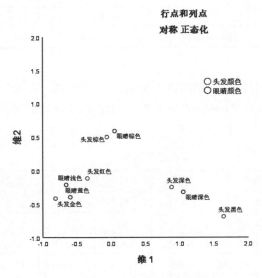

图 10-6 二维对应分析图

本案例中，两个变量在第一维度上分得很开，在第二维度区分效果一般，由此可知，变异以第一维度为主。从图中分析可知头发深色和头发黑色的人，其眼睛以深色为主；头发棕色的人，其眼睛以棕色为主。

10.2　多重对应分析

扫码观看
配套视频

10.2 多重对应分析

多重对应分析是对多个定性变量进行的分析，其较简单对应分析的设置相对复杂。

执行菜单栏中的"分析"→"降维"→"最优标度"命令，在弹出的如图10-7所示的"最优标度"对话框中进行相关参数的设置即可完成多重对应分析。下面通过具体案例讲解如何在SPSS中进行多重对应分析。

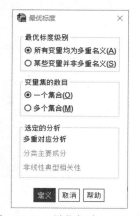

图10-7　"最优标度"对话框

数据文件	数据文件\chapter10\data10b.sav

10.2.1　数据描述

本案例的数据文件包含医院某科室患者生活质量调研的资料，包括学历、是否吸烟、是否经常饮酒、是否患有高血压等数据，如表10-7所示（部分数据）。利用多重对应分析研究学历、是否吸烟、是否经常饮酒与是否患有高血压之间的关系。

表10-7　　　　　　　　　　　　　　　"data10b.sav"部分数据

学历	是否吸烟	是否经常饮酒	是否患有高血压
1	1	1	1
3	2	1	2
2	1	2	2
3	1	1	2
3	2	1	1
2	2	2	2

续表

学历	是否吸烟	是否经常饮酒	是否患有高血压
4	2	1	2
3	2	1	2
3	1	2	2
3	2	2	1

10.2.2　SPSS 实现

（1）打开"data10b.sav"数据文件，执行菜单栏中的"分析"→"降维"→"最优标度"命令，弹出"最优标度"对话框。选择"所有变量均为多重名义"和"一个集合"，如图 10-8 所示。

（2）单击"定义"按钮，弹出"多重对应分析"对话框。如图 10-9 所示，在变量列表中选中"学历""是否吸烟""是否经常饮酒"和"是否患有高血压"这 4 个变量，单击➡按钮将其选入"分析变量"选框中。

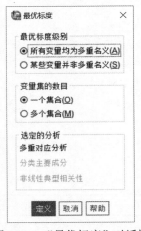

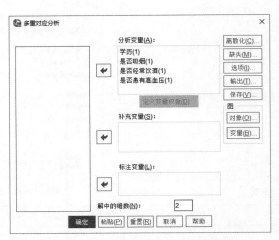

图 10-8　"最优标度"对话框　　　图 10-9　"多重对应分析"对话框

（3）此时激活"定义变量权重"按钮，选中"学历"变量，单击它，弹出"MCA：定义变量权重"对话框，"变量权重"保持默认值"1"；其他 3 个变量采用同样的方法设置权重，如图 10-10 所示。单击"继续"按钮返回主对话框。

（4）单击"输出"按钮，弹出"MCA：输出"对话框。在"量化变量"列表中选中"是否患有高血压"变量，单击➡按钮将其选入"类别量化与贡献"列表中；在"量化变量"列表中选中"学历"变量，单击➡按钮将其选入"描述统计"列表中，如图 10-11 所示。单击"继续"按钮返回主对话框。

图 10-10　"MCA：
定义变量权重"对话框

（5）单击"变量"按钮，弹出所示的"MCA：变量图"对话框。选中"是否患有高血压"变量，单击➡按钮将其选入"类别图"列表中；选中"学历""是否经常饮酒"和"是否吸烟"变量，单击➡按钮将其选入"联合类别图"列表中，如图 10-12 所示。单击"继续"按钮返回主对话框。

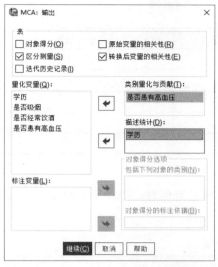

图 10-11　"MCA：输出"对话框

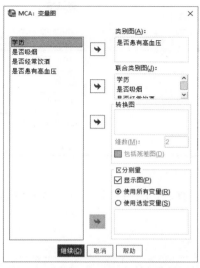

图 10-12　"MCA：变量图"对话框

（6）其他选项采用默认值。

（7）完成所有设置后，单击"确定"按钮执行命令，此时会弹出个案处理摘要、学历模型摘要等分析结果。

10.2.3　结果分析

表 10-8 给出了 SPSS 对应分析模块的版权信息。

表 10-8　　　　　　　　　　　　　　版权信息

Multiple Correspondence
Version 1.0
by
Leiden SPSS Group
Leiden University
The Netherlands

表 10-9 罗列了个案处理摘要。

表 10-9　　　　　　　　　　　　　个案处理摘要

有效活动个案	30
具有缺失值的活动个案	0
补充个案	0
总计	30
在分析中使用的个案	30

表 10-10 给出了学历变量的编码和统计信息。

表 10-10 学历

		频率
有效	初中及以下	7
	高中	6
	大学[a]	15
	研究生及以上	2
	总计	30

a. 众数。

表 10-11 给出了最后一次迭代的次数、方差增量等信息。表格下方显示了迭代终止的原因。

表 10-11 迭代历史记录

迭代编号	方差所占百分比/%		损失
	总计	提高	
30[a]	1.261806	0.000007	2.738194

a. 于已达到收敛检验值，因此迭代过程已停止。

表 10-12 给出了两个维度的方差总计（特征值）及其惯量等信息。

表 10-12 模型摘要

维	克隆巴赫 Alpha	方差所占百分比/%		
		总计（特征值）	惯量	方差百分比/%
1	0.319	1.314	0.329	32.855
2	0.231	1.209	0.302	30.236
总计		2.524	0.631	
平均值	0.277[a]	1.262	0.315	31.545

a. 隆巴赫 Alpha 平均值基于平均特征值。

表 10-13 是"是否患有高血压"变量的类别质心坐标。其他变量的类别质心坐标与此类似。

表 10-13 是否患有高血压

	点：坐标		
类别	频率	质心坐标	
		维	
		1	2
高血压	5	−1.012	0.449
无高血压	25	0.202	−0.090

注：变量主成分正态化。

图 10-13 是"是否患有高血压"变量的类别图，其是根据表 10-13 所作的图。从这样的单个图可以判断把该变量映射至二维空间后，其各个类别取值的区分程度，其他变量的类别图与此类似。

图 10-14 是所有变量的联合类别图，其是把 3 个分析变量的类别质心坐标，在一个图中加以显示的效果，此图与简单对应分析的二维分析图类似，它根据图中各点的邻近关系进行分类，只是多了几个变量的信息。

图 10-15 是所有变量的区分测量图，其相当于变量量化后的值向量与对象得分维度向量的平方相关系数，反映了维度得分与量化后变量值的相关性大小。由此可以判断重点变量在与其相关性较大的维度上的特征，在这个维度上的类别点一般会分得更开。从图中可以看出：是否吸烟在维度 1 上的值受较大关注；学历在两个维度上都需要关注；是否经常饮酒在维度 2 上的值受较大关注。各个变量的区分度量在两个维度上都较大，故可知各个变量的权重值设为 1 较合理，无须更改权重再做分析。

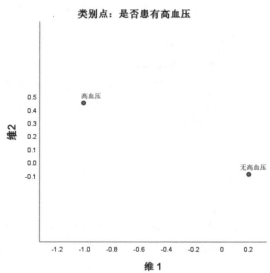

图 10-13　"是否患有高血压"变量的类别图

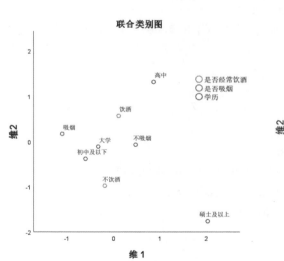

图 10-14　所有变量的联合类别图

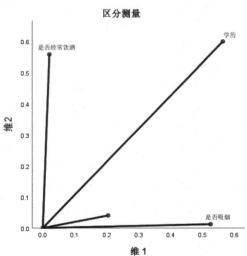

图 10-15　所有变量的区分测量图

综上可知：吸烟和经常饮酒的人容易患高血压，不吸烟和不经常饮酒的人比较不容易患高血压；高中学历的人容易患高血压，而硕士及以上的人比较不容易患高血压。若出现某个变量的区分度量在两个维度上都较小，可以考虑增大该变量的权重后再做分析。

10.3　小结

本章着重介绍了对应分析在医学统计分析当中的应用，并利用案例对简单对应分析和多重对应分析的各项参数含义、操作步骤等进行了介绍。对应分析是将一个列联表的行和列中各元素的比例结构以点的形式在较低维的空间中表示出来。简单对应分析是对两个定性变量进行的分析；而多重对应分析比简单对应分析要更进一步，其可以同时分析多个分类变量之间的关系和处理多种变量。

10.4　习题

1．数据文件 data10b.sav 包含医院某科室患者生活质量调研的资料，包括学历、是否吸烟、是否经常饮酒、是否患有高血压等数据。现要求利用简单对应分析方法分析以下内容。

（1）学历与是否吸烟之间的对应关系；

（2）学历与是否经常饮酒之间的对应关系；

（3）是否吸烟与是否经常饮酒之间的对应关系。

（数据存储于数据文件\chapter10\data10b.sav 中。）

2．数据文件 ex10a.sav 包含医院投票选举优秀员工的数据，包括候选医生、投票人性别、投票人爱好等。现要求利用多重对应分析方法分析投票人性别、投票人爱好与候选医生的倾向性关系。

（数据存储于数据文件\chapter10\ex10a.sav 中。）

3．数据文件 ex10b.sav 包含某医院食堂统计不同医生口味偏好的数据，现要求利用本章学习的内容分析医生与食堂口味倾向性的关系。

（数据存储于数据文件\chapter10\ex10b.sav 中）

4．数据文件 ex10c.sav 包含不同收入水平的患者消费意愿的数据，现要求利用本章学习的内容分析收入水平与针对不同品牌的消费意愿之间的关系。

（数据存储于数据文件\chapter10\ex10c.sav 中）

第 11 章　医学资料的可涵盖信度与多维尺度

问卷调查是医学调查研究中经常使用的方法。在问卷调查中，问卷的设计和分析是问卷调查成功的关键，所以，人们常常很关心问卷中的题目能否反映调查意图，以及所得数据是否可靠，这可以通过执行"分析"→"度量"命令实现。本章主要介绍信度分析和多维尺度分析在医学调查过程中的应用。

学习目标：

（1）熟知尺度分析的估计方法。

（2）掌握尺度分析对话框的各个选项的含义。

（3）熟练掌握尺度分析的操作步骤。

（4）掌握尺度分析的结果分析。

扫码观看
配套视频

11.1 信度分析

11.1　信度分析

信度，又叫可靠性，用于检验同一事物的重复测量结果的一致性程度，其与测量结果的正确与否无关，而是反映测量工具（如调查问卷）的稳定性或可靠性（一般用信度系数表示）。

一致性高的测量工具是指，同一群人接受性质相同、题型相同和目的相同的不同测量工具测量后，在各结果之间显示出较强的正相关性；稳定性高的测量工具是指，一群人在不同的时空条件下，接受相同工具的测量后，所得结果的差异很小。

一般而言，如果信度系数达到 0.9 以上，则表明该测验或量表的信度很好；如果信度系数在 0.8 以上，是可以接受的；如果信度系数在 0.7 以上，则应该对此量表进行修订，但仍不失其价值；如果信度系数低于 0.7，则此量表的调查结果很不可信，需要重新设计量表。

根据评价对象的不同，信度可分为内在信度和外在信度。内在信度衡量的是量表的某一组问题（或整个量表）测量的是不是同一个特征，即这些问题之间是否具有较高的内在一致性。如果内在信度系数达到 0.8 以上，就认为量表具有较高的内在一致性，常用的内在信度系数为克隆巴赫 Alpha 系数和分半信度；外在信度是指在不同时间对同批对象进行重复测量时量表结果的一致性程度，如果两次测量的结果相关性强，则说明得到的结果是可信的，常用的外在信度指标是重测信度，但由于在实际工作中实施重复测量较困难，所以应用较少。

在目前的医学领域调查分析当中，对某个事物或个体做综合评价都是极为普遍的。如某医院考核一名员工的升迁问题，则需要考核该员工的工作能力等情况。那么根据所要调查的内容编制的量表的可靠性非常重要，所以可以利用信度分析来反映量表的稳定性或可靠性，以保证评估结果的可信性和可用性。

执行菜单栏中的"分析"→"刻度"→"可靠性分析"命令，在弹出的如图 11-1 所示的"可靠性分析"对话框中进行相关参数的设置即可完成信度分析。下面通过具体案例讲解如何在 SPSS 中进行信度分析。

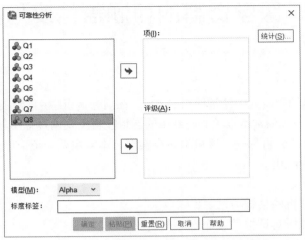

图 11-1 "可靠性分析"对话框

数据文件	数据文件\chapter11\data11a.sav

11.1.1 数据描述

本案例的数据文件包含医院某科室患者抑郁情况调研资料，如表 11-1 所示（部分数据），问卷内容如表 11-2 所示。现要求对这 8 个变量进行信度分析。

表 11-1 "data11a.sav"部分数据

Q1	Q2	Q3	Q4	Q5	Q6	Q7	Q8
4	4	4	4	4	4	4	4
3	4	4	4	4	4	4	4
4	3	4	4	4	4	4	4
4	3	4	4	4	4	4	4
3	3	4	4	4	4	4	4
4	4	3	4	4	4	4	4
3	4	3	4	4	4	4	4
3	3	4	3	4	4	4	4

表 11-2 问卷内容

序号	问题
Q1	我会感到心神不宁，难以集中精力
Q2	我觉得比以前容易发怒，容易对其他人不耐烦
Q3	我无缘无故感到焦虑或紧张
Q4	我感到沮丧/郁闷

续表

序号	问题
Q5	我容易感到疲劳
Q6	我对未来感到有希望
Q7	我夜间难以入睡或入睡后容易早醒
Q8	我感到头痛

11.1.2 SPSS 实现

（1）打开"data11a.sav" 数据文件，执行菜单栏中的"分析"→"刻度"→"可靠性分析"命令，弹出"可靠性分析"对话框。将左侧的 8 个变量全部选中，单击 ⬅ 按钮，将其选入"项"列表。单击"模型"后面的下拉按钮，选择"格特曼"，如图 11-2 所示。

模型：下拉列表中有 5 个选项，如下所述。

- Alpha：表示克隆巴赫 Alpha 系数，是默认选项。
- 折半：表示分半信度。
- 格特曼：表示 Guttman 系数。
- 平行：表示平行测验的信度估计。
- 严格平行：表示在平行测验的基础上，要求各变量的均值相等。

（2）单击"统计"按钮，弹出"可靠性分析：统计"对话框。勾选 "相关性""删除项后的标度"复选框，如图 11-3 所示。

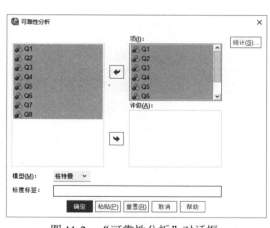

图 11-2 "可靠性分析"对话框

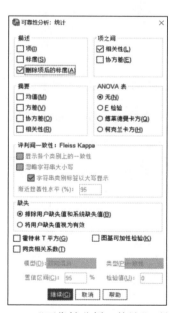

图 11-3 "可靠性分析：统计"对话框

（3）完成各项设置后，单击"确定"按钮执行命令，此时系统会弹出个案处理摘要、可靠性统计、项间相关性矩阵等分析结果。

（4）重复上述（2）～（4）操作，并单击"模型"后面的下拉菜单，选择"Alpha"，如图 11-4 所示，比较采用这两个模型所得的结果有何异同。

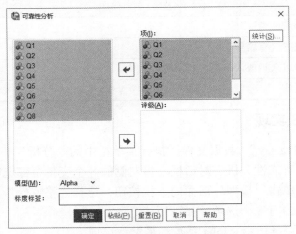

图 11-4 "可靠性分析"对话框

11.1.3 结果分析

表 11-3 给出了个案处理摘要。

表 11-3   个案处理摘要

		个案数	百分比/%
	有效	203	100.0
个案	排除 [a]	0	0.0
	总计	203	100.0

a. 基于过程中所有变量的成列删除。

表 11-4 给出了 Guttman 系数的计算结果，表 11-5 给出了克隆巴赫 Alpha 系数的计算结果。

表 11-4   可靠性统计 1

类别		克隆巴赫 Alpha 系数
	1	0.761
	2	0.907
Lambda	3	0.870
	4	0.808
	5	0.882
	6	0.935
项数		8

表 11-5   可靠性统计 2

克隆巴赫 Alpha	基于标准化项的克隆巴赫 Alpha	项数
0.870	0.865	8

表 11-4 中的 Lambda3 为 0.870，而表 11-5 中的克隆巴赫 Alpha 系数也为 0.870，这与 11.1.2 节介绍操作步骤时提到的采用 Guttman 系数所输出的可靠性统计表中的 Lambda3 实际就是克隆巴赫 Alpha 系数相符。

从表 11-5 可以看出，0.870 是对真实克隆巴赫 Alpha 系数的估计，在前面介绍信度分析的方法时提到 "α 系数与量表的题目数量关系密切，对于含有 10 个题目左右的量表，其克隆巴赫 Alpha 系数应该能达到 0.8 以上"，考虑到此量表只有 8 个题目，所以认为该量表达到了可以接受的水平。

表 11-6 给出的是各题目得分之间的相关性矩阵。由表可知，部分题目之间的相关性较大，如 Q3 与 Q4～Q8 的相关性较大，说明 Q3 问卷得分较高时，Q4～Q8 问卷得分高的可能性较大。

表 11-6　　　　　　　　　　　　　　　项间相关性矩阵

	Q1	Q2	Q3	Q4	Q5	Q6	Q7	Q8
Q1	1.000	0.674	0.115	0.105	0.158	0.127	0.124	0.154
Q2	0.674	1.000	−0.094	−0.106	−0.020	−0.097	−0.117	−0.070
Q3	0.115	−0.094	1.000	0.874	0.710	0.773	0.790	0.740
Q4	0.105	−0.106	0.874	1.000	0.744	0.773	0.739	0.754
Q5	0.158	−0.020	0.710	0.744	1.000	0.741	0.707	0.711
Q6	0.127	−0.097	0.773	0.773	0.741	1.000	0.893	0.745
Q7	0.124	−0.117	0.790	0.739	0.707	0.893	1.000	0.783
Q8	0.154	−0.070	0.740	0.754	0.711	0.745	0.783	1.000

11.2　多维尺度分析

多维尺度分析常应用于调查领域，比如让消费者比较不同品牌之间的相似程度，将这些数据进行多维尺度分析，就可以判断消费者认为哪些品牌是相似的，从而可以判断竞争对手。

多维尺度分析用于研究多个事物之间的相似程度，并在低维空间（常使用二维空间）中用点与点之间的距离将相似程度展示出来。在实际应用中，获取距离矩阵主要有两种方法：一种是直接评价法，即要求被访者对多个对象进行两两比较并给出相似性评价结果；另一种是间接评价法，由研究人员根据经验，事先找出影响研究对象相似性的主要属性，然后让被访者对这些属性进行逐一评价，再将这些属性得分当作多维空间的坐标，计算对象之间的距离。

扫码观看
配套视频

11.2 多维尺度分析

多维尺度分析对数据的分布没有特殊要求，但是需要正确指定分析变量的测量尺度，即序数、区间或比率。

执行菜单栏中的 "分析" → "刻度" → "多维标度（ALSCAL）" 命令，在弹出的如图 11-5 所示的 "多维标度" 对话框中进行相关参数的设置即可完成多维尺度分析。下面通过具体案例讲解如何在 SPSS 中进行多维尺度分析。

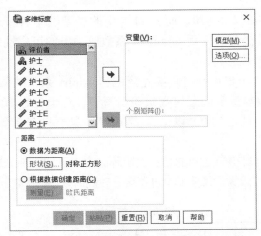

图 11-5 "多维标度"对话框

数据文件	数据文件\chapter11\data11b.sav

11.2.1 数据描述

本案例的数据文件包含 6 名护士到不同科室轮岗时,各科室评价者对 6 名护士的业务能力两两比较的打分情况,如表 11-7 所示。评价者根据两者间的相似程度打分,采用 7 分制,分值越小表示业务能力相近程度越大。现要求对这些数据进行多维尺度分析,以判断哪些护士的业务能力在评价者看来是相近的。

表 11-7 "data11b.sav" 部分数据

评价者	护士	护士 A	护士 B	护士 C	护士 D	护士 E	护士 F
1	护士 A	1	5	5	3	4	5
1	护士 B	5	1	5	6	5	4
1	护士 C	5	4	1	5	7	5
1	护士 D	2	6	5	1	3	2
1	护士 E	4	5	7	3	1	4
1	护士 F	4	4	5	2	4	1
2	护士 A	1	5	7	3	3	7
2	护士 B	5	1	3	7	7	7

11.2.2 SPSS 实现

(1)打开数据文件"data11b.sav",执行菜单栏中的"分析"→"刻度"→"多维标度(ALSCAL)"命令,弹出"多维标度"对话框。选中从"护士 A"~"护士 F"的 6 个变量,单击🔽按钮,将其作为分析变量选入"变量"列表框中,如图 11-6 所示。用户需注意:输入分析变量的顺序一定要与数据文件中变量的顺序一致。

(2)单击"选项"按钮,弹出"多维标度:选项"对话框,在该对话框中勾选"组图"复选框,如图 11-7 所示。单击"继续"按钮返回主对话框。

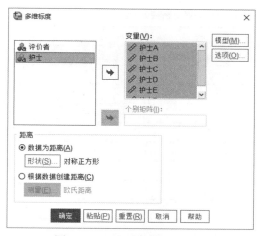

图 11-6 "多维标度"对话框

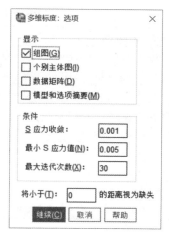

图 11-7 "多维标度：选项"对话框

（3）其余选项采用默认设置。

（4）完成各项设置后，单击"确定"按钮执行命令，此时系统会弹出迭代记录、Stress（应力）和 RSQ（平方相关系数）值等分析结果。

11.2.3 结果分析

表 11-8 给出了二维空间中的迭代记录，由此可知，在 5 次迭代后 S-stress improvement（S 应力）值为 0.00054，小于指定值 0.001000，所以达到了收敛标准。

表 11-8　　　　　　　　　　　　　　　　迭代记录

Iteration history for the 2 dimensional solution (in squared distances)		
Young's S-stress formula 1 is used.		
Iteration	S-stress	Improvement
1	0.34432	
2	0.31797	0.02634
3	0.31432	0.00365
4	0.31378	0.00054
Iterations stopped because		
S-stress improvement is less than	0.001000	

表 11-9 给出了 Stress（应力）和 RSQ（平方相关系数）值，它们是多维尺度分析的信度和效度的估计值。Stress 是拟合劣度指标，百分比越大说明模型拟合越差；RSQ 即 R^2，为拟合优度指标，值越大说明模型拟合越好，一般在 0.6 左右是可以接受的。本案例的 Stress 平均值为 0.27523（27.523%），RSQ 平均值为 0.50040，均说明模型拟合不太好。用户需注意：当拟合度不太好时，可以通过执行 SPSS 中的"分析"→"刻度"→"多维刻度（PROXSCAL）"命令进行分析；或者增加受试者的人数。

表 11-9   Stress（应力）和 RSQ（平方相关系数）值

Stress and squared correlation (RSQ) in distances											
RSQ values are the proportion of variance of the scaled data (disparities)											
in the partition (row, matrix, or entire data) which											
is accounted for by their corresponding distances.											
Stress values are Kruskal's stress formula 1.											
Matrix	Stress	RSQ	Matrix	Stress	RSQ	Matrix	Stress	RSQ	Matrix	Stress	RSQ
0.1	0.310	0.386	2	0.326	0.318	3	0.236	0.624	4	0.248	0.587
0.5	0.209	0.705	6	0.302	0.382						
Averaged (rms) over matrices											
Stress = 0.27523 RSQ = 0.50040											

表 11-10 中 "1" "2" 两列表示 6 名护士在二维空间中的坐标值，可用于绘制多维尺度分析图。

表 11-10   二维导出构形表

Configuration derived in 2 dimensions			
Stimulus Coordinates			
Dimension			
Stimulus	Stimulus	1	2
Number	Name		
1	护士 A	1.4991	0.4031
2	护士 B	−1.3374	0.6445
3	护士 C	−0.9215	1.1148
4	护士 D	1.2443	0.4443
5	护士 E	−0.1175	−1.2655
6	护士 F	−0.3670	−1.3412

图 11-8 即多维尺度分析图，是用户进行多维尺度分析时最关注的结果。该图把反映变量之间相似程度的坐标在平面上排列出来，通过观察哪些散点比较接近，将变量进行分类，并寻找散点之间相关性的合理解释。本案例有 3 组聚集点：护士 B 和护士 C 的业务能力相近、护士 D 和护士 A 的业务能力相近、护士 E 和护士 F 的业务能力相近。

图 11-9 是欧氏距离模型的线性拟合的散点图，它是欧氏距离对原始数据不一致程度的散点图。如果模型的拟合程度好，所有散点应分布在一条直线的周围。本案例各点的分布比较分散，不呈现明显的线性趋势，再次说明模型的拟合效果不好。

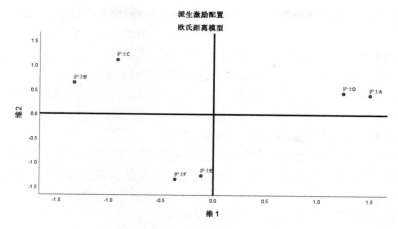

图 11-8　多维尺度分析图

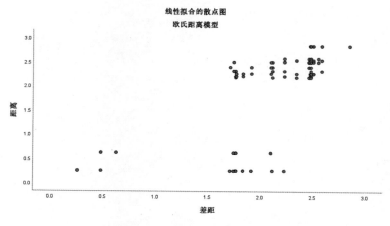

图 11-9　线性拟合的散点图

11.3　小结

　　本章着重介绍了信度分析和多维尺度分析在医学调查研究中的应用。信度分析用于检验同一事物的重复测量结果的一致性程度，其与测量结果的正确与否无关，而是反映测量工具的稳定性或可靠性（一般用信度系数表示）。而多维尺度分析用于研究多个事物之间的相似程度，并在低维空间中用点与点之间的距离将相似程度展示出来。在实际应用中，可以通过直接评价法和间接评价法来获取距离矩阵。

11.4　习题

1. 数据文件 ex11a.sav 包含某个医学调查问卷的统计数据，一共有 16 道题目，均采用

1～7 分的计分方式。利用本章学习的内容分析该问卷的信度是否能满足要求，并给出结论或建议。

（数据存储于数据文件\chapter11\ex11a.sav 中。）

2. 数据文件 ex11b.sav 包含某个医学调查问卷的统计数据，一共有 20 道题目，均采用 1～7 分的计分方式。利用本章学习的内容分析该问卷的信度是否能满足要求，并给出结论或建议。

（数据存储于数据文件\chapter11\ex11b.sav 中。）

3. 数据文件 ex11c.sav 包含某个医学调查问卷的统计数据，一共有 19 道题目，且分为 5 个维度。利用本章学习的内容分析该问卷的总信度及分量表的信度是否能满足要求，并给出结论或建议。

（数据存储于数据文件\chapter11\ex11c.sav 中。）

第 12 章　医学资料的生存分析

生存分析涉及有关患者的痊愈、死亡，或者器官的生长发育等时效性指标。某些研究虽然与生存无关，但由于研究中随访资料常因失访等原因造成某些数据观察不完全，需用专门方法进行统计与处理，这类方法起源于对寿命资料的统计分析，故也称为生存分析。本章主要介绍寿命表分析、Kaplan-Meier 分析和 Cox 回归分析在医学统计分析中的应用。寿命表分析适用于大样本的情况，Kaplan-Meier 分析适用于样本较小的情况，Cox 回归分析是多因素生存分析中常用的方法。

学习目标：

（1）熟知生存分析在医学统计分析中的应用。

（2）掌握生存分析对话框的各个选项的含义。

（3）熟练掌握生存分析的操作步骤。

（4）掌握生存分析的结果分析。

扫码观看
配套视频

12.1 寿命表分析

12.1　寿命表分析

寿命表分析适用于大样本的情况，其把数据按时间段分成几组，用此分析过程观测不同时间段的生存率。寿命表法通过计算落入单位时间段内的失效观察和删失观察的个数，估计该区间上的死亡概率；并且用该区间及其之前各区间上的生存概率之积估计生存率。

当资料按照固定的时间段收集时，随访结果只有时间段内的若干观察人数、出现预期观察结果的人数和删失人数，每位研究对象的确切生存时间是无法知道的，此时就应当使用寿命表法进行分析，即分组资料的生存分析。

执行菜单栏中的"分析"→"生存分析"→"寿命表"命令，在弹出的如图 12-1 所示的"寿命表"对话框中进行相关参数的设置即可完成寿命表分析。下面通过具体案例讲解如何在 SPSS 中进行寿命表分析。

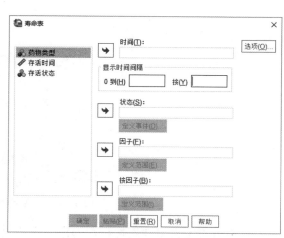

图 12-1　"寿命表"对话框

数据文件	数据文件\chapter12\data12a.sav

12.1.1 数据描述

本案例的数据文件包含治疗某疾病过程中使用不同药物时患者的生存状态情况统计，如表 12-1 所示（部分数据），数据文件中包括药物类型、存活时间、存活状态这 3 个变量。现要求利用寿命表分析来研究不同药物对患者存活时间的影响有何差异。

表 12-1　　　　　　　　　　　"data12a.sav" 数据

药物类型	存活时间	存活状态
1	1	1
1	3	1
1	5	1
1	5	1
1	5	1
1	6	1
1	6	1
1	6	1

12.1.2 SPSS 实现

（1）打开 "data12a.sav" 数据文件，执行菜单栏中的 "分析" → "生存分析" → "寿命表" 命令，弹出 "寿命表" 对话框。选中左侧变量列表中的 "存活时间" 变量，单击 ➡ 按钮，将其作为时间变量选入 "时间" 中，并在下方的 "0 到" 后的输入框中输入 "60"，在 "按" 后的输入框中输入 "12"，选中左侧变量列表中的 "存活状态" 变量，单击 ➡ 按钮，将其作为状态变量选入 "状态" 中，如图 12-2 所示。

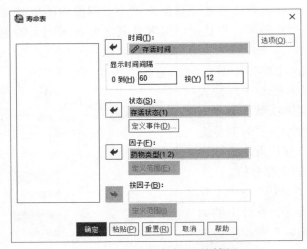

图 12-2　"寿命表" 对话框

（2）单击 "定义事件" 按钮，弹出 "寿命表：为状态变量定义事件" 对话框，在 "单值"后的输入框中输入"1",如图 12-3 所示。单击"继续"按钮返回主对话框。

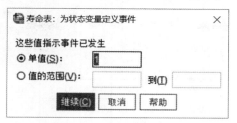

图 12-3 "寿命表:为状态变量定义事件"对话框

（3）选中左侧变量列表中的"药物类型"变量,单击 按钮,将其作为因素变量选入"因子"中,并单击"定义范围"按钮,弹出"寿命表:定义因子范围"对话框,在"最大值"输入框和"最小值"输入框里分别输入"2"和"1",如图 12-4 所示。单击"继续"按钮返回主对话框。

（4）单击"选项"按钮,弹出"寿命表:选项"对话框,勾选"寿命表""生存分析";选择"成对",如图 12-5 所示。单击"继续"按钮返回主对话框。

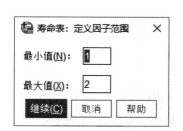

图 12-4 "寿命表:定义因子范围"对话框

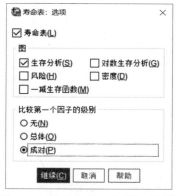

图 12-5 "寿命表:选项"对话框

（5）完成所有设置后,单击"确定"按钮执行命令,此时系统会弹出寿命表、生存分析时间、成对比较等分析结果。

12.1.3 结果分析

从表 12-2"进入时间间隔的数目"一列可以看出,使用两种药物的人数相近;由"终端事件数"一列可以发现,使用 A 药物的患者在 12 个月内的死亡数量为 12 个,使用 B 药物的患者在 12 个月内的死亡数量为 15 个,以此类推,可以了解患者随时间变化的生存情况。

图 12-6 是关于两种药物下的生存分析函数图,该图是对寿命表的图形展示,其能更形象地展示分析结果。由图可知,使用 A 药物的患者生存时间久于使用 B 药物患者的生存时间。

表 12-2

寿命表

一阶控制		时间间隔开始时间	进入时间间隔的数目	时间间隔内撤销的数目	有风险的数目	终端事件数	终止比例	生存分析比例	期末累积生存分析比例	期末累积生存分析比例的标准误差	概率密度	概率密度的标准误差	风险率	风险率的标准误差
药物类型	A 药物	0	23	0	23.000	12	0.52	0.48	0.48	0.10	0.043	0.009	0.06	0.02
		12	11	4	9.000	1	0.11	0.89	0.43	0.11	0.004	0.004	0.01	0.01
		24	6	2	5.000	2	0.40	0.60	0.26	0.11	0.014	0.009	0.04	0.03
		36	2	0	2.000	1	0.50	0.50	0.13	0.11	0.011	0.009	0.06	0.05
		48	1	0	1.000	1	1.00	0.00	0.00	0.00	0.011	0.009	0.17	0.00
	B 药物	0	20	0	20.000	15	0.75	0.25	0.25	0.10	0.063	0.008	0.10	0.02
		12	5	0	5.000	5	1.00	0.00	0.00	0.00	0.021	0.008	0.17	0.00

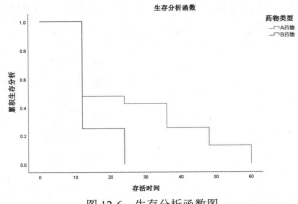

图 12-6 生存分析函数图

表 12-3 给出了总体比较结果，通过威尔科克森检验，显著性为 0.026，说明两种药物的生存曲线存在显著差异。

表 12-3

总体比较 [a]

威尔科克森（吉亨）统计	自由度	显著性
4.944	1	0.026

a. 执行的是精确比较。

12.2 Kaplan-Meier 分析

扫码观看
配套视频

12.2 Kaplan-Meier
分析

　　Kaplan-Meier 分析适用于样本量较小的情况，它不能给出特定时刻的生存率，所以不用担心某些时间段内只有很少的几个观测，甚至没有观测样本的情况。为充分利用每个数据所包含的信息，必须采用更为精确的估计方法，而 Kaplan-Meier 的乘积极限估计是目前应用最多且效率最高的方法。

SPSS 的 Kaplan-Meier 过程适用于如下问题的研究。

（1）估计某研究因素不同水平的中位生存时间。

（2）比较某研究因素不同水平的生存时间有无差异。

（3）控制某分层因素后，对感兴趣的分组因素不同水平的生存时间做比较。

执行菜单栏中的"分析"→"生存分析"→"Kaplan-Meier"命令，在弹出的如图 12-7 所示的"Kaplan-Meier"对话框中进行相关参数的设置即可完成 Kaplan-Meier 分析。下面通过具体案例讲解如何在 SPSS 中进行 Kaplan-Meier 分析。

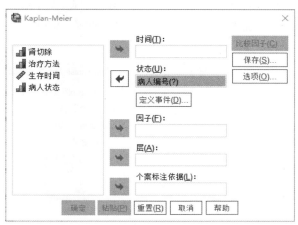

图 12-7　"Kaplan-Meier"对话框

数据文件	数据文件\chapter12\data12b.sav

12.2.1　数据描述

本案例的数据文件包含某医院对 58 位肾上腺样瘤病人在不同治疗方法研究中的数据，如表 12-4 所示（部分数据）。现要求利用 Kaplan-Meier 分析研究在切除肾条件下两种治疗方法的结果是否具有显著差异（数据来源：《生存数据分析的统计方法》，ELISA T.LEE 著）。

表 12-4　　　　　　　　　　　　　"data12b.sav"部分数据

病人编号	肾切除	治疗方法	生存时间	病人状态
1	1	1	77	0
2	1	1	18	1
3	0	1	8	1
4	1	1	68	1
5	1	1	35	1
6	1	1	8	1
7	1	1	26	1
8	1	1	84	1

12.2.2　SPSS 实现

（1）打开数据文件"data12b.sav"，执行菜单栏中的"分析"→"生存分析"→"Kaplan-Meier"命令，弹出"Kaplan-Meier"对话框。选中左侧变量列表中的"生存时间"变量，单击 ⇥ 按钮，将其作为时间变量选入"时间"选框中。选中左侧变量列表中的"病人状态"变量，单击 ⇥ 按钮，将其作为状态变量选入"状态"选框中。选中左侧变量列表中的"治疗方法"变量，单击 ⇥ 按钮，将其作为控制变量选入"因子"选框中。选中左侧变量列表中的"肾切除"变量，单击 ⇥ 按钮，将其作为分层变量选入"层"选框中。设置结果如图 12-8 所示。

（2）单击"状态"下面的"定义事件"按钮，弹出"Kaplan-Meier：为状态变量定义事件"对话框，在"单值"后面的输入框中输入"1"，如图 12-9 所示。单击"继续"按钮返回主对话框。

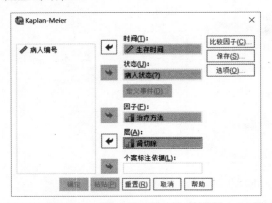
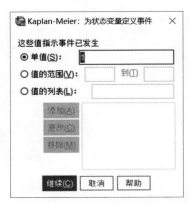

图 12-8　"Kaplan-Meier"对话框　　图 12-9　"Kaplan-Meier：为状态变量定义事件"对话框

（3）单击"比较因子"按钮，弹出"Kaplan-Meier：比较因子级别"对话框。勾选"秩的对数""布雷斯洛"和"塔罗内-韦尔"；选择"针对每个层成对比较"，如图 12-10 所示。单击"继续"按钮返回主对话框。

（4）单击"选项"按钮，弹出"Kaplan-Meier：选项"对话框。勾选"平均值和中位数生存分析函数"和"四分位数"复选框，如图 12-11 所示。单击"继续"按钮返回主对话框。

（5）完成所有设置后，单击"确定"按钮执行命令，此时会弹出个案处理摘要、生存分析时间的平均值和中位数等分析结果。

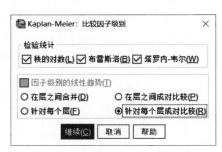
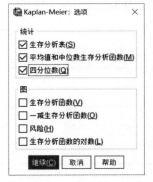

图 12-10　"Kaplan-Meier：比较因子级别"对话框　　图 12-11　"Kaplan-Meier：选项"对话框

12.2.3 结果分析

表 12-5 给出的是警告。由于数据中的"生存时间"中包含负数，所以会出现此警告。

表 12-5 警告

序号	警告信息
1	找到因变量值为负数或缺失的个案。将忽略这些个案

表 12-6 给出了因素变量各取值水平下的事件数与删失数的统计信息。Kaplan-Meier 分析过程将变量中的负数或缺失值剔除。数据文件中共有 58 个个案，但进入分析的共有 56 个个案，说明有 2 个个案的数据存在负数或缺失值。由表可以看出，切除肾的个案被删除了 9 个，这是因为状态变量被指定为 1，而非 1 的个案则未进入分析。

表 12-6 个案处理摘要

肾切除		总数	事件数	检剔后	
				个案数	百分比/%
否	化学与免疫法结合	7	7	0	0.0
	其他方法	3	3	0	0.0
	总体	10	10	0	0.0
是	化学与免疫法结合	29	25	4	13.8
	其他方法	17	12	5	29.4
	总体	46	37	9	19.6
总体	总体	56	47	9	16.1

表 12-7 给出了生存分析时间的平均值和中位数，表 12-8 给出了存活时间的百分位数。两个表中都是不同分层、不同处理情况的生存描述统计量。生存分析时间的平均值和中位数是生存时间的平均值和中位数，以及它们 95% 的置信区间。生存时间的百分位数是输出时间的四分位数，包括 25.0%、50.0% 和 75.0% 的数值。从两个表可以粗略看出：化学与免疫法结合的治疗方法同其他治疗方法在延长病人生存时间上的差异不太明显。更精确的判断需要通过假设检验确定。

表 12-7 生存分析时间的平均值和中位数

肾切除	治疗方法	平均值 [a]		95%置信区间		中位数		95%置信区间	
		估算	标准错误	下限	上限	估算	标准错误	下限	上限
否	化学与免疫法结合	12.571	2.034	8.585	16.558	12.000	3.928	4.301	19.699
	其他方法	8.000	0.000	8.000	8.000	8.000			
	总体	11.200	1.555	8.152	14.248	8.000	0.949	6.141	9.859
是	化学与免疫法结合	46.217	7.154	32.194	60.240	36.000	7.908	20.500	51.500
	其他方法	52.392	18.232	16.657	88.128	20.000	4.749	10.692	29.308
	总体	47.414	7.698	32.326	62.503	30.000	6.982	16.316	43.684
总体	总体	40.825	6.579	27.929	53.720	20.000	3.606	12.932	27.068

a. 如果已对生存分析时间进行检剔，那么估算将限于最大生存分析时间。

表 12-8 存活时间的百分位数

肾切除	治疗方法	25.0%		50.0%		75.0%	
		估算	标准错误	估算	标准错误	估算	标准错误
否	化学与免疫法结合	17.000	2.315	9.000	3.928	8.000	1.793
	其他方法	8.000		8.000		8.000	
	总体	12.000	3.795	8.000	0.949	8.000	0.791
是	化学与免疫法结合	72.000	13.537	36.000	7.908	11.000	3.404
	其他方法	40.000	8.277	20.000	4.749	13.000	2.627
	总体	68.000	9.163	30.000	6.982	11.000	2.962
总体	总体	52.000	11.250	20.000	3.606	10.000	1.614

表 12-9 给出了利用 3 种检验统计量分别对控制变量的不同水平做时序检验的结果。检验结果表明：无论病人的肾切除与否，化学与免疫法结合的治疗方法同其他治疗方法在延长病人生存时间上没有显著差异。

表 12-9 成对比较

肾切除	肾切除	治疗方法	化学与免疫法结合		其他方法	
			卡方	显著性	卡方	显著性
Log Rank (Mantel-Cox)	否	化学与免疫法结合			2.440	0.118
		其他方法	2.440	0.118		
	是	化学与免疫法结合			0.110	0.741
		其他方法	0.110	0.741		
Breslow (Generalized Wilcoxon)	否	化学与免疫法结合			2.182	0.140
		其他方法	2.182	0.140		
	是	化学与免疫法结合			0.264	0.607
		其他方法	0.264	0.607		
Tarone-Ware	否	化学与免疫法结合			2.312	0.128
		其他方法	2.312	0.128		
	是	化学与免疫法结合			0.304	0.582
		其他方法	0.304	0.582		

12.3 Cox 回归分析

Cox 回归模型用于拟合 Cox 比例风险模型，它是多因素生存分析比较常用的一种方法。该方法主要应用于肿瘤或其他慢性疾病的预后分析，其优点包括适用于多因素的分析、不考虑生存时间的分布形态、

扫码观看
配套视频

12.3 Cox 回归分析

能够有效地利用截尾数据等。

一般情况下，在 Cox 回归模型中，因变量常指生存时间，自变量则是与生存时间有关的一些变量，即协变量或预后变量。对于 Cox 回归模型，其需要满足两个前提假设：各危险因素的作用大小不随时间变化而变化；各危险因素之间不存在交互作用。此外，需注意：样本案例数不能太少，一般要求样本案例数为变量个数的 5~20 倍；生存资料的截尾数据不能超过 20%。要有一定发生结局事件例数。

执行菜单栏中的"分析"→"生存分析"→"Cox 回归"命令，在弹出的如图 12-12 所示的"Cox 回归"对话框中进行相关参数的设置即可完成 Cox 回归分析。下面通过具体案例讲解如何在 SPSS 中进行 Cox 回归分析。

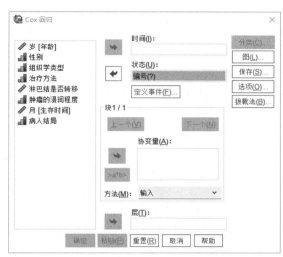

图 12-12　"Cox 回归"对话框

数据文件	数据文件\chapter12\data12c.sav

12.3.1　数据描述

本案例的数据文件包含 63 例病人的生存时间（单位为月）、结局及影响因素的数据，如表 12-10 所示（部分数据）。现要求利用 Cox 回归模型进行预后分析（数据来源：《医学统计学》，孙振球主编）。

表 12-10　　　　　　　　　　　　"data12c.sav" 部分数据

编号	年龄	性别	组织学类型	治疗方法	淋巴结是否转移	肿瘤的浸润程度	生存时间	病人结局
1	54	0	0	0	1	0	52	1
2	57	0	1	1	0	0	51	1
3	58	0	0	1	1	1	35	0
4	43	1	1	0	1	0	103	1
5	48	0	1	1	0	2	7	0
6	40	0	1	1	0	2	60	1
7	44	0	1	1	0	2	58	1
8	36	0	0	1	1	1	29	0

12.3.2　SPSS 实现

（1）打开"data12c.sav"数据文件，执行菜单栏中的"分析"→"生存分析"→"Cox 回归"命令，弹出"Cox 回归"对话框。选中"生存时间"变量，单击 按钮，将其作为时间变量选入"时间"选框。选中"病人结局"变量，单击 按钮，将其作为状态变量选入"状态"选框。选中"年龄""性别""组织学类型""治疗方法""淋巴结是否转移"和"肿瘤的浸润程度"变量，单击 ➡ 按钮，将其作为协变量选入"协变量"选框，并在"方法"下拉列表中选择"向后：瓦尔德"。设置结果如图 12-13 所示。

（2）单击"状态"下面的"定义事件"按钮，弹出"Cox 回归：为状态变量定义事件"对话框，在"单值"后面的输入框中输入"0"，如图 12-14 所示。单击"继续"按钮返回主对话框。

（3）单击"分类"按钮，弹出"Cox 回归：定义分类协变量"对话框。选择"组织学类型""淋巴结是否转移""治疗方法"和"肿瘤的浸润程度"变量进入"分类协变量"中。选中这 4 个变量，将对比方式均设为"指

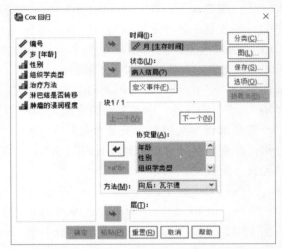

图 12-13 "Cox 回归"对话框

示符"，其中"组织学类型"变量的"参考类别"为"第一个"，其他 3 个分类协变量的参考类别均为"最后一个"，如图 12-15 所示。单击"继续"按钮返回主对话框。

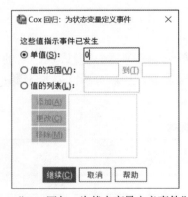

图 12-14 "Cox 回归：为状态变量定义事件"对话框

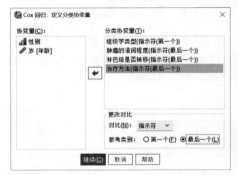

图 12-15 "Cox 回归：定义分类协变量"对话框

（4）单击"图"按钮，弹出"Cox 回归：图"对话框，勾选"生存分析""风险"复选框；并选中协变量列表中的"治疗方法"变量，单击 ➡ 按钮，将其选入"针对下列各项绘制单独的线条"选框，如图 12-16 所示。单击"继续"按钮返回主对话框。

（5）单击"选项"按钮，弹出"Cox 回归：选项"对话框。勾选"Exp(B)的置信区间"和"估算值的相关性"复选框；选择"在每个步骤"，如图 12-17 所示。单击"继续"按钮返回主对话框。

（6）完成所有设置后，单击"确定"按钮执行命令，此时系统会弹出个案处理摘要、分类变量编码等分析结果。

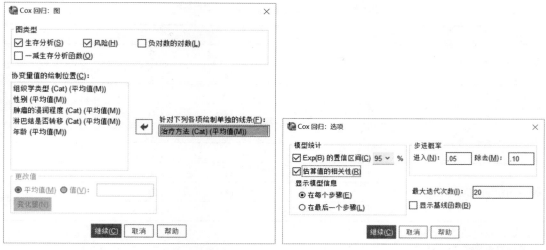

图 12-16 "Cox 回归：图"对话框   图 12-17 "Cox 回归：选项"对话框

12.3.3 结果分析

表 12-11 所示的个案处理摘要中给出了对数据处理的说明。从表中可以看出，个案总数为 63，用于分析的个案数为 26，被检剔的个案数为 37，带有缺失值和负时间的个案数为 0，在层中最早发生的事件前检剔后的个案数为 0。删除个案不会用于计算回归系数，但会用于计算基准危险率。

表 12-11   个案处理摘要

		个案数	百分比/%
可以在分析中使用的个案	事件 [a]	26	41.3
	检剔后	37	58.7
	总计	63	100.0
已删除的个案	具有缺失值的个案	0	0.0
	具有负时间的个案	0	0.0
	层中最早发生的事件之前检剔后的个案	0	0.0
	总计	0	0.0
总计		63	100.0

a. 因变量：月。

表 12-12 给出了对分类变量自动编码的结果，它有助于解释分类协变量的回归系数。由"(1)"列可以看出，取值为 0 的表示参考类别。默认情况下，参考类别为分类变量取值的最后一个类别。但本案例中在参数设置时，将组织学类型的参考类别选为第一个，所以，该变量的第一分类是参考类别，即在原始数据中的取值为 0 的低分化这一类。

表 12-12   分类变量编码 a,c,e,f

		频率	(1)d	(2)
组织学类型 b	0=低分化	31	0	
	1=高分化	32	1	
治疗方法 b	0=新方法	26	1	
	1=传统方法	37	0	
淋巴结是否转移 b	0=否	27	1	
	1=是	36	0	
肿瘤的浸润程度 b	0=未突破浆膜	21	1	0
	1=突破浆膜	16	0	1
	2=严重突破浆膜	26	0	0

a. 类别变量：组织学类型。

b. 指示符参数编码。

c. 类别变量：治疗方法。

d. 由于 (0,1) 变量已重新编码，因此其系数不会与指示符(0,1)编码的系数相同。

e. 类别变量：淋巴结是否转移。

f. 类别变量：肿瘤的浸润程度。

表 12-13 给出了向后：瓦尔德法的系数检验结果，包括每一步对系数检验的对数似然比值、总体（得分）的卡方检验、从上一步到本步变化量的卡方检验。如果删除一个变量后的卡方更改量的显著性大于 0.05，则去除此变量是合理的。

表 12-13   模型系数的 Omnibus 检验 f

步长	-2 对数似然	总体（得分）			从上一步进行更改			从上一块进行更改		
		卡方	自由度	显著性	卡方	自由度	显著性	卡方	自由度	显著性
1a	175.496	25.785	7	<0.001	26.498	7	<0.001	26.498	7	<0.001
2b	175.795	25.699	6	<0.001	0.299	1	0.585	26.199	6	<0.001
3c	176.046	25.498	5	<0.001	0.252	1	0.616	25.947	5	<0.001
4d	177.227	23.874	4	<0.001	1.181	1	0.277	24.766	4	<0.001
5e	182.777	17.594	2	<0.001	5.550	2	0.062	19.217	2	<0.001

a. 在步骤号 1："年龄""性别""组织学类型""治疗方法""淋巴结是否转移""肿瘤的浸润程度"处输入的变量。

b. 在步骤号 2："组织学类型"处除去的变量。

c. 在步骤号 3："年龄"处除去的变量。

d. 在步骤号 4："性别"处除去的变量。

e. 在步骤号 5："肿瘤的浸润程度"处除去的变量。

f. 起始块号 1。方法 = 向后步进（瓦尔德）。

例如本案例中"从上一步进行更改"列中步骤 2、3、4、5 的显著性均大于 0.05，由此可知在步骤 2、3、4、5 分别剔除组织学类型、年龄、性别、肿瘤的浸润程度都是合理的；反之，如果加入一个变量后卡方更改量的显著性小于 0.05，则加入此变量是合理的。

表 12-14 给出了向后逐步回归（向后：瓦尔德）法的系数检验结果，即使用每一步向

后剔除拟合的统计量和瓦尔德法的系数检验。由表可知，步骤 1 是使全部指定的协变量进入模型，但瓦尔德检验说明在这一步中几乎没有变量对模型贡献显著；步骤 5 一步步剔除对模型没有统计意义的协变量，最后剩下治疗方法、淋巴结是否转移，瓦尔德检验结果说明这两个变量对模型贡献显著。

"Exp(B)"列表示变量相对于参考类别的危险率。在步骤 5 中，治疗方法变量相对于参考变量的危险率为 0.172，由此可知治疗方法变量相对于参考类别（值标签取值为 1，即传统方法）来说，危险率仅为参考类别的 0.172；同理，淋巴结是否转移变量的相对危险率为 0.394，表明其仅为参考类别（值标签取值为 1，即淋巴结转移）的 0.394。所以，可得出结论：新治疗方法和淋巴结未转移能延长病人的生存时间。

表 12-14　　　　　　　　　　　　方程式中的变量

		B	SE	瓦尔德	自由度	显著性	Exp(B)
步骤 1	年龄	−0.011	0.017	0.424	1	0.515	0.989
	性别	−0.654	0.643	1.033	1	0.309	0.520
	组织学类型	0.383	0.679	0.319	1	0.572	1.467
	治疗方法	−1.027	0.758	1.838	1	0.175	0.358
	淋巴结是否转移	−1.386	0.748	3.428	1	0.064	0.250
	肿瘤的浸润程度			4.234	2	0.120	
	肿瘤的浸润程度（1）	−1.171	0.593	3.907	1	0.048	0.310
	肿瘤的浸润程度（2）	−0.025	0.462	0.003	1	0.957	0.975
步骤 2	年龄	−0.008	0.017	0.251	1	0.616	0.992
	性别	−0.667	0.634	1.107	1	0.293	0.513
	治疗方法	−1.007	0.747	1.815	1	0.178	0.365
	淋巴结是否转移	−1.045	0.459	5.183	1	0.023	0.352
	肿瘤的浸润程度			4.062	2	0.131	
	肿瘤的浸润程度（1）	−1.140	0.590	3.729	1	0.053	0.320
	肿瘤的浸润程度（2）	−0.009	0.461	0.000	1	0.984	0.991
步骤 3	性别	−0.658	0.637	1.067	1	0.302	0.518
	治疗方法	−1.023	0.749	1.863	1	0.172	0.360
	淋巴结是否转移	−1.008	0.454	4.924	1	0.026	0.365
	肿瘤的浸润程度			4.188	2	0.123	
	肿瘤的浸润程度（1）	−1.158	0.588	3.881	1	0.049	0.314
	肿瘤的浸润程度（2）	−0.021	0.460	0.002	1	0.964	0.979
步骤 4	治疗方法	−1.527	0.561	7.401	1	0.007	0.217
	淋巴结是否转移	−1.012	0.454	4.965	1	0.026	0.364
	肿瘤的浸润程度			4.438	2	0.109	
	肿瘤的浸润程度（1）	−1.140	0.581	3.842	1	0.050	0.320
	肿瘤的浸润程度（2）	0.080	0.455	0.031	1	0.860	1.083
步骤 5	治疗方法	−1.762	0.548	10.337	1	0.001	0.172
	淋巴结是否转移	−0.931	0.445	4.389	1	0.036	0.394

表 12-15 展示了拟合结束时，未进入模型的变量统计量（注：不涉及步骤 1）。统计结果显著性都大于 0.05，表明对模型无统计意义的变量都没有进入模型。

表 12-15　　　　　　　　　　　　　　未进入模型的变量 [a,b,c,d]

未包括在方程中的变量 [a,b,c,d]				
步骤 2	组织学类型	0.322	1	0.570
步骤 3	年龄	0.252	1	0.616
	组织学类型	0.137	1	0.711
步骤 4	年龄	0.207	1	0.649
	性别	1.083	1	0.298
	组织学类型	0.225	1	0.636
步骤 5	年龄	0.420	1	0.517
	性别	1.398	1	0.237
	组织学类型	0.046	1	0.830
	肿瘤的浸润程度	4.886	2	0.087
	肿瘤的浸润程度（1）	4.845	1	0.028
	肿瘤的浸润程度（2）	1.113	1	0.292

a. 残差卡方 = 0.322，自由度为 1，显著性 = 0.570。
b. 残差卡方 = 0.564，自由度为 2，显著性 = 0.754。
c. 残差卡方 = 1.657，自由度为 3，显著性 = 0.647。
d. 残差卡方 = 6.282，自由度为 5，显著性 = 0.280。

从表 12-16 中可以看出，两个变量之间的相关系数不大，说明进入模型的变量之间基本相互独立，共线性问题不明显。

表 12-16　　　　　　　　　　　　　　回归系数的相关性矩阵

	治疗方法
淋巴结是否转移	0.011

表 12-17 给出了每个预测变量的均值，以及在设置中所指定的作图协变量的各个模式。

表 12-17　　　　　　　　　　　　　　协变量平均值和模式值

	平均值	模式	
		1	2
年龄	46.857	46.857	46.857
性别	0.460	0.460	0.460
组织学类型	0.508	0.508	0.508
治疗方法	0.413	1.000	0.000
淋巴结是否转移	0.429	0.429	0.429
肿瘤的浸润程度（1）	0.333	0.333	0.333
肿瘤的浸润程度（2）	0.254	0.254	0.254

图 12-18 是协变量平均值处的生存函数，其是各协变量取均值时的累计生存函数图，数据来自表 12-17，即"协变量平均值和模式值"。图 12-19 是模式 1-2 的生存函数，其是按治疗方法分组后的累计生存函数图，由图可知，新方法的生存函数曲线较高，而传统方法的生存函数曲线偏低。

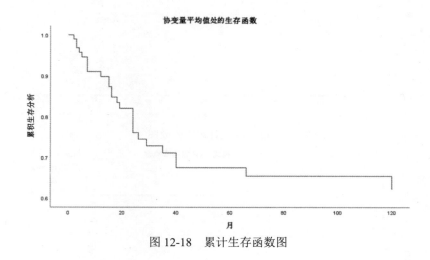

图 12-18　累计生存函数图

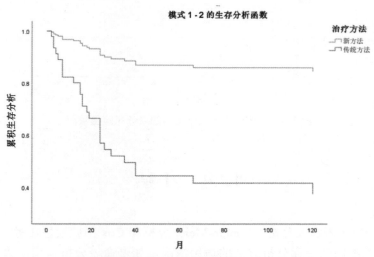

图 12-19　按治疗方法分组后的累计生存函数图

图 12-20 是各协变量取平均值时的累计风险函数图，数据来自表 12-17，即"协变量平均值和模式值"。图 12-21 是按治疗方法分组后的累计风险函数图。这两张图所反映的信息与图 12-18 和图 12-19 类似。

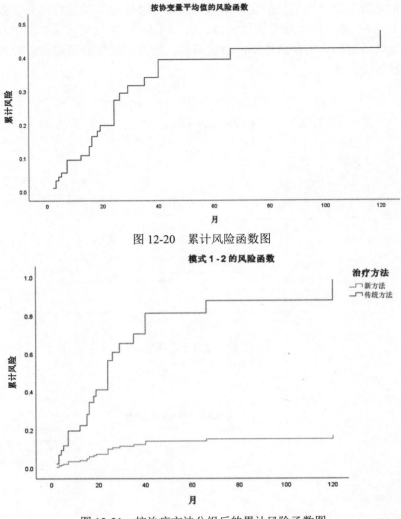

图 12-20 累计风险函数图

图 12-21 按治疗方法分组后的累计风险函数图

12.4 小结

本章主要介绍了寿命表分析、Kaplan-Meier 分析和 Cox 回归模型在医学统计分析当中的应用，介绍了不同的生存分析方法的适用情况，如寿命表分析适用于大样本的情况，Kaplan-Meier 分析适用于样本较小的情况等。

12.5 习题

1. 数据文件 ex12a.sav 中为某研究中不同确诊年龄段患者的生存时间的数据，现要求利用本章学习的内容分析不同确诊年龄段的患者生存时间是否具有显著差异。

（数据存储于数据文件\chapter12\ex12a.sav 中。）

2．数据文件 ex12b.sav 中为研究新型癌症药物治疗方法的效果的数据，治疗方法分成传统方法和新方法两组，现要求利用本章学习的内容针对传统方法和新方法进行预后分析。

（数据存储于数据文件\chapter12\ex12b.sav 中。）

3．数据文件 ex12c.sav 中为研究新型白血病药物的治疗效果的数据，治疗方法分成传统方法和新方法两组，现要求利用本章学习的内容分析比较两种方法的效果是否具有显著差异。

（数据存储于数据文件\chapter12\ex12c.sav 中。）

第13章　医学资料的时间序列分析

时间序列是通过定期度量时间段中某个变量获得的一组观察值，很多数据都可以时间序列的形式存在，如一年中每个月物品的销售量、每天的股票价格、若干年的人口的总数、一个国家几十年的 GDP 等，它们都有一个共同点，即都曾在一定时间长度内的已知间隔定期观察某个变量。时间序列数据与以往研究的数据有不同之处，以往的数据都是在某一个时刻或某一段时间内存在的数据，没有先后顺序可言，交换个案之间的顺序对于分析结果没有影响。但是，时间序列数据是不能随意交换先后顺序的，相邻观测值之间通常是不独立的，存在着某种前后相承的关系，所以分析这类数据就需要特殊的分析方法，即时间序列分析，它通过对时间序列进行观察、研究，寻找它们的发展规律，从而预测将来的发展趋势。本章主要介绍时间序列的预处理、序列图、季节性分解、谱分析、自相关、创建时间序列模型、应用时间序列模型和交叉相关性。

学习目标：
（1）了解时间序列与一般序列的区别。
（2）理解时间序列分析的作用。
（3）熟知各个对话框中的参数含义。
（4）熟练掌握时间序列分析的操作步骤。
（5）深刻理解各项结果的含义。

13.1　时间序列的预处理

时间序列分析可以分为描述性时间序列分析和统计时间序列分析。描述性时间序列分析就是通过比较先后的数据，经过作图观测，来发现时间序列数据的一些特点和发展规律，通常情况下描述性时间序列分析是在进行统计时间序列分析之前的一些探索研究。

扫码观看
配套视频

13.1 时间序列的预处理

而统计时间序列分析又可以分为频域分析和时域分析，前者是将时间序列看成不同频率的正弦波或余弦波叠加的结果，主要分析其频率特征，常用于电子信号等方面，本书不涉及这方面的知识；后者认为时间序列观测值之间具有一定的关系，通过拟合模型来重点分析这种关系随时间而变化的趋势。

在对时间序列进行分析之前，需要对其进行预处理，在 SPSS 中，预处理主要分 3 步。
（1）检查时间序列是否存在缺失值，对存在缺失值的数据进行替换。
（2）SPSS 需要对时间变量进行标识，所以需要对时间序列进行定义。

（3）时间序列分析方法是建立在序列满足平稳性的条件上的，所以往往需要对时间序列进行计算和创建来满足平稳性的要求。

数据文件	数据文件\chapter13\data13a.sav

13.1.1 替换缺失值

如果要进行时间序列分析的数据中存在缺失值，可以采取直接删除的方法来解决，序列开头和末尾的缺失值可能不会引发特殊的问题，只会缩短序列的有效长度，但是序列中间的缺失值则可能导致原有时间序列的周期发生错位，无法得到正确的分析结果，所以可以采用替换缺失值的方法，对缺失值进行替换，执行"转换"→"替换缺失值"命令，弹出"替换缺失值"对话框，如图13-1所示。

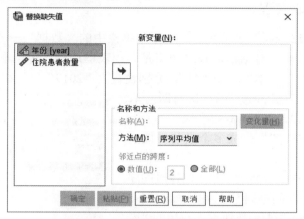

图13-1 "替换缺失值"对话框

13.1.2 定义时间变量

在 SPSS 中进行时间序列分析时，只有用户定义了时间变量，系统才能识别指定序列的时间变量，确保输出标识的正确性。执行"数据"→"定义日期和时间"命令，弹出"定义日期"对话框，如图13-2所示，各项用途如下。

- "个案是"列表框：给出了多种时间格式，有"年""年，季度"等。
- "第一个个案是"栏：定义起始日期值，该值作为第一个观测量，之后的观测量根据时间间隔自动生成。
- 当前日期：显示定义的起始日期值。

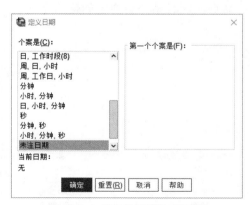

图13-2 "定义日期"对话框

13.1.3 数据描述

本案例的数据文件包含 2019 年 1 月—2021 年 12 月某医院的住院患者数量统计资料，如表 13-1 所示（部分数据）。现要求为这个时间序列建立时间序列新变量。

表 13-1 "data13a.sav"数据

日期	住院患者数量
2019/1/1	651
2019/2/1	698
2019/3/1	785
2019/4/1	756
2019/5/1	844
2019/6/1	802
2019/7/1	869
2019/8/1	839

13.1.4 SPSS 实现

（1）打开"data13a.sav"数据文件，执行菜单栏中的"数据"→"定义日期和时间"命令，弹出"定义日期"对话框。在"个案是"列表框选择"年，季度，月"，在"第一个个案是"栏可见"年""季度"和"月"，分别设置为"2019""1"和"1"，在右边的"更高级别的周期长度"可见"季度"的默认周期为4，"月"的默认周期为12，如图 13-3 所示。

（2）此时"数据视图"生成多个当前日期的新变量，如图 13-4 所示。

（3）执行菜单栏中的"转换"→"创建时间序列"命令，弹出"创建时间序列"对话框。如图 13-5 所示，将"年份"变量通过 ➡ 按钮选入右边的"变量->新名称"列表，其他保持系统默认选择。

（4）完成所有设置后，单击"确定"按钮执行命令，此时系统会弹出创建的序列。

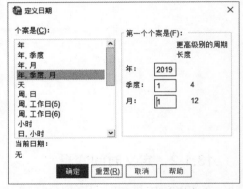

图 13-3 "定义日期"对话框

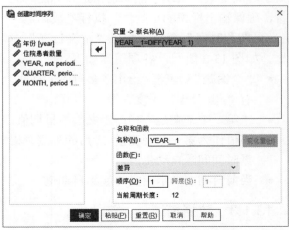

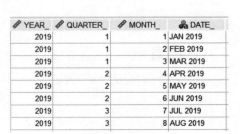

图 13-4 "数据视图"

图 13-5 "创建时间序列"对话框

13.1.5　结果分析

从表 13-2 可以看出新序列名称、第一个非缺失值的个案编号、最后一个非缺失值的个案编号、有效个案数以及创建函数。

表 13-2　　　　　　　　　　　　　　　创建的序列

	序列名称	非缺失值的个案编号		有效个案数	创建函数
		第一个	最后一个		
1	YEAR__1	2	36	35	DIFF(YEAR_,1)

13.2　序列图

在创建时间序列模型之前，需要了解时间序列数据的性质，如是否呈现某种变化趋势、是否存在周期性波动等，可以通过对时间序列作序列图来判断。

执行菜单栏中的"分析"→"时间序列预测"→"序列图"命令，在弹出的如图 13-6 所示的"序列图"对话框中进行相关参数的设置即可完成序列图分析。下面通过具体案例讲解如何在 SPSS 中进行序列图分析。

扫码观看
配套视频

13.2　序列图

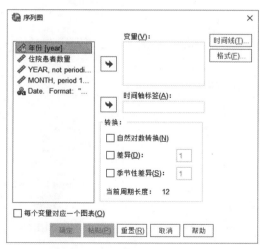

图 13-6　　"序列图"对话框

数据文件	数据文件\chapter13\data13b.sav

13.2.1　数据描述

本案例的数据文件包含 2019 年 1 月—2021 年 12 月某医院的住院患者数量统计资料，如表 13-3 所示（部分数据）。现要求用序列图对住院患者数量进行分析。

表 13-3   "data13b.sav" 部分数据

日期	住院患者数量
2019/1/1	651
2019/2/1	698
2019/3/1	785
2019/4/1	756
2019/5/1	844
2019/6/1	802
2019/7/1	869
2019/8/1	839

13.2.2   SPSS 实现

（1）打开"data13b.sav"数据文件，执行菜单栏中的"数据"→"定义日期和时间"命令，弹出"定义日期"对话框。如图 13-7 所示，在"个案是"列表框中选择"年，月"，"年"后输入框中输入"2019"，"月"后输入框中输入"1"，单击"确定"按钮定义日期，在数据编辑窗口就可以看到起始日期定义为 2019 年 1 月。

（2）执行菜单栏中的"分析"→"时间序列预测"→"序列图"命令，弹出"序列图"对话框。从变量列表中选择"住院患者数量"变量，通过 ⬇ 按钮将其选入"变量"列表，将"年份"变量选入"时间轴标签"列表，用来标示时间轴，如图 13-8 所示。

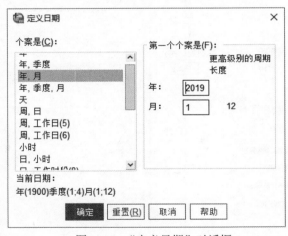

图 13-7   "定义日期"对话框

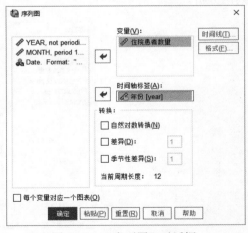

图 13-8   "序列图"对话框

（3）单击"时间线"按钮，弹出"序列图：时间轴参考线"对话框。选择"绘制日期参考线"选项，在"年"输入框中输入"2020"，在"月"输入框中输入"1"，如图 13-9 所示。单击"继续"按钮返回主对话框。

（4）完成所有设置后，单击"确定"按钮执行命令，此时系统会弹出模型描述、个案处理摘要、序列图等分析结果。

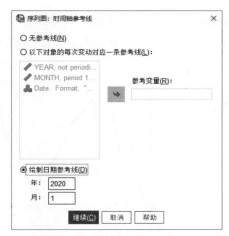

图 13-9 "序列图：时间轴参考线"对话框

13.2.3 结果分析

表 13-4 给出了模型的一些基本信息，包括模型名称（MOD_1）、系列或序列（住院患者数量）、转换（无）、非季节性差分（0）、季节性差分（0）、季节性周期长度（12）、水平轴标（年份）、干预开始（2020 年 1 月）、参考线（无）和曲线下方的区域（未填充）等。

表 13-4 模型描述

模型名称		MOD_1
系列或序列	1	住院患者数量
转换		无
非季节性差分		0
季节性差分		0
季节性周期长度		12
水平轴标		年份
干预开始		YEAR, not periodic=2020, MONTH, period 12=1
参考线		无
曲线下方的区域		未填充

正在应用来自 MOD_1 的模型指定项。

从表 13-5 可以看出系列或序列长度为 36，没有缺失值。

表 13-5 个案处理摘要

		住院患者数量
系列或序列长度		36
图中的缺失值数目	用户缺失值	0
	系统缺失值	0

图 13-10 显示了从 2019 年 1 月—2021 年 12 月每个月住院患者数量的序列图，竖线为

参考线,对应的时间为 2020 年 1 月,从图中可见:序列表现出明显的上下波动趋势,此外基本上每年的 6～7 月住院患者数量都达到一个高峰,呈现出较为明显的周期性波动特征。

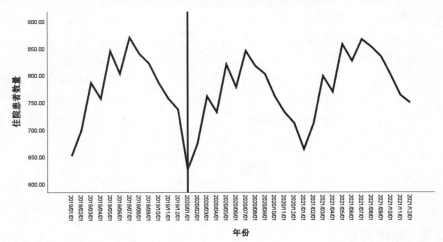

图 13-10 序列图

13.3 季节性分解

扫码观看
配套视频

13.3 季节性分解

季节性分解过程可将一个时间序列分解成一个周期性成分、一个组合趋势和循环的成分,以及一个"误差"成分,此过程是对统计方法 I(也称为比率与移动平均值方法)的实现。例如科学家想要对特定气象站的臭氧层每月测量结果进行分析,目标是确定数据中是否存在任何趋势。为了揭示真实趋势,由于季节性影响,科学家首先需要考虑所读取资料中的变异。可使用季节性分解来删除任何系统性的周期性变化,然后对周期性调整序列执行趋势分析。

执行菜单栏中的"分析"→"时间序列预测"→"季节性分解"命令,在弹出的如图 13-11 所示的"季节性分解"对话框中进行相关参数的设置即可完成季节性分解分析。下面通过具体案例讲解如何在 SPSS 中进行季节性分解分析。

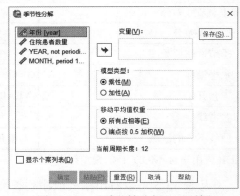

图 13-11 "季节性分解"对话框

数据文件	数据文件\chapter13\data13b.sav

13.3.1 数据描述

本案例的数据文件包含 2018 年 1 月—2021 年 12 月某医院的住院患者数量统计,如表 13-6 所示(部分数据)。现要求对住院患者数量进行季节性分解。

表 13-6 "data13b.sav" 部分数据

日期	住院患者数量
2018/1/1	550
2018/2/1	598
2018/3/1	685
2018/4/1	655
2018/5/1	750
2018/6/1	755
2018/7/1	769
2018/8/1	739
2018/9/1	721
2018/10/1	675
2018/11/1	670
2018/12/1	640

13.3.2 SPSS 实现

（1）打开"data13b.sav"数据文件，定义日期参照 13.2 节，不再重复介绍。

（2）执行菜单栏中的"分析"→"时间序列预测"→"季节性分解"命令，弹出"季节性分解"对话框。从左边变量列表中选择"住院患者数量"变量，通过 ➡ 按钮将其选入"变量"列表，在"模型类型"选项组选择"乘性"选项，在"移动平均值权重"选项组选择"端点按 0.5 加权"选项，并勾选"显示个案列表"复选框，如图 13-12 所示。

（3）单击"保存"按钮，弹出"季节：保存"对话框，选择"添加到文件"选项，如图 13-13 所示。单击"继续"按钮返回主对话框。

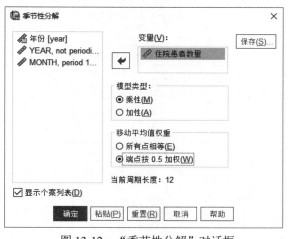

图 13-12 "季节性分解"对话框

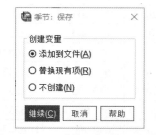

图 13-13 "季节：保存"对话框

（4）完成所有设置后，单击"确定"按钮执行命令，此时系统会弹出模型描述、季节性分解等分析结果。

13.3.3 结果分析

表 13-7 给出了模型的一些基本信息，包括模型名称（MOD_1）、模型类型（乘性）、序列名称（住院患者数量）、季节性周期长度（12）和移动平均值的计算方法（跨度等于周期长度加 1，且端点按 0.5 加权）。

表 13-7 模型描述

模型名称		MOD_1
模型类型		乘性
序列名称	1	住院患者数量
季节性周期长度		12
移动平均值的计算方法		跨度等于周期长度加 1，且端点按 0.5 加权

注：正在应用来自 MOD_1 的模型指定项。

表 13-8 列出了变量的原始序列、季节因子、季节性调整序列等信息，只截取了部分结果（2018 年 1 月—2020 年 1 月），从表 13-8 可以看出每年的 7 月季节因子数值最高，说明 7 月对序列的影响最大，可以判断住院患者数量的周期为 12，即 1 年。

表 13-8 季节性分解

序列名称：住院患者数量							
DATE_	原始序列	移动平均序列	原始序列与移动平均序列之比/%	季节因子/%	季节性调整序列	平滑趋势周期序列	不规则（误差）因子
JAN 2018	550.000			85.5	642.997	651.468	0.987
FEB 2018	598.000			91.3	654.801	656.129	0.998
MAR 2018	685.000			102.1	670.589	665.450	1.008
APR 2018	655.000			98.1	667.959	678.576	0.984
MAY 2018	750.000			108.9	688.768	691.242	0.996
JUN 2018	755.000			103.5	729.797	700.021	1.043
JUL 2018	769.000	688.1250	111.8	111.6	688.772	697.395	0.988
AUG 2018	739.000	696.5000	106.1	107.5	687.761	691.477	0.995
SEP 2018	721.000	704.8333	102.3	105.0	686.352	687.536	0.998
OCT 2018	675.000	713.2083	94.6	99.3	679.969	689.395	0.986
NOV 2018	670.000	721.3333	92.9	95.1	704.536	701.244	1.005
DEC 2018	640.000	727.2083	88.0	92.1	695.112	717.869	0.968
JAN 2019	651.000	733.3333	88.8	85.5	761.074	741.674	1.026
FEB 2019	698.000	741.6667	94.1	91.3	764.299	757.565	1.009
MAR 2019	785.000	750.0000	104.7	102.1	768.486	768.015	1.001
APR 2019	756.000	758.7500	99.6	98.1	770.957	771.062	1.000
MAY 2019	844.000	766.9167	110.1	108.9	775.093	773.831	1.002
JUN 2019	802.000	774.5000	103.6	103.5	775.228	776.037	0.999

续表

	序列名称：住院患者数量						
DATE_	原始序列	移动平均序列	原始序列与移动平均序列之比/%	季节因子/%	季节性调整序列	平滑趋势周期序列	不规则（误差）因子
JUL 2019	869.000	777.4583	111.8	111.6	778.339	778.197	1.000
AUG 2019	839.000	775.3750	108.2	107.5	780.827	780.918	1.000
SEP 2019	821.000	773.2917	106.2	105.0	781.547	784.573	0.996
OCT 2019	785.000	771.2083	101.8	99.3	790.778	789.508	1.002
NOV 2019	756.000	769.1250	98.3	95.1	794.969	786.513	1.011
DEC 2019	736.000	767.0417	96.0	92.1	799.378	775.497	1.031
JAN 2020	626.000	764.9583	81.8	85.5	731.847	756.347	0.968

从图 13-14 可以看到在数据编辑窗口生成的住院患者数量的误差项（ERR_1）、季节校准序列（SAS_1）、季节因素指数（SAF_1）和季节趋势周期（STC_1）。

	year	住院患者数量	YEAR_	MONTH_	DATE_	ERR_1	SAS_1	SAF_1	STC_1
	2018/01/01	550.00	2018	1	JAN 2018	0.98700	642.99665	0.85537	651.46821
	2018/02/01	598.00	2018	2	FEB 2018	0.99798	654.80054	0.91326	656.12882
	2018/03/01	685.00	2018	3	MAR 2018	1.00772	670.58927	1.02149	665.45005
	2018/04/01	655.00	2018	4	APR 2018	0.98435	667.95857	0.98060	678.57639
	2018/05/01	750.00	2018	5	MAY 2018	0.99642	688.76774	1.08890	691.24181
	2018/06/01	755.00	2018	6	JUN 2018	1.04254	729.79727	1.03453	700.02120
	2018/07/01	769.00	2018	7	JUL 2018	0.98764	688.77213	1.11648	697.39473
	2018/08/01	739.00	2018	8	AUG 2018	0.99462	687.76071	1.07450	691.47747

图 13-14　保存的变量

13.4　谱分析

谱分析过程主要用来标识时间序列中的周期行为，特点是不需要分析一个时间点与下一个时间点之间的变异，只需要按不同频率的周期性成分分析整体序列的变异。平滑序列在低频率具有更强的周期性成分；而随机变异（"白噪声"）将成分强度分布到所有频率。

执行菜单栏中的"分析"→"时间序列预测"→"谱分析"命令，在弹出的如图 13-15 所示的"谱图"对话框中进行相关参数的设置即可完成谱分析。下面通过具体案例讲解如何在 SPSS 中进行谱分析。

扫码观看配套视频

13.4　谱分析

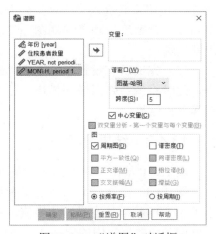

图 13-15　"谱图"对话框

数据文件	数据文件\chapter13\data13b.sav

13.4.1 数据描述

本案例的数据文件包含 2018 年 1 月—2021 年 12 月某医院的住院患者数量统计资料，如表 13-9 所示（部分数据）。现要求对住院患者数量进行谱分析。

表 13-9   "data13b.sav" 数据

日期	住院患者数量
2018/1/1	550
2018/2/1	598
2018/3/1	685
2018/4/1	655
2018/5/1	750
2018/6/1	755
2018/7/1	769
2018/8/1	739
2018/9/1	721
2018/10/1	675
2018/11/1	670
2018/12/1	640

13.4.2 SPSS 实现

（1）打开"data13b.sav"数据文件，定义时间日期，参照 13.2 节，不再重复介绍。

（2）执行菜单栏中的"分析"→"时间序列预测"→"谱分析"命令，弹出"谱图"对话框。如图 13-16 所示，从左边的变量列表中选择"住院患者数量"变量，通过 ▶ 按钮将其选入"变量"列表，在"图"选项组中勾选"谱密度"和"周期图"复选框，其他采用系统默认选项。

（3）完成所有设置后，单击"确定"按钮执行命令，此时系统会弹出模型描述、住院患者数量的周期图等分析结果。

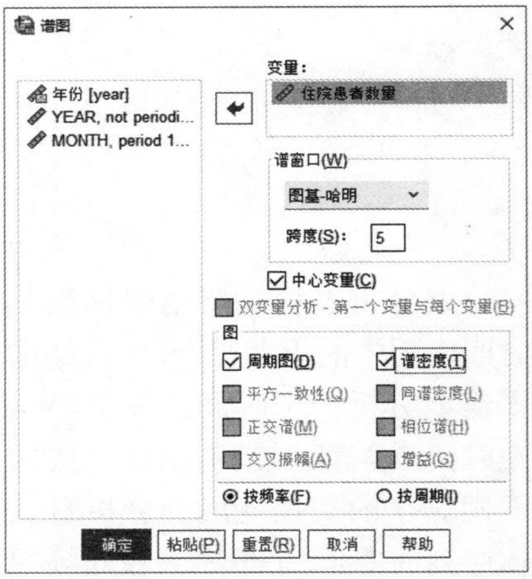

图 13-16   "谱图"对话框

13.4.3 结果分析

表 13-10 给出了模型的一些基本信息，包括模型名称、分析类型、序列名称等。

图 13-17 是按频率的住院患者数量周期图，从周期图可以看出有很多连续的峰值，在小于 0.1 的频率处有最高的峰值，初步判断此数据可能包含一个年度的周期成分，一个年度周期对应数据集中的周期 12，而频率和周期互为倒数，周期 12 对应的频率为 1/12（约 0.08），刚好与最高峰值处的频率相一致。

表 13-10 模型描述

模型名称			MOD_4
分析类型			单变量
序列名称	1		住院患者数量
值范围			通过零点居中进行精简
周期图平滑	谱窗口		图基-哈明
	窗口跨度		5
	权重值	W(−2)	2.182
		W(−1)	2.225
		W(0)	2.240
		W(1)	2.225
		W(2)	2.182

注：正在应用来自 MOD_4 的模型指定项。

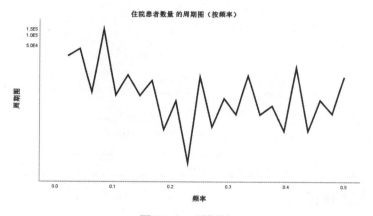

图 13-17 周期图

图13-18是按频率的住院患者数量谱密度图,谱密度图是消除背景噪声并平滑后的周期图,可以看出最高峰值所在的频率大概是 0.08 处,结合周期图和谱密度图可以判断数据拥有一个年度的周期成分。

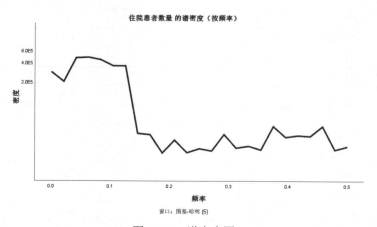

图 13-18 谱密度图

13.5 自相关分析

时间序列的自相关分析用于了解不同间隔的观察值之间的相关程度，而用来解释自相关系数的工具就是相关图，可根据自相关图和偏自相关图来分析观察值之间的相关程度。

执行菜单栏中的"分析"→"时间序列预测"→"自相关"命令，在弹出的如图 13-19 所示的"自相关性"对话框中进行相关参数的设置即可完成自相关分析。下面通过具体案例讲解如何在 SPSS 中进行自相关分析。

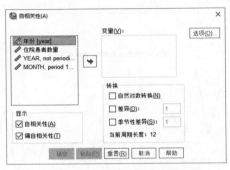

图 13-19 "自相关性"对话框

数据文件	数据文件\chapter13\data13b.sav

13.5.1 数据描述

本案例的数据文件包含 2018 年 1 月—2021 年 12 月某医院的住院患者数量统计资料，如表 13-11 所示（部分数据）。现要求对住院患者数量进行自相关分析。

表 13-11   "data13b.sav"数据

日期	住院患者数量
2018/1/1	550
2018/2/1	598
2018/3/1	685
2018/4/1	655
2018/5/1	750
2018/6/1	755
2018/7/1	769
2018/8/1	739
2018/9/1	721
2018/10/1	675
2018/11/1	670
2018/12/1	640

13.5.2 SPSS 实现

（1）打开"data13b.sav"数据文件，定义时间日期，参照 13.2 节，不再重复介绍。

（2）执行菜单栏中的"分析"→"时间序列预测"→"自相关"命令，弹出"自相关性"对话框。从左边的变量列表中选择"住院患者数量"变量，通过 ➡ 按钮将其选入"变量"列表，在"显示"选项组中勾选"自相关性"和"偏自相关性"复选框，如图 13-20 所示。

（3）单击"选项"按钮，弹出"自相关性：选项"对话框，如图 13-21 所示，在"最大延迟数"输入框中输入"30"，单击"继续"按钮返回主对话框。

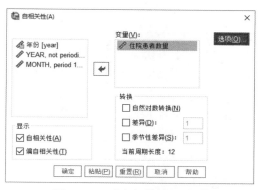

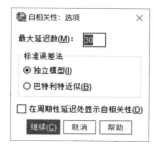

图 13-20　"自相关性"对话框　　　　图 13-21　"自相关性：选项"对话框

（4）完成所有设置后，单击"确定"按钮执行命令，此时系统会弹出模型描述、个案处理摘要、自相关性等分析结果。

13.5.3 结果分析

表 13-12 给出了模型的一些基本信息，从上到下依次为模型名称（MOD_1）、序列名称（住院患者数量）、转换（无）、非季节性差分（0）、季节性差分（0）、季节性周期长度（12）、最大延迟数（30）、为计算自相关性标准误差而假定的过程［独立性（白噪声）］，显示和绘制（所有延迟）。

表 13-12　　　　　　　　　　　　　　模型描述

模型名称		MOD_1
序列名称	1	住院患者数量
转换		无
非季节性差分		0
季节性差分		0
季节性周期长度		12
最大延迟数		30
为计算自相关性标准误差而假定的过程		独立性（白噪声）[a]
显示和绘制		所有延迟

注：正在应用来自 MOD_1 的模型指定项。

a. 不适用于计算偏自相关性的标准误差。

从表 13-13 可以看出序列长度为 48，用户缺失值和系统缺失值的数目都为 0，有效值的数目为 48，可计算的首次延迟数为 47。

表 13-13 个案处理摘要

		住院患者数量
序列长度		48
缺失值的数目	用户缺失值	0
	系统缺失值	0
有效值的数目		48
可计算的首次延迟数		47

表 13-14 给出了自相关性，可以看出显著性都小于 0.05，说明全部自相关性均有显著意义。表 13-14 对应的是图 13-22。周期性序列的自相关函数呈现明显的周期性波动，且以周期长度及其整数倍数为阶数的自相关函数和偏自相关函数均显著不为 0。

从图 13-22 可以看出本序列呈现周期性，因为周期为 12，自相关函数呈现明显的周期性波动，且在 7 处的自相关函数和偏自相关函数均显著不为 0。此外，本序列还具有一定的趋势性，因为偏自相关函数呈现下降趋势，很快落入置信区间。

表 13-14 自相关性

			博克斯-杨统计		
延迟	自相关性	标准误差 [a]	值	自由度	显著性 [b]
1	0.694	0.140	24.572	1	<0.001
2	0.499	0.138	37.584	2	<0.001
3	0.210	0.137	39.925	3	<0.001
4	−0.072	0.135	40.208	4	<0.001
5	−0.239	0.134	43.392	5	<0.001
6	−0.326	0.132	49.482	6	<0.001
7	−0.252	0.131	53.187	7	<0.001
8	−0.110	0.129	53.915	8	<0.001
9	0.070	0.127	54.212	9	<0.001
10	0.255	0.126	58.329	10	<0.001
11	0.323	0.124	65.102	11	<0.001
12	0.433	0.122	77.583	12	<0.001
13	0.240	0.121	81.524	13	<0.001
14	0.132	0.119	82.753	14	<0.001
15	−0.043	0.117	82.886	15	<0.001
16	−0.217	0.115	86.405	16	<0.001
17	−0.306	0.114	93.657	17	<0.001

续表

序列：住院患者数量					
延迟	自相关性	标准误差[a]	博克斯-杨统计		
			值	自由度	显著性[b]
18	−0.385	0.112	105.535	18	<0.001
19	−0.319	0.110	113.948	19	<0.001
20	−0.196	0.108	117.227	20	<0.001
21	−0.018	0.106	117.255	21	<0.001
22	0.153	0.104	119.415	22	<0.001
23	0.249	0.102	125.379	23	<0.001
24	0.378	0.100	139.671	24	<0.001
25	0.238	0.098	145.583	25	<0.001
26	0.149	0.096	148.015	26	<0.001
27	0.020	0.094	148.061	27	<0.001
28	−0.110	0.091	149.509	28	<0.001
29	−0.185	0.089	153.844	29	<0.001
30	−0.252	0.087	162.336	30	<0.001

a. 假定的基本过程为独立性（白噪声）。

b. 基于渐近卡方近似值。

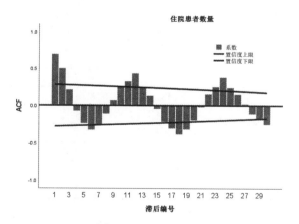

图 13-22　自相关图

表 13-15 给出了偏自相关性，从左至右依次为延迟、偏自相关性和标准误差。图 13-23 对应的是表 13-15。

表 13-15　　　　　　　　　　　　　　　　偏自相关性

序列：住院患者数量		
延迟	偏自相关性	标准误差
1	0.694	0.144
2	0.035	0.144
3	−0.288	0.144

续表

序列：住院患者数量		
延迟	偏自相关性	标准误差
4	−0.270	0.144
5	−0.038	0.144
6	0.011	0.144
7	0.161	0.144
8	0.128	0.144
9	0.083	0.144
10	0.100	0.144
11	−0.051	0.144
12	0.217	0.144
13	−0.322	0.144
14	0.035	0.144
15	−0.006	0.144
16	−0.049	0.144
17	−0.077	0.144
18	−0.146	0.144
19	0.008	0.144
20	0.054	0.144
21	0.132	0.144
22	−0.010	0.144
23	0.038	0.144
24	0.121	0.144
25	−0.143	0.144
26	−0.015	0.144
27	0.088	0.144
28	0.100	0.144
29	−0.055	0.144
30	−0.062	0.144

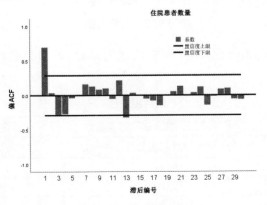

图 13-23　偏自相关图

13.6　创建时间序列模型

　　时间序列建模是根据时间序列的特征和分析的要求,选择合适的模型进行数据建模。时间序列建模过程可估计时间序列的指数平滑法模型、单变量差分整合移动平均自回归（Autoregressive Integrated Moving Average，ARIMA）模型和多变量 ARIMA 模型,并生成预测值。

　　该过程包含的专家建模器可自动为一个或多个因变量序列标识和估计最佳拟合 ARIMA 模型或指数平滑法模型,因而不必通过反复试验来标识适当的模型。另外,可以指定定制的 ARIMA 模型或指数平滑法模型。

　　执行菜单栏中的"分析"→"时间序列预测"→"创建传统模型"命令,在弹出的如图 13-24 所示的"时间序列建模器"对话框中进行相关参数的设置即可创建时间序列模型。下面通过具体案例讲解如何在 SPSS 中创建时间序列模型。

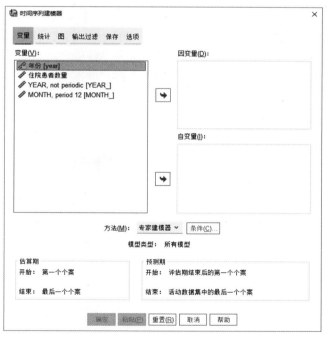

图 13-24　"时间序列建模器"对话框

数据文件	数据文件\chapter13\data13b.sav

13.6.1　数据描述

　　本案例的数据文件包含 2018 年 1 月—2021 年 12 月某医院的住院患者数量统计资料,如表 13-16 所示（部分数据）。现要求为住院患者数量创建时间序列模型。

表 13-16 "data13b.sav" 数据

日期	住院患者数量
2018/1/1	550
2018/2/1	598
2018/3/1	685
2018/4/1	655
2018/5/1	750
2018/6/1	755
2018/7/1	769
2018/8/1	739
2018/9/1	721
2018/10/1	675
2018/11/1	670
2018/12/1	640

13.6.2 SPSS 实现

（1）打开 "data13b.sav" 数据文件，定义时间日期，参照 13.2 节，不再重复介绍。

（2）执行菜单栏中的 "分析" → "时间序列预测" → "创建传统模型" 命令，弹出 "时间序列建模器" 对话框。从左边 "变量" 列表中选择 "住院患者数量" 变量，通过 ☑ 按钮将其选入 "因变量" 列表，在 "方法" 下拉列表选择 "专家建模器"，如图 13-25 所示。

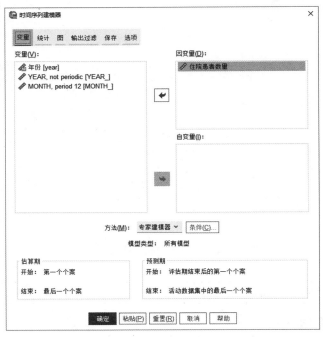

图 13-25 "时间序列建模器" 对话框

（3）单击 "统计" 标签，如图 13-26 所示，勾选 "显示预测值" 复选框，其他采用系统默认选项。

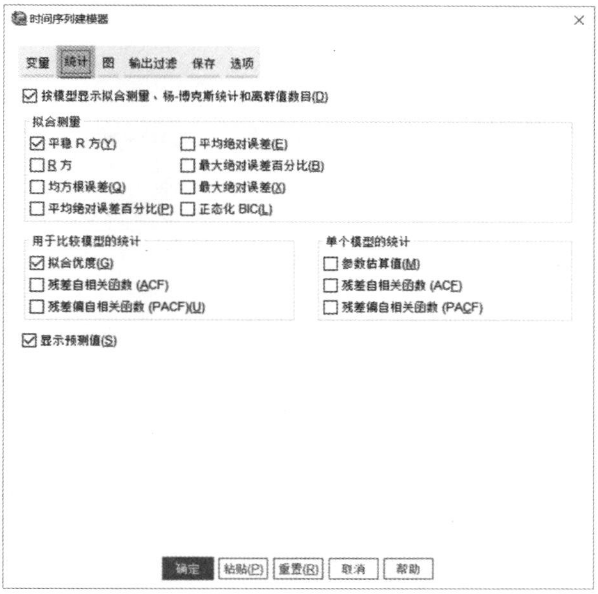

图 13-26 "时间序列建模器"对话框

（4）单击"图"标签，如图 13-27 所示，勾选"残差自相关函数(ACF)"和"残差偏自相关函数(PACF)"复选框，在"每个图显示的内容"选项组中勾选"拟合值"复选框，其他采用系统默认选项。

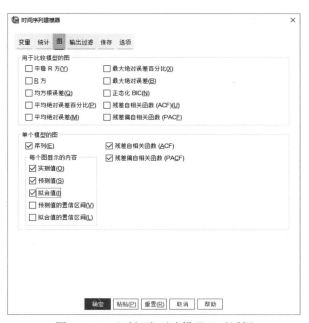

图 13-27 "时间序列建模器"对话框

（5）单击"保存"标签，如图 13-28 所示，在"导出模型文件"选项组中单击"浏览"

按钮，指定保存的路径和文件名称，本案例文件名称为 model01。

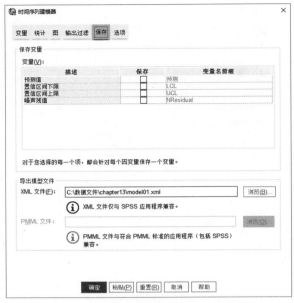

图 13-28　"时间序列建模器"对话框

（6）单击"选项"选项卡，如图 13-29 所示，在"预测期"选项组中选择"评估期结束后的第一个个案到指定日期之间的个案"，在"日期"中的"年"输入框中输入"2022"，"月"输入框中输入"6"，其他选项为系统默认。

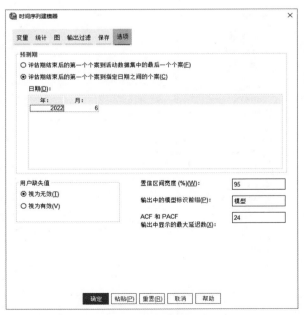

图 13-29　"时间序列建模器"对话框

（7）完成所有设置后，单击"确定"按钮执行命令，此时系统会弹出模型描述、模型拟合度、模型统计等分析结果。

13.6.3 结果分析

从表 13-17 可以看出最佳拟合模型为温特斯加性模型。

表 13-17 模型描述

			模型类型
模型 ID	住院患者数量	模型_1	温特斯加性

表 13-18 从左到右依次给出了各拟合统计量的平均值、最小值、最大值和百分位数；从表 13-19 可以看出平稳 R 方为 0.819，大于 0，说明当前的模型要优于基准模型。

表 13-18 模型拟合度

拟合统计	平均值	最小值	最大值	百分位数						
				5	10	25	50	75	90	95
平稳 R 方	0.819	0.819	0.819	0.819	0.819	0.819	0.819	0.819	0.819	0.819
R 方	0.956	0.956	0.956	0.956	0.956	0.956	0.956	0.956	0.956	0.956
RMSE	15.961	15.961	15.961	15.961	15.961	15.961	15.961	15.961	15.961	15.961
MAPE	1.165	1.165	1.165	1.165	1.165	1.165	1.165	1.165	1.165	1.165
MaxAPE	10.274	10.274	10.274	10.274	10.274	10.274	10.274	10.274	10.274	10.274
MAE	8.367	8.367	8.367	8.367	8.367	8.367	8.367	8.367	8.367	8.367
MaxAE	66.884	66.884	66.884	66.884	66.884	66.884	66.884	66.884	66.884	66.884
正态化 BIC	5.782	5.782	5.782	5.782	5.782	5.782	5.782	5.782	5.782	5.782

表 13-19 模型统计

模型	预测变量数	模型拟合度统计	杨-博克斯 Q(18)			离群值数
		平稳 R 方	统计	DF	显著性	
住院患者数量-模型_1	0	0.819	24.678	15	0.054	0

从表 13-20 可以看出 2022 年 1 月—2022 年 6 月的预测值，UCL 和 LCL 分别是 95%置信区间的上限和下限。

表 13-20 预测

模型		2022 年 1 月	2022 年 2 月	2022 年 3 月	2022 年 4 月	2022 年 5 月	2022 年 6 月
住院患者数量-模型_1	预测	690.09	737.34	824.34	795.09	884.84	857.34
	UCL	722.24	778.52	872.89	850.03	945.51	923.24
	LCL	657.95	696.17	775.80	740.15	824.18	791.45

注：对于每个模型，预测从所请求估算期范围内的最后一个非缺失值之后开始，并结束于最后一个所有预测变量都有可用的非缺失值的周期，或者在所请求预测期的结束日期结束，以较早者为准。

图 13-30 为残差序列图，在残差 ACF 和残差 PACF 两个图形中都没有显著的趋势特征，可以初步判断本案例使用的模型是比较恰当的。

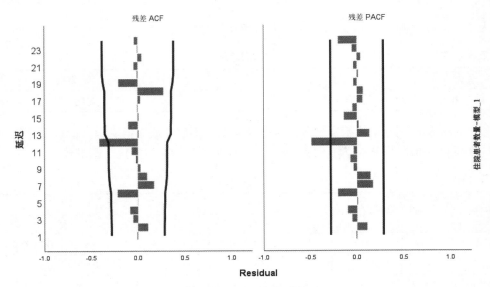

图 13-30 残差序列图

图 13-31 为拟合和预测结果图，该图描绘了实测值、拟合值以及预测值的变化趋势，从该图中可以看出本案例使用的模型是比较合理的。

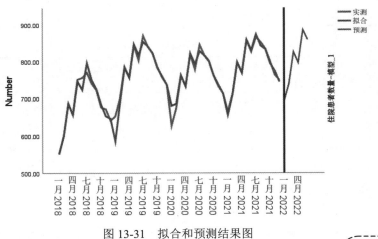

图 13-31 拟合和预测结果图

13.7 应用时间序列模型

应用时间序列模型是从外部文件中加载现有的时间序列模型，并将它们应用于活动数据集。使用此过程，可以在不重新建立模型的情

扫码观看
配套视频

13.7 应用时间序列模型

况下获得新数据下的预测值。

执行菜单栏中的"分析"→"时间序列预测"→"应用传统模型"命令,在弹出的如图 13-32 所示的"应用时间序列模型"对话框中进行相关参数的设置即可完成应用时间序列模型。下面通过具体案例讲解如何在 SPSS 中应用时间序列模型。

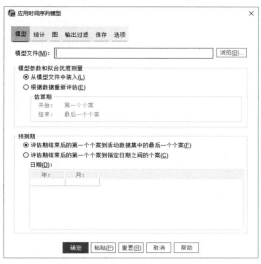

图 13-32 "应用时间序列模型"对话框

数据文件	数据文件\chapter13\data13c.sav

13.7.1 数据描述

本案例的数据以 13.6 节创建的 model01.xml 为模型基础,在 data13b.sav 数据基础上加上 2022 年 1 月—2022 年 6 月的数据形成新数据集 data13c.sav 来预测 2022 年 7 月—2022年 12 月的住院患者数量,以说明时间序列模型的应用,如表 13-21 所示(部分数据)。

表 13-21   "data13c.sav"数据

日期	住院患者数量
2018/1/1	550
2018/2/1	598
2018/3/1	685
2018/4/1	655
2018/5/1	750
2018/6/1	755
2018/7/1	769
2018/8/1	739
2018/9/1	721
2018/10/1	675
2018/11/1	670
2018/12/1	640

13.7.2 SPSS 实现

（1）打开 data13c.sav 文件，定义时间日期，参照 13.2 节，不再重复介绍。

（2）执行菜单栏中的"分析"→"时间序列预测"→"应用传统模型"命令，弹出"应用时间序列模型"对话框。在"模型"选项卡中单击"浏览"按钮，选择 XML 模型文件 model01.xml，在"模型参数和拟合优度测量"选项组中选择"根据数据重新评估"，在"预测期"选项组中选择"评估期结束后的第一个个案到指定日期之间的个案"选项，"日期"中的"年"输入框中输入"2022"，"月"输入框中输入"12"，如图 13-33 所示。

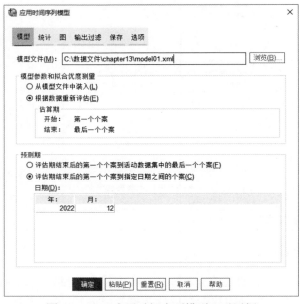

图 13-33 "应用时间序列模型"对话框

（3）"统计""图"等选项卡的设置同创建时间序列模型类似，可参见 13.6.2 节，可参照 13.6.2 节。

（4）完成所有设置后，单击"确定"按钮执行命令，此时系统会弹出模型描述、模型拟合度、模型统计等分析结果。

13.7.3 结果分析

从表 13-22 可以看出最佳拟合模型为温特斯加性模型。

表 13-22 模型描述

			模型类型
模型 ID	住院患者数量	模型_1	温特斯加性

表 13-23 从左到右依次给出了各拟合统计量的平均值、最小值、最大值和百分位数；从表 13-24 可以看出平稳 R 方为 0.827，大于 0，说明当前的模型要优于基准模型。

表 13-23   模型拟合度

拟合统计	平均值	最小值	最大值	百分位数						
				5	10	25	50	75	90	95
平稳 R 方	0.827	0.827	0.827	0.827	0.827	0.827	0.827	0.827	0.827	0.827
R 方	0.962	0.962	0.962	0.962	0.962	0.962	0.962	0.962	0.962	0.962
RMSE	15.047	15.047	15.047	15.047	15.047	15.047	15.047	15.047	15.047	15.047
MAPE	1.041	1.041	1.041	1.041	1.041	1.041	1.041	1.041	1.041	1.041
MaxAPE	10.510	10.510	10.510	10.510	10.510	10.510	10.510	10.510	10.510	10.510
MAE	7.476	7.476	7.476	7.476	7.476	7.476	7.476	7.476	7.476	7.476
MaxAE	68.419	68.419	68.419	68.419	68.419	68.419	68.419	68.419	68.419	68.419
正态化 BIC	5.644	5.644	5.644	5.644	5.644	5.644	5.644	5.644	5.644	5.644

表 13-24   模型统计

模型	预测变量数	模型拟合度统计	杨-博克斯 Q(18)			离群值数
		平稳 R 方	统计	DF	显著性	
住院患者数量-模型_1	0	0.827	26.733	15	0.031	0

从表 13-25 可以看出 2022 年 7 月—2022 年 12 月的预测值，UCL 和 LCL 分别是 95%
置信区间的上限和下限。

表 13-25   预测

模型		2022 年 7 月	2022 年 8 月	2022 年 9 月	2022 年 10 月	2022 年 11 月	2022 年 12 月
住院患者数量-模型_1	预测	905.10	879.61	862.36	823.11	798.11	777.11
	UCL	935.31	918.54	908.39	875.28	855.77	839.78
	LCL	874.90	840.68	816.33	770.94	740.45	714.44

注：对于每个模型，预测从所请求估算期范围内的最后一个非缺失值之后开始，并结束于最后一个所有预测变量都有可用的非缺失值的周期，或者在所请求预测期的结束日期结束，以较早者为准。

图 13-34 为拟合和预测结果图，该图描绘了实测值、拟合值以及预测值的变化趋势，从该图中可以看出本案例使用的模型是比较合理的。

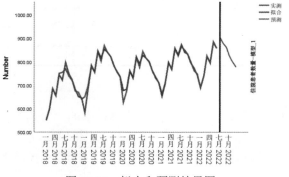

图 13-34　拟合和预测结果图

13.8　交叉相关性分析

自相关图和偏相关图是描述时间序列的重要工具,当需要考虑的时间序列只有一个时，我们可以采用自相关图和偏相关图进行分析；当需要考虑的时间序列为多个,且需要考虑多个时间序列之间的关系

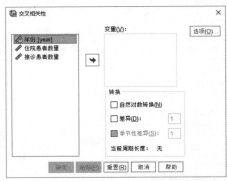

时,就需要使用互相关函数。互相关函数是指两个时间序列间的相关，分析的是一个时间序列中的观察值同另一个时间序列在不同的滞后和领先时的观察值之间的相关关系。互相关函数显示在图中，就是互相关图。13.5 节介绍了时间序列的自相关，本节着重介绍时间序列的互相关。

执行菜单栏中的"分析"→"时间序列预测"→"交叉相关性"命令，在弹出的如图 13-35 所示的"交叉相关性"对话框中进行相关参数的设置即可完成交叉相关性分析。下面通过具体案例讲解如何在 SPSS 中进行交叉相关性分析。

图 13-35　"交叉相关性"对话框

数据文件	数据文件\chapter13\data13d.sav

13.8.1　数据描述

本案例的数据文件包含 2018 年 1 月—2021 年 12 月某医院的住院患者数量和接诊患者数量的统计，如表 13-26 所示（部分数据）。现要求对两者进行交叉相关性分析。

表 13-26　　　　　　　　　　　　"data13d.sav" 数据

日期	住院患者数量	接诊患者数量
2018/1/1	550	1380
2018/2/1	598	1500
2018/3/1	685	1700
2018/4/1	655	1650
2018/5/1	750	1890
2018/6/1	755	1899
2018/7/1	769	1930

13.8.2　SPSS 实现

（1）打开"data13d.sav"数据文件，执行菜单栏中的"分析"→"时间序列预测"→"交叉相关性"命令，弹出"交叉相关性"对话框。如图 13-36 所示，从左边的变量列表中选择"住院患者数量"变量和"接诊患者数量"变量，通过 ➡ 按钮将其选入"变量"列表，其他采用系统默认选项。

（2）单击"选项"按钮，弹出"交叉相关性：选项"对话框，如图 13-37 所示，设置保持系统默认。单击"继续"按钮返回主对话框。

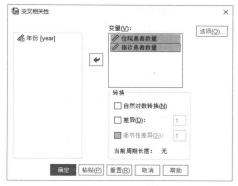

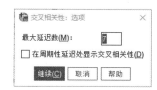

图 13-36　"交叉相关性"对话框　　　　图 13-37　"交叉相关性：选项"对话框

（3）完成所有设置后，单击"确定"按钮执行命令，此时系统会弹出模型描述、个案处理摘要、交叉相关性等分析结果。

13.8.3　结果分析

表 13-27 给出了模型的一些基本信息，包括模型名称、序列名称、转换等。

表 13-27　　　　　　　　　　　　　　模型描述

模型名称		MOD_1
序列名称	1	住院患者数量
	2	接诊患者数量
转换		无
非季节性差分		0
季节性差分		0
季节性周期长度		无周期长度
延迟范围	从	−7
	到	7
显示和绘制		所有延迟

注：正在应用来自 MOD_1 的模型指定项。

从表 13-28 可以看出序列长度为 48，没有缺失值，有效个案数为 48。

表 13-28　　　　　　　　　　　　　　个案处理摘要

序列长度		48
因为以下原因而排除的个案数	用户缺失值	0
	系统缺失值	0
有效个案数		48
差分后可计算的零阶相关性系数的数目		48

从表 13-29 可以看出交叉相关系数的计算结果，从左到右依次是延迟、交叉相关性和标准误差。图 13-38 对应的是表 13-29，图中两条横线分别表示置信度的上下限。从图中可以看出最大的交叉相关性出现在延迟 0 处，为 0.990，交叉相关性数值并不关于延迟 0 对称，说明住院患者数量与接诊患者数量之间存在线性关系。

表 13-29　　　　　　　　　　　　　交叉相关性

序列对：住院患者数量，带有 接诊患者数量		
延迟	交叉相关性	标准误差 [a]
−7	−0.277	0.156
−6	−0.344	0.154
−5	−0.259	0.152
−4	−0.084	0.151
−3	0.199	0.149
−2	0.495	0.147
−1	0.701	0.146
0	0.990	0.144
1	0.715	0.146
2	0.512	0.147
3	0.225	0.149
4	−0.060	0.151
5	−0.250	0.152
6	−0.336	0.154
7	−0.258	0.156

a. 基于各个序列不交叉相关性且其中一个序列为白噪声的假定。

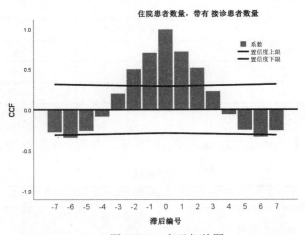

图 13-38　交叉相关图

13.9 小结

本章主要介绍了时间序列的预处理、序列图、季节性分解、谱分析、自相关、创建时间序列模型、应用时间序列模型和交叉相关性在医学统计分析当中的应用。时间序列的预处理包括替换缺失值、定义时间变量和建立时间序列这 3 步。序列图主要用于了解时间序列数据的性质，如是否呈现某种变化趋势等。季节性分解可以用来删除任何系统性的周期性变化，然后对周期性调整序列执行趋势分析。谱分析过程主要用来标识时间序列中的周期行为。自相关分析利用相关图来了解不同间隔的观察值之间的相关程度。创建时间序列模型是根据时间序列的特征和分析的要求，选择合适的模型进行数据建模。应用时间序列模型是从外部文件中加载现有的时间序列模型，并将它们应用于活动数据集。交叉相关性利用互相关图来分析多个时间序列间的关系，其通过互相关函数分析一个时间序列中的观察值同另一个时间序列在不同的滞后和领先时的观察值之间的相关关系。

13.10 习题

1．ex13a.sav 数据文件包含某医院接诊患者数量的统计资料，请用本章学习的内容完成以下分析。

（1）对接诊患者数量进行序列图分析。

（2）对接诊患者数量进行季节性分解分析。

（3）对接诊患者数量进行谱分析。

（4）对接诊患者数量进行自相关分析。

（5）使用接诊患者数量创建时间序列模型，并预测 2022 年 1 月—2022 年 12 月的接诊患者数量。

（6）应用创建的时间序列模型预测 2023 年 1 月—12 月的接诊患者数量。

（数据存储于数据文件\chapter13\ex13a.sav 中。）

2．ex13b.sav 数据文件包含某医院患者使用医保支出统计资料，请用本章学习的内容完成对医保支出的分析，并对 2022—2025 年的医保支出进行预测。

（数据存储于数据文件\chapter13\ex13b.sav 中。）

3．ex13c.sav 的数据文件包含各年份的医疗支出的数据，请用本章学习的内容完成对医疗支出的分析，并对未来 5 年的医疗支出进行预测。

（数据存储于数据文件\chapter13\ex13c.sav 中。）

第14章 统计表与统计图

统计表是表达统计数据和统计指标的表格；统计图是对资料进行统计描述的重要手段之一，也是表达统计分析结果的主要工具。通过统计表和统计图可以对数据进行概括对比或直观的表达。本章主要介绍统计表和统计图在医学统计分析中的应用。

学习目标：

（1）了解常见的统计表和统计图。

（2）掌握医学统计学中统计表和统计图的应用。

（3）掌握常见统计表的绘制方法。

（4）掌握常见统计图的操作方法

14.1 统计表

统计表可以用简明的表格形式，有条理地罗列数据和统计量，方便查阅、比较和计算。在统计描述过程中，统计表用于展示统计数据的结构、分布和主要特征，便于在进一步分析中选择和计算统计量。

14.1.1 统计表的结构

统计表一般由标题、标目、线条、数字4部分组成，如表14-1所示。

表 14-1　　　　　　　　　　2022 年某医院部分糖尿病患者的资料

编号	总胆固醇/(mmol/L)	甘油三酯/(mmol/L)	胰岛素/(pmol/mL)	糖化血红蛋白/(mmol/L)	空腹血糖/(mmol/L)
1	4.91	6.89	5.82	11.2	6.8
2	4.06	6.54	7.53	13.2	7.1
3	3.82	6.78	7.55	8.5	8.5
4	5.01	9.52	9.65	8.5	8.9
5	5.56	2.01	5.68	6.7	9.2
6	4.62	2.45	4.85	7.6	9.5
7	6.03	2.21	3.25	6.3	9.6
8	5.71	2.31	4.35	7.9	10.2

（1）标题：置于表的上方，概括表的主要内容，包括研究的时间、地点和主要内容，如果表中所有的数据指标度量衡单位统一时，可以将其标在标题后面，放于括号内。

（2）标目：分别用横标目和纵标目说明每行和每列数字的意义。

（3）线条：一般采用三线表的方式，可根据表达需要设置线条数量。

（4）数字：用阿拉伯数字表示，每列数据的小数点位数一致，且位次对齐，无数字用"—"表示，缺失数字用"…"表示，数字为 0 项记为"0"，不要留空项。

14.1.2　统计表的种类

统计表按分组标志的多少可以分成简单表和复合表。

（1）简单表。简单表是指按单一变量分组，即由一组横标目和一组纵标目组成的表格，如表 14-2 所示。

表 14-2　　　　　　　　　某医院中药和西药治疗某疾病的数据统计

疗法	有效	无效	合计	有效率/%
中药	30	70	100	30
西药	25	75	100	25
合计	55	145	200	27.5

（2）复合表。复合表是指将两个或两个以上变量结合起来分组，即由一组横标目和两组以上纵标目结合起来分组形成的表格，如表 14-3 所示。

表 14-3　　　　　　　　不同地区、不同性别某种疾病患病率的统计

性别	A 地区			B 地区		
	观察人数	患病人数	患病率	观察人数	患病人数	患病率
男性	2001	50	2.50%	1750	42	2.40%
女性	1686	40	2.37%	1458	33	2.26%

14.1.3　统计表的编制原则

统计表编制时一般遵循以下几项原则。

（1）重点突出，一事一表

一张统计表一般只表达一个中心内容，不要把过多的内容放在同一张统计表中，如果内容较多，可以按照不同的内容对表格进行拆分，编制多个表格。通常表的维度不超过 3 维，简单明了，一切文字、数字和线条都要从简。

（2）层次清楚，主谓分明

层次清楚要求标目的安排和变量的分组要合理，符合逻辑，便于分析和比较。表内各内容的排列有一定的规则，通常主语放在表的左边，作为横标目，宾语放在右边，作为纵标目，由左向右读，可构成完整的一句话。

14.2　统计图

统计图利用几何图形、线条、符号和颜色等表示资料的大小、分布、变化趋势及相互

之间的关系，所表示的资料既可以是连续型的，也可以是分类型的。

14.2.1 统计图的结构

统计图没有统一的格式，大部分统计图通常由标题、图域、标目、图例和刻度 5 部分组成。

（1）标题的作用是简明扼要地说明资料的内容、时间和地点，一般位于图的下方。

（2）图域即制图空间，是整个统计图的视觉中心。除圆图外，一般用直角坐标系的第一象限表示图域，或者用长方形的框架。可用不同的线条或颜色表示不同的事物。

（3）标目分为横标目和纵标目，表示横轴和纵轴数字刻度的意义，一般有度量衡单位。

（4）图例用于对图中不同线条、颜色或图案代表的指标进行注释。图例通常放在横标目与标题之间，如果图域部分有较大空间，也可以放在图域中。

（5）刻度即横纵坐标轴上的坐标。刻度数值按从小到大的顺序排列，纵轴由下往上，横轴从左往右。绘图时可按照统计指标数值的大小，适当选择坐标原点和刻度的间隔。

14.2.2 常用的统计图

医学统计分析当中常用的统计图有条形图、百分条图、圆图、线图、直方图、散点图和箱图等。根据资料类型和统计分析目的的不同，可用不同的统计图表达数据和统计指标值。

14.3 条形图

条形图是利用相同宽度条形的长短表现统计数据大小或变动的统计图，其一般应用于非连续型的统计资料。条形图对汇总分类变量非常有用，例如，可以使用条形图显示参与调查的男女人数，也可以使用条形图显示男性和女性的患病率。

扫码观看
配套视频

14.3 条形图

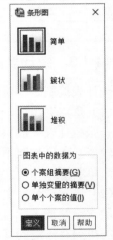

图 14-1 "条形图"对话框

执行菜单栏中的"图形"→"旧对话框"→"条形图"，在弹出的如图 14-1 所示的"条形图"对话框进行相关参数的设置即可完成条形图的绘制。下面通过具体案例讲解如何在 SPSS 中进行条形图的绘制。

数据文件	数据文件\chapter14\data14a.sav

14.3.1 数据描述

本案例的数据文件包含药物辅助锻炼方式对肥胖人群减重量（单位为 kg）的研究数据，如表 14-4 所示（部分数据）。现要求利用条形图表示药物与锻炼方式对减重量的影响。

表 14-4 "data14a.sav" 数据

药物	锻炼方式	减重量/kg
1	1	17.2
1	1	17.4
1	1	17
1	2	18.4
1	2	19.1
1	2	17.1
1	3	18.4
1	3	19.6

14.3.2 简单条形图

（1）选择"图形"→"旧对话框"→"条形图"，弹出"条形图"对话框，如图 14-1 所示，其中各项含义如下。

- 简单：即生成简单条形图，以若干平行且等宽的矩形表现数量对比关系。
- 簇状：即生成簇状条形图，是由两条或两个以上条组成一组的条形图。
- 堆积：即生成堆积条形图，以条形的全长代表某个变量的整体，条内的各分段长短代表各组成部分在整体中所占比例，每一段用不同的线条或颜色表示。
- 图表中的数据为：表示选择数据描述模式，有如下 3 个可选项。
  - ➤ 个案组摘要：指每组个案生成一个图形。
  - ➤ 单独变量的摘要：指每个变量生成一个图形。
  - ➤ 单个个案的值：指每个个案生成一个图形。

（2）选择"简单""个案组摘要"后，单击"定义"按钮，弹出"定义简单条形图：个案组摘要"对话框，其中各项含义如下。

- 条形表示：此选项组用于选择条形图表达的统计量，可选项有个案数、累积数量、个案百分比、累积百分比和其他统计（例如均值）。如图 14-2 所示，选择"其他统计（例如均值）"后，选中"减重量"变量，单击➡按钮将其选入"变量"框内。激活下方的变量框。从左侧变量列表中选择一个纵轴变量进入变量框中，激活"更改统计"按钮后，单击它，弹出"统计"对话框，如图 14-3 所示，有 4 组统计函数。
  - ➤ 第一组：有 10 个统计函数，分别为值的均值、值的中位数、值的众数、个案数、值的总和、标准差、方差、最小值、最大值、累积求和。
  - ➤ 第二组：有 5 个统计函数，选中这 5 个选项中的任何一个，都可以激活此栏内的"值"输入框。
    - ✧ 上方百分比和下方百分比：分别表示大于和小于指定变量的观测量数目占总数的百分比。
    - ✧ 上方数目和下方数目：分别表示大于和小于指定变量的观测量数目。
    - ✧ 百分位数：表示等于指定变量的观测数目占总数的百分比。
  - ➤ 第三组：有 2 个统计函数，选中其中一项，都可以激活此栏内的"低"和"高"输入框。

◇ 区间内百分比：表示处于低指定值和高指定值范围内的观测量数目占总数的百分比。

◇ 区间内数目：表示处于低指定值和高指定值范围内的观测量数目。

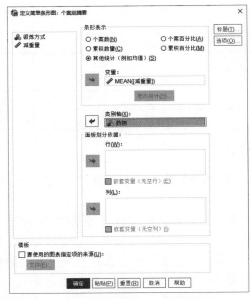

图 14-2　"定义简单条形图：个案组摘要"对话框

➢ 第四组：仅包含"值是分组中点"这一个复选框。当选中上方的"值的中位数"和"百分位数"时，激活该复选框，勾选它，表示计算中位数或百分位数。

● 类别轴：用于从左侧的变量列表中选入一个分类轴变量，默认的类别轴是横轴。选中"药物"变量，单击 按钮，将其选入"类别轴"框内。

● 要使用的图表指定项的来源：勾选该复选框，激活"文件"按钮，单击它，弹出"使用文件中的模板"对话框，如图 14-4 所示，选中模板文件，模板文件的扩展名为".sgt"。这样新生成的图形大小、小数位数、比例、字体及字形等都将自动转换成模板中设定的格式。

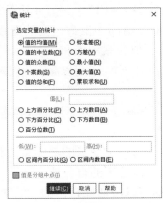

图 14-3　"统计"对话框

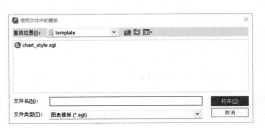

图 14-4　"使用文件中的模板"对话框

（3）单击"标题"按钮，弹出"标题"对话框，该对话框用于设置标题、子标题和脚注。如图 14-5 所示，在"标题"中"第 1 行"输入框中输入"不同药物下的减重量"，单击"继续"按钮返回主对话框。

（4）单击"选项"按钮，弹出"选项"对话框，如图 14-6 所示。该对话框用于选择缺失值处理和误差条形图的显示方式，各项含义如下。

- 缺失值：用于选择缺失值处理的方式。
  - ➢ 成列排除个案：在"条形表示"中所指定的变量中，若某个个案在某变量中存在缺失值，则将个案整体剔除。
  - ➢ 按变量排除个案：若在"条形表示"中所指定的变量中存在缺失值，则仅剔除该变量的缺失值。
  - ➢ 显示由缺失值定义的组：用于显示由缺失值所定义的组。
- 显示带有个案标签的图表：指在图形中显示个案的标签值。
- 显示误差条形图：指在图形中显示误差条形图。
- 误差条形图表示：指选择误差条形图所表达的统计量。
  - ➢ 置信区间级别：需要在后面的输入框中指定需要的置信水平值，默认为 95.0。
  - ➢ 标准误差乘数：需要在后面的输入框中指定标准误差的倍数。
  - ➢ 标准差乘数：需要在后面的输入框中指定标准差的倍数。

（5）完成所有设置后，单击"确定"按钮执行命令。

（6）输出图形，如图 14-7 所示。

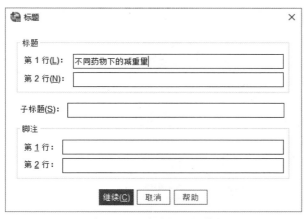

图 14-5 "标题"对话框

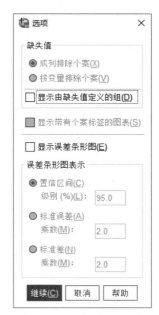

图 14-6 "选项"对话框

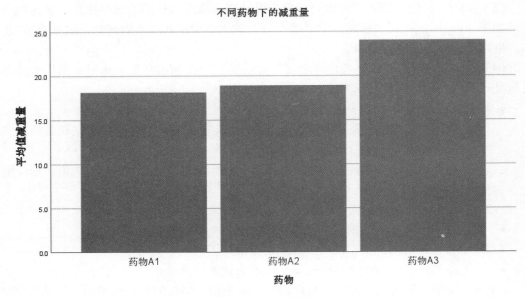

图 14-7 简单条形图

14.3.3 分类条形图

分类条形图较简单条形图来说，能反映更多的信息，因为它会对 X 轴的每个取值按照某个变量进一步细分，以作关于所有子类别的条形图。

（1）打开"data14a.sav"数据文件，选择"图形"→"旧对话框"→"条形图"，弹出如图 14-1 所示的"条形图"对话框。

（2）选择"簇状""个案组摘要"后，单击"定义"按钮，弹出"定义簇状条形图：个案组摘要"对话框。

（3）选择"其他统计（例如均值）"选项，激活"变量"选框，选中左侧变量列表中的"减重量"变量，单击⬇按钮，将其选入"变量"框内；选中"药物"变量，单击⬇按钮，将其选入"类别轴"框内；选中"锻炼方式"变量，单击⬇按钮，将其选入"聚类定义依据"框内，如图 14-8 所示。

（4）单击"标题"按钮，弹出"标题"对话框。在"标题"中"第 1 行"输入框中输入"不同药物和锻炼方式的减重量分布图"，单击"继续"按钮返回主对话框，如图 14-9 所示。

（5）完成所有设置后，单击"确定"按钮执行命令。

（6）输出图形，如图 14-10 所示，由图可知药物 A3 和锻炼方式 A 结合减重量平均值最大。

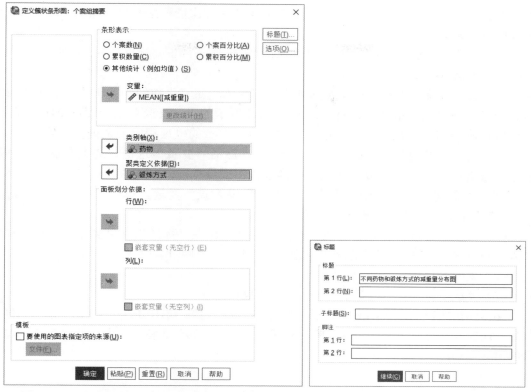

图 14-8 "定义簇状条形图：个案组摘要"对话框   图 14-9 "标题"对话框

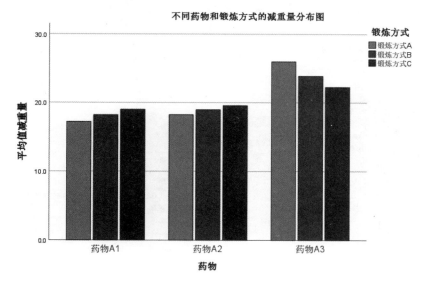

图 14-10 分类条形图

14.3.4 堆积条形图

堆积条形图与分类条形图相似，也是对 X 轴的每个取值按照某个变量进一步细分，从而反映更多的信息。不同的是堆积条形图是把子类别逐次堆积在 Y 轴方向上，这能很好地比较总值的大小。

（1）打开"data14a.sav"数据文件，选择"图形"→"旧对话框"→"条形图"，弹出如图 14-1 所示的"条形图"对话框。

（2）选择"堆积"和"个案组摘要"后，单击"定义"按钮，弹出"定义堆积条形图：个案组摘要"对话框，该对话框与图 14-2 所示的"定义简单条形图：个案组摘要"对话框基本相同，只是多了一个用于指定子分类变量的"堆积定义依据"选框。

（3）选择"其他统计（例如均值）"选项，激活"变量"选框，选中左侧变量列表中的"减重量"变量，单击 按钮，将其选入"变量"框内；选中"药物"变量，单击 按钮，将其选入"类别轴"框内；选中"锻炼方式"变量，单击 按钮，将其选入"堆积定义依据"框内，如图 14-11 所示。

（4）单击"标题"按钮，弹出"标题"对话框。在"标题"中"第 1 行"输入框中输入"不同药物和锻炼方式的减重量堆积条形图"，如图 14-12 所示。单击"继续"按钮返回主对话框。

（5）完成所有设置后，单击"确定"按钮执行命令。

（6）输出图形如图 14-13 所示，该图不仅反映了与图 14-10 所示的分类条形图相同的信息，还较好地反映了不同药物下的所有减重量平均值的分布特点，即药物 A3 下的减重量的累计平均值最大。

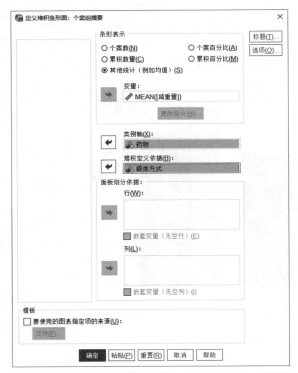

图 14-11　"定义堆积条形图：个案组摘要"对话框

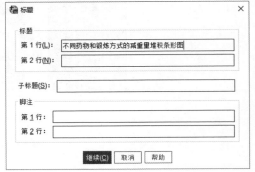

图 14-12　"标题"对话框

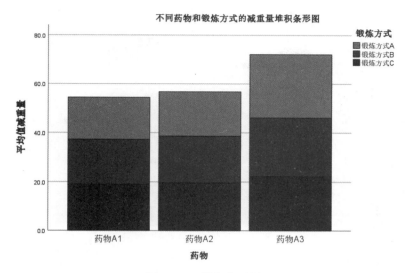

图 14-13 堆积条形图

14.3.5 简单三维条形图

14.3.2 节～14.3.4 节所介绍的条形图是常见的平面条形图，即只能显示两个变量；而本节所介绍的三维条形图可以同时显示 3 个变量。三维条形图的绘制方法和二维条形图的绘制方法完全类似，所以本节只以案例介绍简单的三维条形图。

（1）打开"data14a.sav"数据文件，选择"图形"→"旧对话框"→"三维条形图"，弹出"三维条形图"对话框。该对话框用于指定 X 轴、Z 轴所代表的含义，均有"个案组""单独变量"和"单个个案"3 个可选项。

（2）如图 14-14 所示，选中"X 轴表示"和"Z 轴表示"中的"个案组"。单击"定义"按钮，弹出"定义三维条形图：个案组摘要"对话框。SPSS 默认 Y 轴为数值变量轴，X 轴和 Z 轴为分类变量轴。

（3）在"条形表示"下拉列表中选择统计量"值的均值"；从左侧的变量列表中选择"减重量"变量，

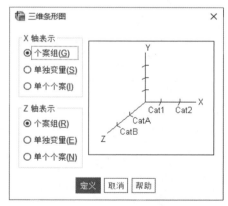

图 14-14 "三维条形图"对话框

单击➡按钮，将其选入"变量"框内；选择"药物"变量，单击➡按钮，将其选入"X 类别轴"框内；选择"锻炼方式"，单击➡按钮，将其选入"Z 类别轴"框内，如图 14-15 所示。

（4）单击"标题"按钮，弹出"标题"对话框。在"标题"中"第 1 行"输入框中输入"不同药物和锻炼方式下的减重量三维条形图"，如图 14-16 所示。单击"继续"按钮返回主对话框。

（5）完成所有设置后，单击"确定"按钮执行命令。

（6）输出不同药物和锻炼方式下的减重量三维条形图，如图 14-17 所示。

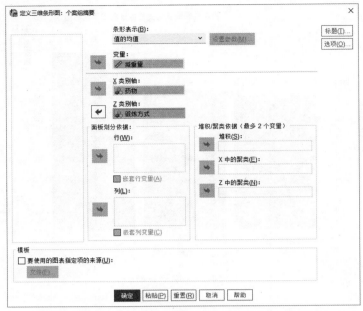

图 14-15   "定义三维条形图：个案组摘要"对话框

不同药物和锻炼方式下的减重量三维条形图

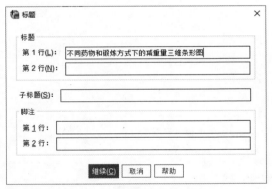

图 14-16   "标题"对话框

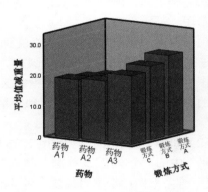

图 14-17   简单三维条形图

14.4   饼图

扫码观看
配套视频

14.4 饼图

　　饼图对于比较比例非常有用。饼图常用来表现构成比，是以整个圆的面积代表被研究的总体，按各个部分占总体的比例把圆分割成若干扇形，根据扇形的面积大小即可快速判断各个部分在总体中所占的比例。

　　执行菜单栏中的"图形"→"旧对话框"→"饼图",在弹出的如图 14-18 所示的"饼图"对话框进行相关参数的设置即可完成饼图的绘制。下面通过具体案例讲解如何在 SPSS 中进行饼图的绘制。

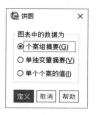

图 14-18　"饼图"对话框

数据文件	数据文件\chapter14\data14b.sav

14.4.1　数据描述

　　本案例的数据文件包含某地临床患者死亡原因统计资料,如表 14-5 所示(部分数据)。现要求利用饼图表示死亡原因的比重情况。

表 14-5　　　　　　　　　　　　　"data14b.sav"数据

患者编号	死亡原因
1	2
2	3
3	3
4	3
5	2
6	3
7	1
8	1

14.4.2　SPSS 实现

　　(1)打开"data14b.sav"数据文件,选择"图形"→"旧对话框"→"饼图",弹出"饼图"对话框,如图 14-18 所示。由于 SPSS 只提供了单圆图,所以该对话框只显示了 3 种统计量描述模式。

　　(2)选择"个案组摘要",单击"定义"按钮,弹出"定义饼图:个案组摘要"对话框,其中的"分区表示"用于设置扇面表达的统计量,而"分区定义依据"用于设置选入扇面的分类变量。选中"死亡原因"变量,单击 按钮,将其选入"分区定义依据"框内;"分区表示"栏保持默认设置,即"个案数",如图 14-19 所示。

　　(3)单击"标题"按钮,弹出"标题"对话框。在"标题"中"第 1 行"输入框中输入"临床患者死亡原因统计",如图 14-20 所示。单击"继续"按钮返回主对话框。

　　(4)完成所有设置后,单击"确定"按钮执行命令,输出图形。

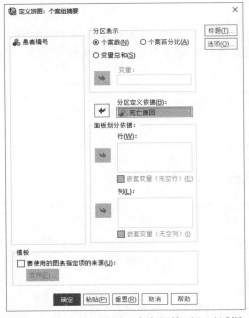
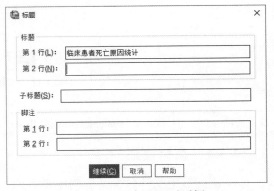

图 14-19 "定义饼图：个案组摘要"对话框   图 14-20 "标题"对话框

14.4.3 结果分析

输出的饼图如图 14-21 所示，由图可知因恶性肿瘤死亡的患者比例最大。

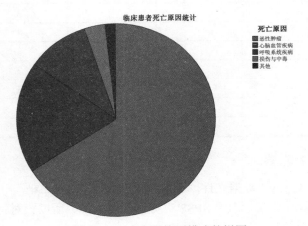

图 14-21 个案组摘要模式的饼图

扫码观看
配套视频

14.5 折线图

14.5 折线图

折线图是利用线条的延伸和波动反映连续变量的变化趋势（如某对象在时间上的变化趋势等）的一种统计图，其一般应用于包含连续变量的资料。

执行菜单栏中的"图形"→"旧对话框"→"折线图"，在弹出的如图 14-22 所示的"折线图"对话框进行相关参数的设置即可完成折线图的绘制。下面通过具体案例讲解如何在 SPSS 中进行折线图的绘制。

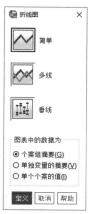

图 14-22　"折线图"对话框

数据文件	数据文件\chapter14\data14c.sav

14.5.1　数据描述

本案例的数据文件包含 2018 年 1 月—2021 年 12 月某医院的住院患者数量统计，如表 14-6 所示（部分数据）。现要求用折线图对住院患者数量进行分析。

表 14-6　　　　　　　　　　　　　"data14c.sav" 数据

日期	住院患者数量
2019/1/1	651
2019/2/1	698
2019/3/1	785
2019/4/1	756
2019/5/1	844
2019/6/1	802
2019/7/1	869
2019/8/1	839

14.5.2　SPSS 实现

（1）打开"data14c.sav"数据文件，选择"图形"→"旧对话框"→"折线图"，弹出"折线图"对话框，各项含义如下。

- 简单：指生成用一条折线表示某种现象变化趋势的统计图。
- 多线：指生成用多条折线同时表现多种现象变化趋势的统计图。
- 垂线：指生成反映某些现象在同一时期内差距的统计图。

（2）如图 14-23 所示，选择"简单"和"个案组摘要"，单击"定义"按钮，弹出"定义简单折线图：个案组摘要"对话框。在"折线表示"选项组内单击选中"其他统计（例如均值）"；选中"住院患者数量"变量，单击 ⏷ 按钮，将其选入"变量"框内；选中"年份"变量，单击 ⏷ 按钮，将其选入"类别轴"框内，如图 14-24 所示。

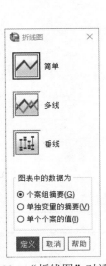

图 14-23   "折线图"对话框

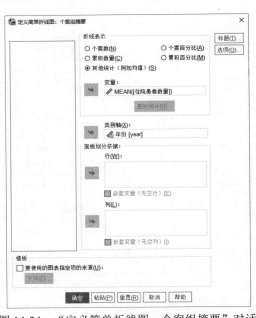

图 14-24   "定义简单折线图：个案组摘要"对话框

（3）单击"标题"按钮，弹出"标题"对话框。如图 14-25 所示，在"标题"中"第 1 行"输入框中输入"住院患者数量走势图"。单击"继续"按钮返回主对话框。

（4）完成所有设置后，单击"确定"按钮执行命令，输出图形。

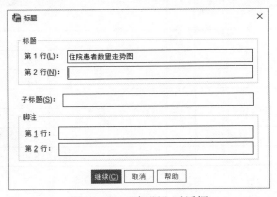

图 14-25   "标题"对话框

14.5.3   结果分析

输出的折线图如图 14-26 所示，由图可知住院患者数量随时间变化的情况，可以看出住院高峰期，医院应当充分考虑高峰期情况以保证医护人员足够及其他医疗条件充足。

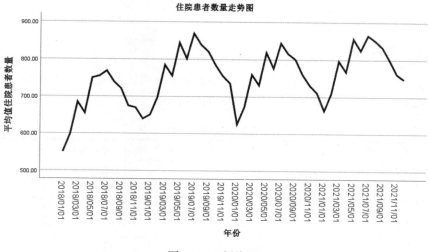

图 14-26 折线图

14.6 直方图

直方图对于显示单个变量的分布情况非常有用。直方图是以一组连续的直条来表现频数分布特征的统计图。直方图的横轴表示被观察的指标，纵轴的每一个直条的高度代表相应指标的频数或频率。

执行菜单栏中的"图形"→"旧对话框"→"直方图"，在弹出的如图 14-27 所示的"直方图"对话框进行相关参数的设置即可完成直方图的绘制。下面通过具体案例讲解如何在 SPSS 中进行直方图的绘制。

扫码观看
配套视频

14.6 直方图

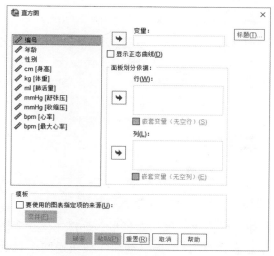

图 14-27 "直方图"对话框

数据文件	数据文件\chapter14\data14d.sav

14.6.1 数据描述

本案例的数据文件包含某医院统计的 400 名临床患者的健康信息的资料，如表 14-7 所示（部分数据）。现要求利用直方图研究患者的体重。

表 14-7   "data14d.sav" 数据

编号	年龄	性别	身高/cm	体重/kg	肺活量/ml	舒张压/mmHg	收缩压/mmHg	心率/bpm	最大心率/bpm
1	16	1	160.1	56.5	3380	80	110	80	199
2	15	1	155.6	43	2200	92	126	92	194
3	15	0	172.2	57	4000	78	120	78	204
4	14	0	160.9	46	3560	85	124	85	193
5	14	1	158	44.3	3300	78	110	78	200
6	15	0	180.5	61	3700	74	126	74	200
7	15	0	173.2	63	4700	66	114	66	193
8	15	0	164.2	44	3600	82	112	82	202

14.6.2 SPSS 实现

（1）打开 "data14d.sav" 数据文件，选择 "图形" → "旧对话框" → "直方图"，弹出 "直方图" 对话框。选中 "体重" 变量，单击 按钮，将其选入 "变量" 框内，如图 14-28 所示。

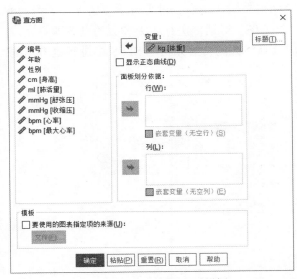

图 14-28   "直方图" 对话框

（2）单击 "标题" 按钮，弹出 "标题" 对话框。如图 14-29 所示，在 "标题" 中 "第 1 行" 输入框中输入 "临床患者体重"。单击 "继续" 按钮返回主对话框。

（3）完成所有设置后，单击 "确定" 按钮执行命令，输出图形。

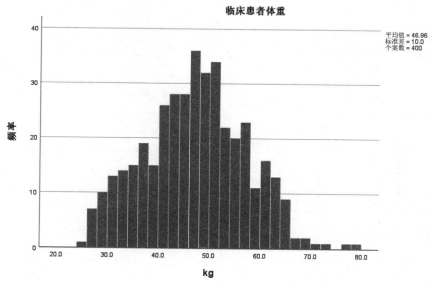

图 14-29 "标题"对话框

14.6.3 结果分析

输出的直方图如图 14-30 所示,由图可知临床患者体重的分布情况,从图形看类似正态分布,但是否符合正态分布则需利用本书前面介绍的检验方法进行分析。

临床患者体重

平均值 = 46.96
标准差 = 10.0
个案数 = 400

图 14-30 直方图

14.7 散点图

扫码观看
配套视频

14.7 散点图

散点图是以点的分布反映变量之间相关情况的统计图,根据图中的各点分布走向和密集程度,大致可以判断变量之间协变关系的类型。

散点图对于分析多变量数据非常有用，它们可帮助用户确定各刻度变量之间的潜在关系。

简单散点图使用二维坐标系绘制两个变量；三维散点图使用三维坐标系绘制 3 个变量；如果需要绘制更多的变量，则可以尝试使用重叠散点图和矩阵散点图。重叠散点图是同时在一个图中呈现多对变量的相关关系，但是多对变量中有一个共同变量。矩阵散点图是创建一个二维散点图的矩阵，在矩阵散点图中每个变量都参照另外一个变量进行绘制。

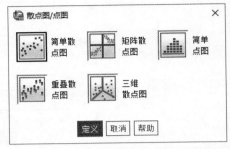

图 14-31 "散点图/点图"对话框

执行菜单栏中的"图形"→"旧对话框"→"散点图/点图"，在弹出的如图 14-31 所示的"散点图/点图"对话框进行相关参数的设置即可完成散点图的绘制。下面通过具体案例讲解如何在 SPSS 中进行散点图的绘制。

数据文件	数据文件\chapter14\data14d.sav

14.7.1 数据描述

本案例的数据文件包含某医院统计的 400 名临床患者的健康信息的资料，如表 14-8 所示（部分数据）。现要求利用散点图表达资料中变量之间的关系。

表 14-8   "data14d.sav" 数据

编号	年龄	性别	身高/cm	体重/kg	肺活量/mL	舒张压/mmHg	收缩压/mmHg	心率/bpm	最大心率/bpm
1	16	1	160.1	56.5	3380	80	110	80	199
2	15	1	155.6	43	2200	92	126	92	194
3	15	0	172.2	57	4000	78	120	78	204
4	14	0	160.9	46	3560	85	124	85	193
5	14	1	158	44.3	3300	78	110	78	200
6	15	0	180.5	61	3700	74	126	74	200
7	15	0	173.2	63	4700	66	114	66	193
8	15	0	164.2	44	3600	82	112	82	202

14.7.2 简单散点图

（1）打开"data14d.sav"数据文件，选择"图形"→"旧对话框"→"散点图/点图"，弹出"散点图/点图"对话框，各项含义如下。

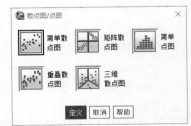

- 简单散点图：描述两个变量之间的关系。
- 矩阵散点图：以矩阵形式显示多个变量之间的关系。
- 简单点图：只描述一个变量在数轴上的分布，类似于直方图。
- 重叠散点图：同时描述多个变量两两之间的关系。
- 三维散点图：能显示 3 个变量之间的空间关系。

（2）如图 14-32 所示，选中"简单散点图"，单击"定   图 14-32   "散点图/点图"对话框义"按钮，弹出"简单散点图"对话框。其中的"Y 轴"用于选入纵轴变量；"X 轴"用于选入横轴变量。

（3）选中"心率"变量，单击➡按钮，将其选入"Y 轴"框内；选中"体重"变量，单击➡按钮，将其选入"X 轴"框内，如图 14-33 所示。

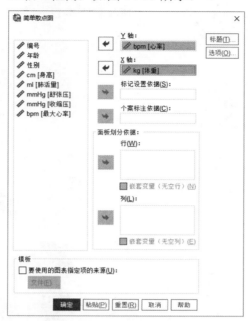

图 14-33 "简单散点图"对话框

（4）完成所有设置后，单击"确定"按钮执行命令。

（5）输出图形，如图 14-34 所示。

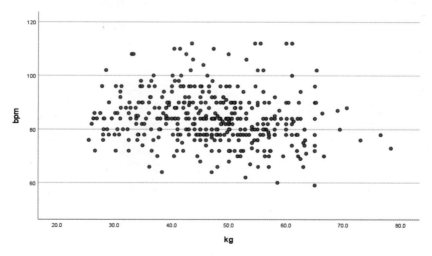

图 14-34 简单散点图

14.7.3 矩阵散点图

（1）打开"data14d.sav"数据文件，选择"图形"→"旧对话框"→"散点图/点图"，弹出如图 14-31 所示的"散点图/点图"对话框。

（2）选中"矩阵散点图"，单击"定义"按钮，弹出"散点图矩阵"对话框。

（3）选中"身高""体重""舒张压"和"收缩压"这 4 个变量，单击 按钮，将其选入"矩阵变量"框内，如图 14-35 所示。

（4）完成所有设置后，单击"确定"按钮执行命令。

（5）输出图形，如图 14-36 所示。

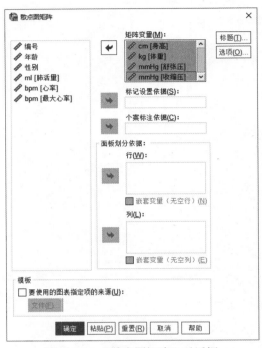

图 14-35   "散点图矩阵"对话框

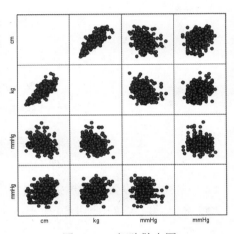

图 14-36   矩阵散点图

14.7.4   简单点图

（1）打开"data14d.sav"数据文件，选择"图形"→"旧对话框"→"散点图/点图"，弹出如图 14-31 所示的"散点图/点图"对话框。

（2）选中"简单点图"，单击"定义"按钮，弹出"定义简单点图"对话框。

（3）选中"体重"变量，单击 按钮，将其选入"X 轴变量"框内，如图 14-37 所示。

（4）完成所有设置后，单击"确定"按钮执行命令。

（5）输出图形，如图 14-38 所示。

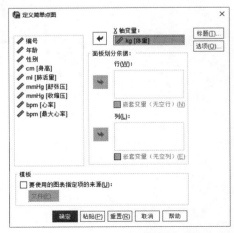

图 14-37   "定义简单点图"对话框

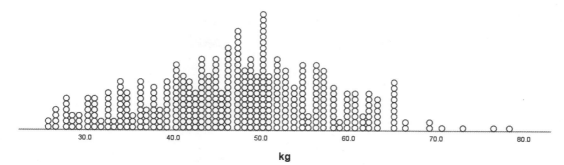

图 14-38　简单点图

14.7.5　重叠散点图

（1）打开"data14d.sav"数据文件，选择"图形"→"旧对话框"→"散点图/点图"，弹出如图 14-31 所示的"散点图/点图"对话框。

（2）选中"重叠散点图"，单击"定义"按钮，弹出"重叠散点图"对话框。其中的"配对"栏用于选择重叠的变量，操作方法：选中左侧变量列表中的两个变量，单击 ⬇ 按钮，将其选入"Y-X 对"框内作为一个变量对，此时可单击 ⬌ 按钮调换两个变量的排列顺序。

（3）同时选中"年龄"和"身高"变量，单击 ⬇ 按钮，将其选入"Y-X 对"框内，单击 ⬌ 按钮调换两个变量排列顺序；同时选中"年龄"和"体重"变量，单击 ⬇ 按钮，将其选入"Y-X 对"框内，单击 ⬌ 按钮调换两个变量排列顺序，如图 14-39 所示。

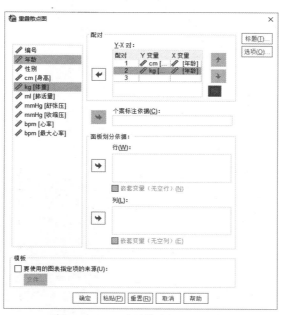

图 14-39　"重叠散点图"对话框

（4）完成所有设置后，单击"确定"按钮执行命令。

（5）输出图形，如图 14-40 所示。

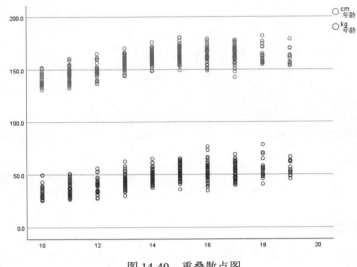

图 14-40 重叠散点图

14.7.6 三维散点图

（1）打开"data14d.sav"数据文件，选择"图形"→"旧对话框"→"散点图/点图"，弹出如图 14-31 所示的"散点图/点图"对话框。

（2）选中"三维散点图"，单击"定义"按钮，弹出"三维散点图"对话框。

（3）分别选中"身高""体重"和"心率"变量，单击 ➡ 按钮，将其分别选入"Y 轴""X 轴"和"Z 轴"框内，如图 14-41 所示。

（4）完成所有设置后，单击"确定"按钮执行命令。

（5）输出图形，如图 14-42 所示。

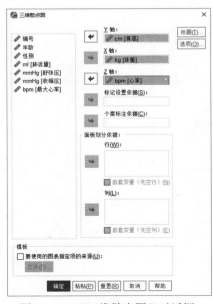

图 14-41 "三维散点图"对话框

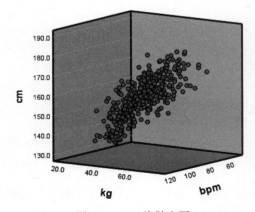

图 14-42 三维散点图

14.8 箱图

　　箱图，又称箱式图，是一种描述数据分布的统计图形，利用它可以从视觉的角度观察变量值的分布情况，其主要是表示变量值的 5 个百分位点，分别是最小值、第一个四分位数、中位数、第三个四分位数和最大值。箱图对于显示变量的分布情况并确定离群值的位置非常有用。

　　SPSS 提供了两种类型的箱图，分别为简单箱图和簇状箱图。简单箱图用于分析只有一个分类变量的数据资料；簇状箱图用于分析具有两个分类变量的数据资料。

　　执行菜单栏中的"图形"→"旧对话框"→"箱图"，在弹出的如图 14-43 所示的"箱图"对话框进行相关参数的设置即可完成箱图的绘制。下面通过具体案例讲解如何在 SPSS 中进行箱图的绘制。

图 14-43　"箱图"对话框

数据文件	数据文件\chapter14\data14d.sav

14.8.1　数据描述

　　本案例的数据文件包含某医院统计的 400 名临床患者的健康信息的资料，如表 14-9 所示（部分数据）。现要求利用箱图分析这些资料。

表 14-9　　　　　　　　　　　　　　　　"data14d.sav" 数据

编号	年龄	性别	身高/cm	体重/kg	肺活量/ml	舒张压/mmHg	收缩压/mmHg	心率/bpm	最大心率/bpm
1	16	1	160.1	56.5	3380	80	110	80	199
2	15	1	155.6	43	2200	92	126	92	194
3	15	0	172.2	57	4000	78	120	78	204
4	14	0	160.9	46	3560	85	124	85	193
5	14	0	158	44.3	3300	78	110	78	200
6	15	0	180.5	61	3700	74	126	74	200
7	15	0	173.2	63	4700	66	114	66	193
8	15	0	164.2	44	3600	82	112	82	202

14.8.2　简单箱图

　　（1）打开"data14d.sav"数据文件，选择"图形"→"旧对话框"→"箱图"，弹出"箱图"对话框，如图 14-43 所示。

　　（2）选中"简单"和"个案组摘要"，单击"定义"按钮，弹出"定义简单箱图：个案组摘要"对话框。

（3）选中"身高"变量，单击⬇按钮，将其选入"变量"框内；选中"年龄"变量，单击⬇按钮，将其选入"类别轴"框内，如图 14-44 所示。

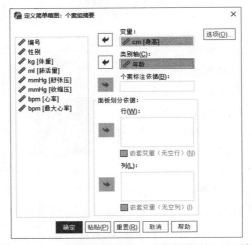

图 14-44 "定义简单箱图：个案组摘要"对话框

（4）完成所有设置后，单击"确定"按钮执行命令。

（5）输出图形，如图 14-45 所示。

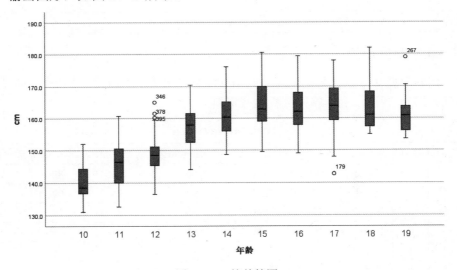

图 14-45 简单箱图

14.8.3 簇状箱图

（1）打开"data14d.sav"数据文件，选择"图形"→"旧对话框"→"箱图"，弹出如图 14-43 所示的"箱图"对话框。

（2）选中"簇状"和"个案组摘要"，单击"定义"按钮，弹出"定义簇状箱图：个案组摘要"对话框。

（3）选中"体重"变量，单击⬇按钮，将其选入"变量"框内；选中"年龄"变量，单击⬇按钮，将其选入"类别轴"框内；选中"性别"变量，单击⬇按钮，将其选入"聚类定义依据"框内,如图14-46所示。

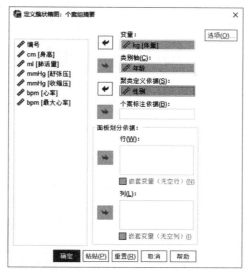

图14-46 "定义簇状箱图:个案组摘要"对话框

(4)完成所有设置后,单击"确定"按钮执行命令。

(5)输出图形,如图14-47所示。图中带数字的散点是超出箱图标示范围的个案编号。

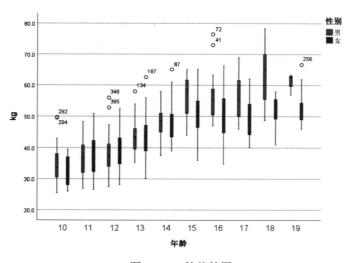

图14-47 簇状箱图

14.9 小结

本章主要介绍了统计表和统计图的相关概念,统计表与统计图是对资料进行统计描述的重要手段之一,也是表达统计分析结果的主要工具。本章用具体案例介绍了条形图、饼图、折线图、直方图、散点图、箱图等统计图在医学统计分析当中的应用，通过统计图可以对数据进行概括对比或直观的表达，利于研究者发现规律并进行总结。

14.10 习题

1．数据文件 data14d.sav 包含某医院统计的 400 名临床患者的健康信息的资料，请利用本章学习的内容完成以下分析：

（1）绘制身高、体重随年龄变化的折线图；

（2）分别绘制不同性别下的身高、肺活量、舒张压、收缩压、心率、最大心率的直方图；

（3）分别绘制身高、体重、肺活量、舒张压、收缩压随年龄变化的散点图；

（4）绘制身高、体重、肺活量、心率、最大心率之间的矩阵散点图；

（5）分别绘制身高、体重、肺活量、舒张压、收缩压随年龄变化的箱图。

（数据存储于数据文件\chapter14\data14d.sav 中。）

2．数据文件 ex14b.sav 包含按年份收集的医疗支出统计数据，请利用本章学习的内容绘制医疗支出随时间变化的折线图。

（数据存储于数据文件\chapter14\ex14b.sav 中。）

3．数据文件 ex14b.sav 包含患者的身高、体重、BMI 数据，请利用本章学习的内容完成以下分析：

（1）绘制身高、体重、BMI 三者之间的矩阵散点图；

（2）绘制体重、BMI 随身高变化的折线图。

（数据存储于数据文件\chapter14\ex14b.sav 中。）

第三部分　实验设计

第15章 观察性研究设计

医学研究的类型很多，按照不同的分类标准可将其划分为不同的类型。如按学科分类，医学研究可分为基础医学研究、临床医学研究、预防医学与公共卫生研究、社会医学研究、药学研究等；如按科技活动类型分类，可分为应用研究、基础研究和应用基础研究；如按对研究对象是否施加干预分类，可分为观察性研究和实验性研究。本章主要介绍观察性研究的概念和特点。

学习目标：
（1）掌握观察性研究的概念和特点。
（2）掌握问卷的基本概念和设计技巧。
（3）掌握抽样方法及其应用。

15.1 观察性研究的概念

观察性研究不对研究对象施加人为干预措施，在完全"自然状态"下对研究对象已客观存在的特征、状态进行观察、比较和分析，又称调查研究。在医学研究中，常见的观察性研究主要有横断面研究、病例对照研究和队列研究。

15.1.1 横断面研究

1. 基本概念

横断面研究也称现况研究，是按照事先设计的要求，在某一特定人群中调查收集特定时点某种疾病的患病状况及与患病有关的因素。在进行横断面研究时，疾病的状况和与患病有关的危险因素是在同一时间收集的，研究者很难区分因素出现与患病的时间顺序，因此，横断面研究只能提供疾病可能的病因线索，不能得出疾病因果关系的结论。

2. 方法的优缺点

（1）全面调查，或称普查，是对目标人群中所有的观察单位都进行调查，如我国的人口普查。普查的优点有：①因研究对象为目标人群的全体成员，所以确定调查对象容易；②不存在抽样误差，可以全面描述现象的分布特征；③可以发现人群中的全部病例；④通过普查可以普及医学卫生知识。普查的缺点有：①因工作量大，工作人员多，所以调查质量难以控制；②因调查对象多，调查期限短，所以难免出现漏查；③耗费人力、物力、财力；④不适用于患病率低、无简便易行诊断手段的疾病。

（2）抽样调查，是从全部调查研究对象中，随机抽取一部分进行调查，并据此对全部调查研究对象做出估计和推断的一种调查方法。根据抽取样本的方法，抽样调查可以分为概率抽样和非概率抽样两类。概率抽样是根据随机原则从调查研究的总体中抽取样本，并从数量上对总体的某些特征做出估计推断，对推断可能出现的误差可从概率意义上加以控制。非概率抽样是指调查者根据自己的方便或主观判断抽取样本，由于其不严格按照随机抽样原则抽取样本，因此失去了大数定律的存在基础，无法确定抽样误差，无法正确地说明样本的统计值在多大程度上适合总体。习惯上将概率抽样称为抽样调查，抽样调查的优点有：①节省时间和资源；②可以快速获得资料数据。抽样调查的缺点有：①设计、实施、资料分析较复杂；②重复或遗漏不易被发现；③不适用于发病率很低的疾病；④不适用于变异很大的人群和需要普查普治的情况。

15.1.2　病例对照研究

1. 基本概念

病例对照研究也称回顾性研究，是以确诊患有某病的人群作为病例组，以未患该病的具有可比性的人群作为对照组，分别调查其既往暴露于某个（或某些）危险因素的情况及程度，以判断和评估暴露因素与某病有无关联及关联程度大小的一种观察研究方法。

对照组是为了与病例组进行比较，又称比较组。对照组按研究设计确定人选，可以是健康人，也可以是患有非研究疾病的任何其他患者。

2. 特点

（1）不对研究对象施加任何干预，只是客观收集研究对象的暴露情况。

（2）设有与病例组进行比较且有可比性的对照组。

（3）在病例对照研究中先有结果，即已知研究对象患某病或未患某病，再追溯其可能与疾病有关的原因。

（4）病例对照研究为回顾性观察方法，故只能推测暴露因素与疾病是否有关联，而且只限于统计学上的关联。

3. 种类与优缺点

（1）种类

按研究目的分类，病例对照研究可分为探索性病例对照研究和验证性病例对照研究。

按研究收集的病例与对照配比分类，病例对照研究可分为如下两种。

① 病例与对照不匹配，即随机不匹配，在设计所规定的病例和对照人群中，分别抽取一定量的对象，除对照人数应不少于病例人数外，没有任何其他限制与规定。

② 病例与对照匹配，匹配就要求对照组在某些混杂因素上与病例组保持同质性，以达到控制混杂因素的目的。如以年龄作匹配因素，在比较与分析两组资料时，可通过控制年龄的干扰，避免由于年龄大小而引起对发病率高低的影响，因而可以更清晰地说明暴露因素与疾病的关系。

（2）优缺点

优点：所需样本量小，病例易获取，易于实施；节省时间、人力、物力；可以同时对一种疾病的多种病因进行研究；适用于病因复杂、发病率低、潜伏期长的疾病研究；在某些情况下，还可以对治疗措施的疗效与副作用做出初步评价。

缺点：易出现回忆偏倚和选择性偏倚；外部变量的控制可能不完全，混杂因素不易控制；因素暴露于疾病的时间先后难以判断；不适于研究人群中暴露比例很低的因素；不能获取暴露与无暴露人群的发病率，只能计算比数比（Odds Ratio，OR）。

15.1.3 队列研究

1. 基本概念

队列研究也称为前瞻性研究，是选定暴露与未暴露于某因素的两类人群，追踪其各自发病结局，比较两者发病结局的差异，从而判断暴露因素与发病有无因果关联及关联程度的一种观察研究方法。

研究对象必须是未患有某疾病的人群。暴露于某研究因素的研究对象称为暴露组或研究组，未暴露于该因素的研究对象为非（未）暴露组或对照组，它应该是除未暴露于该因素之外，其余各方面都尽可能与暴露组相同的人群。

2. 特点

（1）暴露不是人为给予的，而是客观存在的。

（2）对照组可以与暴露组来自同一人群，也可以来自不同的人群。

（3）在探求暴露因素与疾病的时间先后关系上，先确知其因，再纵向前瞻观察而究其果。

（4）由于观察者能切实知道暴露的作用和疾病的发生，且疾病是发生在确切数目的暴露人群中，所以能准确地计算出发病率，即人群发病的危险度。

3. 种类与优缺点

（1）种类

前瞻性队列研究。暴露组和非暴露组除暴露因素或某特征有差别外，其他条件应基本相同，追踪观察一段时间，记录该期间所研究疾病的结局（发生或死亡），然后分别计算和比较两组的发病率或死亡率，了解该因素或特征与疾病之间的联系。前瞻性队列研究所需观察时间往往很长，由观察者定期随访。

历史性队列研究。根据历史记载的有关暴露情况来划分暴露组和非暴露组，将观察的起点放在过去某一时段，调查并比较两组研究疾病从该时段到现在的发病率或死亡率。暴露与结局虽然跨越时期较长，但资料收集及分析却可以在较短时期内完成。尽管收集暴露与结局资料可同时完成，但其仍属前瞻性观察。

双向性队列研究，也称混合型队列研究，即在历史性队列研究之后，继续进行一段时间的前瞻性队列研究。

（2）优缺点

优点：暴露-疾病时间前后关系明确，可以直接估计疾病危险程度（发病率、相对危险度等）；可以研究疾病自然史和暴露的多种效应，所收集的资料完整可靠，不存在回忆偏倚。

缺点：不适于罕见疾病的研究；在较长随访期内，容易产生失访或暴露特征改变；所需研究资料较多，实施难度大。

扫码观看
配套视频

15.1.4 观察性研究-
具体案例分析

15.1.4 具体案例分析

数据文件	数据文件\chapter15\data15a.sav

1. 数据描述

某医院科室研究中西药治疗某疾病的差异，将受试对象随机分为两组，分别采用中药和西药进行治疗，获得的数据如表 15-1 所示。

表 15-1 观察性研究整理

治疗方式	结果	
	治愈	死亡
中药	40	12
西药	44	3

整理成 SPSS 格式的数据如表 15-2 所示。现要求分析中西药治疗效果是否存在显著差异。

表 15-2 中西药治疗效果数据

治疗方式	结果	频数
1	1	40
1	2	12
2	1	44
2	2	3

2. SPSS 实现

（1）打开"data15a.sav"数据文件，执行菜单栏中的"数据"→"个案加权"命令，弹出"个案加权"对话框。如图 15-1 所示，选中"频数"变量，单击 ⬦ 按钮将其选入"频率变量"选框中，单击"确定"按钮。

（2）执行菜单栏中的"分析"→"描述统计"→"交叉表"命令，弹出"交叉表"对话框。

（3）在左侧的变量列表中选中"治疗方式"变量，单击 ⬦ 按钮，将其选入"行"变量列表；选中"结果"变量，单击 ⬦ 按钮，将其选入"列"变量列表，如图 15-2 所示。

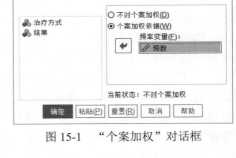

图 15-1 "个案加权"对话框

（4）单击"精确"按钮，弹出"精确检验"对话框，如图 15-3 所示，选择"仅渐进法"选项。单击"继续"按钮返回主对话框。

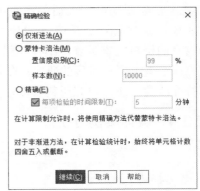

图 15-2 "交叉表"对话框   图 15-3 "精确检验"对话框

（5）单击"统计"按钮，弹出"交叉表：统计"对话框，如图15-4所示，勾选"卡方"复选框。单击"继续"按钮返回主对话框。

（6）单击"单元格"按钮，弹出"交叉表：单元格显示"对话框，如图15-5所示，勾选"实测"复选框、"期望"复选框、"行"复选框、"列"复选框，选择"单元格计数四舍五入"选项。单击"继续"按钮返回主对话框。

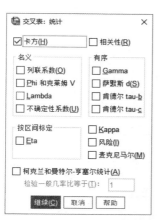

图15-4　"交叉表：统计"对话框

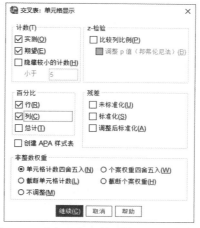

图15-5　"交叉表：单元格显示"对话框

（7）单击"格式"按钮，弹出"交叉表：表格式"对话框，如图15-6所示，选择"升序"选项。单击"继续"按钮返回主对话框。

（8）完成所有设置后，单击"确定"按钮执行命令。

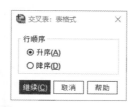

图15-6　"交叉表：表格式"对话框

3．结果分析

从表15-3可以看出个案数为99，没有缺失值。

表15-3　　　　　　　　　　　　　　　　个案处理摘要

	个案					
	有效		缺失		总计	
	N	百分比/%	N	百分比/%	N	百分比/%
治疗方式 * 结果	99	100.0	0	0.0	99	100.0

从表15-4可以看出每种组合的实际计数、期望计数等数据，例如中药治愈的实际计数为40，期望计数为44.1。

表 15-4 治疗方式*结果交叉表

			结果		总计
			治愈	死亡	
治疗方式	中药	计数	40	12	52
		期望计数	44.1	7.9	52.0
		占"治疗方式"的百分比/%	76.9	23.1	100.0
		占"结果"的百分比/%	47.6	80.0	52.5
	西药	计数	44	3	47
		期望计数	39.9	7.1	47.0
		占"治疗方式"的百分比/%	93.6	6.4	100.0
		占"结果"的百分比/%	52.4	20.0	47.5
总计		计数	84	15	99
		期望计数	84.0	15.0	99.0
		占"治疗方式"的百分比/%	84.8	15.2	100.0
		占"结果"的百分比/%	100.0	100.0	100.0

从表 15-5 可以看出卡方检验的结果。卡方检验的零假设是：中西药对患者的治疗效果没有差异。表中皮尔逊卡方检验的渐进显著性（双侧）水平小于 0.05，所以拒绝零假设，即中西药对患者的治疗效果存在明显差异。

表 15-5 卡方检验

	值	自由度	渐进显著性（双侧）	精确显著性（双侧）	精确显著性（单侧）
皮尔逊卡方	5.352[a]	1	0.021		
连续性修正[b]	4.132	1	0.042		
似然比	5.720	1	0.017		
费希尔精确检验				0.025	0.019
线性关联	5.298	1	0.021		
有效个案数	99				

a. 0 个单元格（0.0%）的期望计数小于 5。最小期望计数为 7.12。

b. 仅针对 2×2 表进行计算。

15.2 问卷

15.2.1 问卷的基本概念

在医学研究中，经常采用问卷来收集资料。问卷是指根据研究目的而设计的，以提问方式表达问题的表格。在调查中，问卷又常称为调查表，调查表的范畴比问卷更广。

调查表包括每个观察单位的调查结果仅记录为一行的一览表、每个观察单位独立使用的简单的登记卡片，或每个观察单位独立使用的一份详细提问和记录结果的问卷。

量表也是一种特殊的问卷，是经过标准化的测量工具。虽然调查表和量表都是问卷，但是调查表与量表仍有区别。调查表是一堆问题的集合，什么都可以问，且问题可以是任何类型的，如选择题、排序题或填空题，也可以是开放式的，但因为编写自由，所以数据处理比较困难；而量表的编写是规范的且难度较大，一般要几年的时间，且通常没有开放式问题。

一个初始量表编写完后，还要做许多的数据收集与分析工作，对初始量表进行修订，初成的量表还涉及信度和效度的问题，需要经过长期检验，并得到广泛认可才可以正式成为量表并进行使用。因为量表编写的规范，所以数据处理相对容易。在量表编制过程中，开始是以问卷形式来收集数据的，经过不断的修订与完善最终形成可进行评价的量表。

15.2.2　问卷的设计

设计问卷实质上是将一个理论假设逐步操作化的过程，即使用操作指标将理论问题表述出来，使研究计划具有可操作性，因而问卷设计的好与坏将直接影响调查结果。一份设计完好的问卷具备结构合理、调查项目完备、问卷语言表述规范精练等特点。问卷的一般结构如下。

（1）标题。问卷的标题用于概括说明调查的研究主题。标题应简明扼要，易于引起被访者兴趣。

（2）问卷说明。问卷说明一般置于问卷的开头，通过它可以使被访者了解调查目的，消除顾虑，并按一定的要求填写问卷。

（3）填表说明。对于较大规模的调查，问卷多为自填式问卷，因此必须有填表说明及其他事项说明等。填表说明的作用是解释问卷中某些项目的含义，指导被访者或调查者如何填写。例如，对选择答案的填写方式和开放式答案的填写方式的说明等。这部分在调查表或问卷中的适当位置统一给出，也可穿插在相应问题的后面。

（4）备查项目。备查项目（如调查员姓名，调查日期，调查对象的姓名、住址、单位等）与调查目的无关，用作核查、核对、不直接用于分析。

（5）分析项目。分析项目是直接用于计算调查指标以及排除混杂因素所必需的内容，包括：调查对象的人口学项目，如年龄、性别、民族、婚姻状况、文化程度、职业等；研究项目，如根据调查目的和调查指标所确定的必须进行调查的项目，资料分析时据此计算分析指标，这是调查的核心内容。

（6）编号。编号包括问卷编号、调查项目编号和回答选项编号。对于正规的问卷，还包括录入框，将要录入计算机的数据和编号填入其中，以便录入计算机。

15.2.3　问卷设计的原则

（1）合理性。合理性是指问卷所问问题是否与调查主题紧密相关。若不相关，再漂亮的问卷都是无益的，而所谓的问卷体现调查主题，其实质是在问卷设计之初就要找出"与调查主题相关的要素"。

（2）一般性。一般性即问题的设置是否具有普遍意义，这是设计问卷的一个基本要求，如果问卷中存在一定的常识性问题，则不利于调查结果的整理与分析。

（3）逻辑性。问卷的设计要求问题与问题之间具有逻辑性，独立的问题本身也不能出现逻辑上的错误。

（4）明确性。问卷的设计要求问题能够设置规范，命题要准确，提问要清晰明确，便于回答，被调查者能够对问题做出明确的回答。

（5）非诱导性。问卷的设计不能设置具有诱导性的问题，这种提问方式会导致调查结果的偏倚，被调查者忽视了自己的客观回答，因此要求问题要具有中性。

（6）便于整理分析。成功的问卷设计除了考虑紧密结合调查主题与方便信息收集外，还要考虑调查结果的易获取程度和说服力，这就要考虑问卷在调查后的整理分析工作。

扫码观看
配套视频

15.2.4 问卷–具体
案例分析

15.2.4　具体案例分析

1．问卷

为研究孕妇是否愿意捐献母乳，设计的调查问卷如表 15-6 所示。

表 15-6　　　　　　　　　　　　　　　　问卷

孕妇捐献母乳意愿调查
您好！我们拟了解您和您的身体状况的一些事情，请您亲自回答问题，并给出您的最佳答案，我们承诺将会对您的个人信息保密。对您的配合和支持我们深表感谢！

年龄	①小于 20 岁　②20～29 岁　③30～39 岁　④大于 40 岁
最高学历	①初中及以下　②高中及高职　③本科或大专　④硕士研究生及以上
工作情况	①有　②无
居住地址	①城镇　②农村
家庭月收入	①小于 5000 元　②5000～10000 元　③10000～20000 元　④大于 20000 元
现养育孩子个数	①1 个　②2 个及以上
是否愿意捐献母乳	①是　②否

数据文件	数据文件\chapter15\data15b.sav

2．数据描述

使用问卷获得的数据文件如表 15-7 所示（部分数据）。现要求利用交叉卡方检验的方法研究孕妇是否愿意捐献母乳在最高学历因素上是否存在差异。

表 15-7　　　　　　　　　　　　　　　　"data15b.sav" 数据

序号	年龄	最高学历	工作情况	居住地址	家庭月收入	现养育孩子个数	是否愿意捐献母乳
1	2	3	2	1	4	1	2
2	2	3	2	1	2	1	2
3	4	3	1	1	2	2	2
4	3	3	1	1	3	2	2
5	4	3	1	1	1	2	2
6	2	3	1	1	3	1	1
7	3	3	1	1	3	1	2
8	3	3	1	2	3	1	2

3. SPSS 实现

（1）打开"data15b.sav"数据文件，执行菜单栏中的"分析"→"描述统计"→"交叉表"命令，弹出"交叉表"对话框。

（2）在左侧的变量列表中选中"最高学历"变量，单击⬅按钮，将其选入"行"变量列表；选中"是否愿意捐献母乳"变量，单击⬅按钮，将其选入"列"变量列表，并勾选"显示簇状条形图"，如图 15-7 所示。

（3）单击"精确"按钮，弹出"精确检验"对话框，如图 15-8 所示，选择"仅渐进法"选项。单击"继续"按钮返回主对话框。

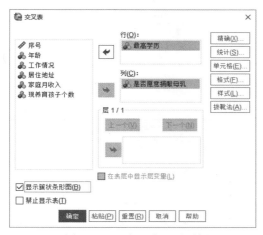

图 15-7 "交叉表"对话框

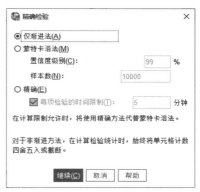

图 15-8 "精确检验"对话框

（4）单击"统计"按钮，弹出"交叉表：统计"对话框，如图 15-9 所示，勾选"卡方"复选框。单击"继续"按钮返回主对话框。

（5）单击"单元格"按钮，弹出"交叉表：单元格显示"对话框，如图 15-10 所示，勾选"实测"复选框、"期望"复选框、"行"复选框、"列"复选框，选择"单元格计数四舍五入"选项。单击"继续"按钮返回主对话框。

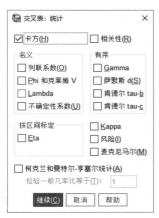

图 15-9 "交叉表：统计"对话框

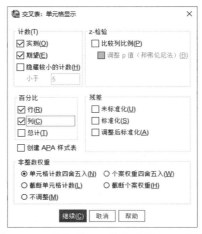

图 15-10 "交叉表：单元格显示"对话框

（6）单击"格式"按钮，弹出"交叉表：表格式"对话框，如图 15-11 所示，选择"升序"选项。单击"继续"按钮返回主对话框。

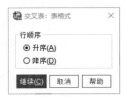

图 15-11　"交叉表：表格式"对话框

（7）完成所有设置后，单击"确定"按钮执行命令，此时会输出个案处理摘要、交叉表等数据。

4. 结果分析

从表 15-8 可以看出个案数为 190，没有缺失值。

表 15-8　　　　　　　　　　　　　　个案处理摘要

	个案					
	有效		缺失		总计	
	N	百分比/%	N	百分比/%	N	百分比/%
最高学历 * 是否愿意捐献母乳	190	100.0	0	0.0	190	100.0

从表 15-9 可以看出每种组合的实际计数、期望计数等数据，例如高中及高职愿意捐献母乳的实际计数为 5，期望计数为 3.3。

表 15-9　　　　　　　　　最高学历*是否愿意捐献母乳　交叉表

			是否愿意捐献母乳		总计
			是	否	
最高学历	初中及以下	计数	0	12	12
		期望计数	1.3	10.7	12.0
		占"最高学历"的百分比/%	0.0	100.0	100.0
		占"是否愿意捐献母乳"的百分比/%	0.0	7.1	6.3
	高中及高职	计数	5	25	30
		期望计数	3.3	26.7	30.0
		占"最高学历"的百分比/%	16.7	83.3	100.0
		占"是否愿意捐献母乳"的百分比/%	23.8	14.8	15.8
	本科或大专	计数	16	120	136
		期望计数	15.0	121.0	136.0
		占"最高学历"的百分比/%	11.8	88.2	100.0
		占"是否愿意捐献母乳"的百分比/%	76.2	71.0	71.6
	硕士及以上	计数	0	12	12
		期望计数	1.3	10.7	12.0

续表

			是否愿意捐献母乳		总计
			是	否	
最高学历	硕士及以上	占"最高学历"的百分比/%	0.0	100.0	100.0
		占"是否愿意捐献母乳"的百分比/%	0.0	7.1	6.3
总计		计数	21	169	190
		期望计数	21.0	169.0	190.0
		占"最高学历"的百分比/%	11.1	88.9	100.0
		占"是否愿意捐献母乳"的百分比/%	100.0	100.0	100.0

从表 15-10 可以看出卡方检验的结果。卡方检验的零假设是：不同最高学历的孕妇对是否愿意捐献母乳没有差异。表中皮尔逊卡方检验的渐进显著性（双侧）水平大于 0.05，所以认可零假设，即不同最高学历的孕妇对是否愿意捐献母乳没有差异。

表 15-10   卡方检验

	值	自由度	渐进显著性（双侧）
皮尔逊卡方	4.014[a]	3	0.260
似然比	6.538	3	0.088
线性关联	0.016	1	0.899
有效个案数	190		

a. 3 个单元格（37.5%）的期望计数小于 5。最小期望计数为 1.33。

15.3   抽样方法

在医学研究中总体通常很大，或者无法得到，如评价某种新药治疗癌症的效果时，不可能对所有癌症患者进行临床治疗试验。许多情况下也没有必要进行全面调查或试验，通过样本的调查结果，经统计学分析后就可以较准确地估计总体参数。因此经常会采用抽样方法，随机抽取总体中的一部分（样本）进行研究。

常用抽样方法有单纯随机抽样、系统抽样、分层抽样、整群抽样、多阶段抽样等。

单纯随机抽样，是指总体中所有研究的基本单位（个体）有同等的机会被抽取到样本中。一般步骤为先将总体的全部基本单位进行编号，形成抽样框，然后通过抽签、随机数字抽取、计算抽取等方法从抽样框中随机抽取一部分个体组成样本。

系统抽样一般指等距抽样，先将总体的全部单元按照一定顺序排列，采用简单随机抽样抽取第一个样本单元（或称为随机起点），再顺序抽取其余的样本单元。

分层抽样法也叫类型抽样法，它是从一个可以分成不同子总体（或称为层）的总体中，按规定的比例从不同层中随机抽取样品（个体）的方法。这种方法的优点是，样本的代表性比较好，抽样误差比较小。

整群抽样是指整群地抽选样本单位，对被抽选的各群进行全面调查的一种抽样组织方式。例如，在检验某种零件的质量时，不是逐个抽取零件，而是随机抽若干盒（每盒装有若干个零件），对所抽各盒零件进行全面检验。

多阶段抽样是指将抽样过程分阶段进行，每个阶段使用的抽样方法往往不同，即将各种抽样方法结合使用，其在大型流行病学调查中常用。

15.4　小结

本章主要介绍了观察性研究的基本概念及问卷的设计技巧。观察性研究不对研究对象施加人为干预措施，在完全"自然状态"下对研究对象已客观存在的特征、状态进行观察、比较和分析，包括横断面研究、病例对照研究、队列研究等。在医学研究中，经常采用问卷来收集资料，问卷是指根据研究目的而设计的，以提问方式表达问题的表格。

15.5　习题

1．数据文件 ex15a.sav 中包含某药物的药物依从性得分情况，请完成以下分析。

（1）不同婚姻状况下的药物依从性得分是否存在显著差异。

（2）不同工作状态下的药物依从性得分是否存在显著差异。

（3）不同家庭人均月收入下的药物依从性得分是否存在显著差异。

（数据存储于数据文件\chapter15\ex15a.sav 中。）

2．数据文件 data15b.sav 包含某医院对孕妇是否愿意捐献母乳的调查数据，请完成如下分析。

（1）不同最高学历对于是否愿意捐献母乳是否存在差异。

（2）是否有工作对于是否愿意捐献母乳是否存在差异。

（3）居住地址对于是否愿意捐献母乳是否存在差异。

（4）家庭月收入对于是否愿意捐献母乳是否存在差异。

（5）现养育孩子个数对于是否愿意捐献母乳是否存在差异。

（数据存储于数据文件\chapter15\data15b.sav 中。）

3．数据文件 ex15b.sav 包含住院患者参与医疗安全意愿及行为现状的问卷数据，请根据问卷数据完成以下分析。

（1）不同性别患者的行为意愿是否存在差异。

（2）不同学历患者的行为意愿是否存在差异。

（3）不同婚姻状况患者的行为意愿是否存在差异。

（4）根据问卷内容选择其他分析方法进行合理分析。

（数据存储于数据文件\chapter15\ex15b.sav 中。）

第 16 章　实验性研究设计

实验性研究设计是指通过对研究对象随机分组，对不同分组的研究对象施加干预，在严格控制其他非实验因素的条件下，观察并记录实验效应的一类研究方法。由于通过设计对实验因素进行了合理有效的安排，可以最大限度地减少实验误差，使实验达到高效、快速和经济的目的。

学习目标：

（1）了解实验性研究设计的概念。

（2）了解实验性研究设计的基本要素。

（3）了解实验性研究设计的种类。

16.1　实验性研究设计的概念

实验性研究设计是以费希尔（Fisher）为主的统计学家在 20 世纪 30 年代发展起来的。实验性研究是研究者根据研究目的人为地对实验单位设置干预措施，按照对照、重复、随机化的基本原则控制非干预措施的影响，通过对实验结果的分析，评价干预措施的效果。任何一项实验性研究，在确定研究目的之后，首先应该考虑的问题就是如何安排实验，或者说需要一份良好的实验性研究计划，这份良好的实验性研究计划就是实验性研究设计，它是使研究结果满足科学性的重要保证。

实验性研究的优点：①研究者可以按照研究设计，对所选择研究对象的条件、干预措施和结果分析进行标准化；②通过随机分配，将研究对象随机地分到试验组和对照组中，平衡了试验组和对照组中已知的和未知的混杂因素，从而提高了两组的可比性；③在一般情况下，试验组和对照组样本量大致相等，故有较高的统计效能；④由于试验组和对照组研究时间同步，外来因素的干扰对两组同时起作用，故对结果影响较小；⑤由于试验组和对照组的结果可以在研究结束时同时观察并记录，故可以确定干预措施的并发症或不良反应的发生情况。

实验性研究的缺点：①设计和实施较为复杂，实际工作中有时难以实现；②由于对研究对象的条件控制过严，会影响实验结果的应用和推广；③在临床研究中，当施加效果未知的干预措施时，可能会出现医学伦理上的问题。

16.1.1　实验性研究设计的必备内容

（1）干预或操纵。干预是指研究者对研究对象人为施加的因素，通过对研究对象施加干预因素，观察干预因素对实验对象的影响。这些施加的干预因素多作为研究的自变量，干预因素所引起的观察结果则是研究的因变量。

（2）对照组。对照的目的是排除干扰因素，控制协变量（非处理因素）的影响。如在研究特殊保健品对人体免疫功能的临床研究中，除了实验组每日需要服用保健品以外，试验组和对照组的饮食、体力活动以及其他可能影响观察指标的因素都应尽量保持一致，最后才能进行两组的比较，了解特殊保健品对人体免疫功能的影响。

（3）随机抽样和随机分组。随机抽样的目的则是使研究样本对研究总体具有更好的代表性，增加实验结果的推广与应用价值。随机分组的目的是控制未知因素对实验结果的影响，使试验组和对照组具有较好的可比性和均衡性，减少未知因素的干扰，使干预因素的效应更能显示出来，提高实验的效率。

16.1.2 实验性研究设计的基本要素

实验性研究设计的基本要素包括处理因素、受试对象和实验效应 3 个组成部分。例如研究某种降压药的疗效，该降压药为处理因素，高血压患者为受试对象，服药前后的血压差值为实验效应。基本要素确定的正确与否，会直接影响实验的结果。因此，基本要素的确定在实验设计中占有重要地位。

（1）处理因素。处理因素就是指在实验性研究中施加到实验组受试对象上的因素，又称研究因素，与其相对应的是非处理因素。非处理因素不是研究者特意设置的因素，但是它可能会造成对实验结果的干扰。处理因素可能是外部施加的因素，也可能是受试对象本身的某些属性特征，如年龄、性别等。研究成年男性/女性癌症发生率，性别就是固有处理因素。

（2）受试对象。在进行实验性研究设计时首先要确定受试对象，并对进入实验的受试对象的条件进行严格规定，医学研究的受试对象通常是人和动物。

（3）实验效应。实验效应主要通过观察指标进行测量，因此指标的选择会对研究结论产生较大的影响，选择指标时应当注意其关联性、客观性、特异性、精确性。

16.1.3 实验性研究设计的基本原则

（1）对照原则。只有通过设立对照，才能使处理因素产生的效应显示出来，消除非处理因素的影响。设立对照还可以减少和消除实验误差。对照有多种形式，常用的有空白对照、实验对照、标准对照、自身对照、相互对照、历史对照等。

（2）均衡原则。各组之间除处理因素不同外，其他的非处理因素多保持一致，则称各组之间均衡性好。各组之间均衡性越好，越能将处理因素产生的效果显现出来，从而提高实验的效率。通常采用交叉均衡和分层均衡两种方法。

（3）随机原则。随机化可以使样本具有代表性，使各组受试对象在重要的非处理因素方面具有较好的均衡性，从而提高实验结果的可比性。随机化包括随机抽样和随机分组，随机抽样是指保证总体中的每一个个体都有同等机会被抽出来作为样本，随机分组是指保证样本中的每个个体都有同等机会被分配到实验组或对照组。

（4）重复原则。重复的目的在于保证在相同的条件下进行多次实验或多次观察能获得类似的研究结果，一定数量的重复可以增加实验结果的可靠性。重复原则主要体现在重复实验、重复取样和重复测量 3 个方面。

16.2 完全随机设计

完全随机设计又称单因素设计，或成组设计，是医学研究中常
用的一种研究设计方法，其将同质的受试对象随机地分配到各处理组
中进行实验观察，或从不同总体中随机抽样进行对比研究。

数据文件	数据文件\chapter16\data16a.sav

16.2.1 数据描述

本案例的数据文件包含的是完全随机设计的数据，是某医院新进护士，被随机分至 3
个不同的科室，实习结束后统一进行考核的成绩，如表 16-1 所示（部分数据）。现要求分
析不同科室培养的护士的业务能力是否存在差异。

表 16-1 "data16a.sav" 数据

科室	业务成绩
1	90
1	88
1	85
2	80
2	78
2	88
3	80
3	75

16.2.2 SPSS 实现

（1）打开"data16a.sav"数据文件，执行菜单栏中的"分析"→"比较平均值"→"单
因素 ANOVA"命令，弹出"单因素 ANOVA 检验"对话框。

（2）在左侧的变量列表中选中"业务成绩"变量，单击⊡按钮，将其选入"因变量列
表"，在左侧的变量列表中选中"科室"变量，单击⊡按钮，将其选入"因子"，如图 16-1
所示。

（3）单击"事后比较"按钮，弹出"单因素 ANOVA 检验：事后多重比较"对话框。
如图 16-2 所示，勾选"LSD"复选框，其他设置采用默认值，单击"继续"按钮返回主对
话框。

（4）单击"选项"按钮，弹出"单因素 ANOVA 检验：选项"对话框。如图 16-3 所示，
勾选"描述"和"方差齐性检验"复选框；勾选"均值图"复选框；对"缺失值"选项组
采用默认设置，单击"继续"按钮返回主对话框。

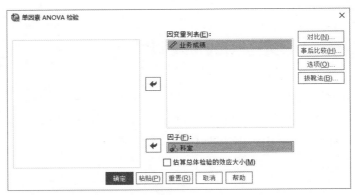

图 16-1　"单因素 ANOVA 检验"对话框

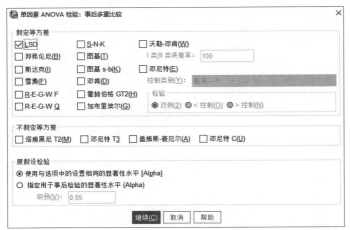

图 16-2　"单因素 ANOVA 检验：
事后多重比较"对话框

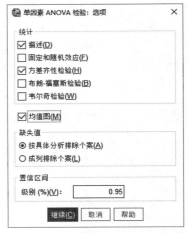

图 16-3　"单因素 ANOVA 检验：
选项"对话框

（5）完成所有设置后，单击"确定"按钮执行命令，此时系统会弹出描述性、方差齐性检验、ANOVA、多重比较等分析结果。

16.2.3　结果分析

从表 16-2 可以看出，每个科室实习的护士均有 12 名，总样本数为 36，业务成绩总平均值为 84.92。

表 16-2　　　　　　　　　　　　　　　描述性

业务成绩							
	N	平均值	标准差	标准误差	平均值的 95% 置信区间		最小值	最大值
					下限	上限		
科室 A	12	88.92	2.875	0.830	87.09	90.74	84	92
科室 B	12	83.92	4.078	1.177	81.33	86.51	78	88
科室 C	12	81.92	4.274	1.234	79.20	84.63	75	90
总计	36	84.92	4.741	0.790	83.31	86.52	75	92

从表 16-3 可以看出，基于平均值的显著性为 0.126，远大于 0.05，因此，认为各组的总体方差相等，即满足方差齐性这一前提条件。只有满足方差齐性才适合进行单因素方差分析。

表 16-3　　　　　　　　　　方差齐性检验

		莱文统计	自由度 1	自由度 2	显著性
业务成绩	基于平均值	2.205	2	33	0.126
	基于中位数	1.492	2	33	0.240
	基于中位数并具有调整后自由度	1.492	2	31.718	0.240
	基于剪除后平均值	2.200	2	33	0.127

从表 16-4 可以看出，总计平方和为 786.750，组间平方和为 312.000，组内平方和为 474.750；方差检验 F 统计量为 10.844，对应的显著性小于显著性水平 0.05。因此，认为 3 个科室培养的护士业务能力存在显著性差异。

表 16-4　　　　　　　　　　ANOVA

			业务成绩		
	平方和	自由度	均方	F	显著性
组间	312.000	2	156.000	10.844	<0.001
组内	474.750	33	14.386		
总计	786.750	35			

从表 16-5 可以看出，科室 A 与科室 B、科室 C 之间的显著性水平小于 0.05，说明科室 A 与科室 B、科室 C 之间培养的护士业务能力存在显著差异，且科室 A 的护士业务成绩大于科室 B、科室 C 的护士业务成绩。而科室 B 与科室 C 的护士业务成绩不存在显著差异。

表 16-5　　　　　　　　　　多重比较

		因变量：业务成绩				
		LSD				
(I) 科室	(J) 科室	平均值差值(I-J)	标准误差	显著性	95%置信区间	
					下限	上限
科室 A	科室 B	5.000*	1.548	0.003	1.85	8.15
	科室 C	7.000*	1.548	<0.001	3.85	10.15
科室 B	科室 A	−5.000*	1.548	0.003	−8.15	−1.85
	科室 C	2.000	1.548	0.205	−1.15	5.15
科室 C	科室 A	−7.000*	1.548	<0.001	−10.15	−3.85
	科室 B	−2.000	1.548	0.205	−5.15	1.15

*. 平均值差值的显著性水平为 0.05。

从图 16-4 可以看出，科室 A 护士的业务成绩最高。

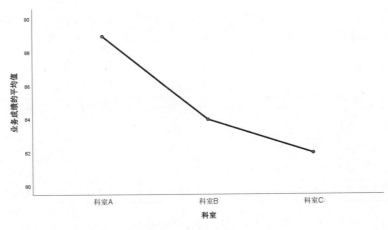

图 16-4 均值折线图

16.3 配对设计

根据实验中各组间均衡性的要求，将实验对象按研究对象的某些特征或条件相同或相近原则配成对，再随机分配每对中的两个对象接受不同的处理方式，这种试验设计称为配对设计。配对设计通常又可以分为同源配对和异源配对。

数据文件	数据文件\chapter16\data16b.sav

16.3.1 数据描述

本案例的数据文件包含的是配对设计的数据，是某医院用某降压药治疗 10 例高血压患者，用药前后分别测试受试对象的舒张压（单位为 mmHg）的数据，测试结果如表 16-6 所示，试研究该降压药是否有效。

表 16-6   "data16b.sav" 数据

编号	治疗前	治疗后
1	130	115
2	120	111
3	136	125
4	130	120
5	125	100
6	120	102
7	118	99
8	135	120
9	130	110
10	125	109

16.3.2 SPSS 实现

（1）打开数据文件"data16b.sav"，执行菜单栏中的"分析"→"比较均值"→"成对样本 t 检验"命令，弹出"成对样本 t 检验"对话框。

（2）在左侧变量列表中选中"治疗前"和"治疗后"变量，单击 按钮，将其选入"配对变量"列表中，如图 16-5 所示。

（3）单击"选项"按钮，弹出"成对样本 t 检验：选项"对话框，如图 16-6 所示，选项都保持系统默认，单击"继续"按钮返回主对话框。

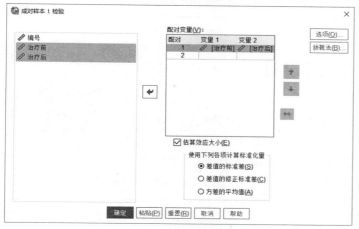

图 16-5 "成对样本 t 检验"对话框

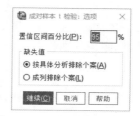

图 16-6 "成对样本 t 检验：选项"对话框

（4）完成所有设置后，单击"确定"按钮执行命令，此时系统会弹出成对样本统计、成对样本相关性、成对样本检验等分析结果。

16.3.3 结果分析

从表 16-7 可以看出，治疗前舒张压均值为 126.9000，标准差为 6.31489，标准误差平均值为 1.99694；而治疗后舒张压均值为 111.1000，标准差为 8.97466，标准误差平均值为 2.83804。

表 16-7　　　　　　　　　　　　成对样本统计

		均值	N	标准差	标准误差平均值
配对 1	治疗前	126.9000	10	6.31489	1.99694
	治疗后	111.1000	10	8.97466	2.83804

从表 16-8 可以看出，成对变量之间的相关性显著，因为显著性（双侧 P）为 0.002，小于 0.05。

表 16-8　　　　　　　　　　　　成对样本相关性

		N	相关性	显著性	
				单侧 P	双侧 P
配对 1	治疗前&治疗后	10	0.845	0.001	0.002

从表 16-9 可以看出，成对样本的均值存在显著差异，因为显著性（双侧 P）小于 0.05，说明治疗前后的舒张压存在差异，治疗后的舒张压明显小于治疗前的舒张压。因此，该降压药有效。

表 16-9   成对样本检验

| | | 配对差值 | | | | | t | 自由度 | 显著性 | |
| | | | | | 差值 95%置信区间 | | | | | |
		均值	标准差	标准误差平均值	下限	上限			单侧 P	双侧 P
配对1	治疗前-治疗后	15.80000	4.96208	1.56915	12.25034	19.34966	10.069	9	<0.001	<0.001

16.4 配伍组设计

扫码观看
配套视频

16.4 配伍组设计

配伍组设计又称随机区组设计，该设计是将受试对象先按配比条件构成配伍组（区组），每个配伍组有 3 个或 3 个以上受试对象；再按随机化原则分别将各配伍组的受试对象分配到各个处理组。配伍组设计的目的是对已知的非处理因素（配比条件）进行控制，以提高组间的均衡性。

数据文件	数据文件\chapter16\data16c.sav

16.4.1 数据描述

本案例的数据文件包含的是配伍组设计的数据。某研究机构研究 3 种饲料对大鼠的增重效果有无差异，为了消除遗传因素的影响，以窝别作为配伍的条件，在同一窝大鼠找 3 只体重（单位为 g）相近的作为一个区组，然后将每个区组 3 只大鼠随机分配到 3 个处理组中去，共有 6 个区组，如表 16-10 所示（部分数据）。

表 16-10   "data16c.sav" 数据

区组	饲料类型	大鼠体重
1	1	41.1
1	2	50
1	3	55.2
2	1	45
2	2	46.2
2	3	56.6
3	1	42.2
3	2	46.6

16.4.2 SPSS 实现

（1）打开"data16c.sav"数据文件，执行菜单栏中的"分析"→"一般线性模型"→

"单变量"命令，弹出"单变量"对话框。

（2）选中左侧变量列表中的"大鼠体重"变量，单击 ⬇ 按钮，将其选入"因变量"；选中"饲料类型"和"区组"变量，单击 ⬇ 按钮，将其选入"固定因子"，如图 16-7 所示。

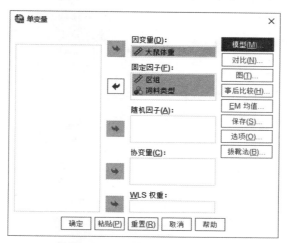

图 16-7 "单变量"对话框

（3）单击"模型"按钮，弹出"单变量：模型"对话框，如图 16-8 所示，本案例选择"构建项"模型，将"区组"和"饲料类型"变量放入"模型"，"构建项"类型选择"主效应"，单击"继续"，返回主对话框。此处指定模型不能选择全因子，因为全因子是用于分析交互作用的，随机区组设计是不分析交互作用的。

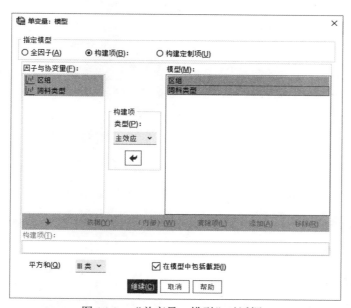

图 16-8 "单变量：模型"对话框

（4）单击"事后比较"按钮，弹出"单变量：实测平均值的事后多重比较"对话框。如图 16-9 所示，在左侧的"因子"列表框中选中"饲料类型"和"区组"变量，单击 ⬇ 按钮，将其选入"下列各项的事后检验"列表框；勾选"假定等方差"选项组中的"LSD"
复选框。单击"继续"按钮返回主对话框。

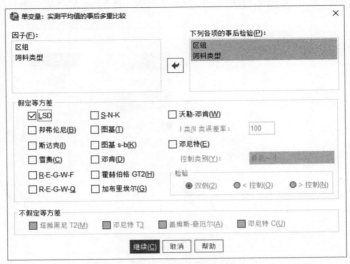

图 16-9　"单变量：实测平均值的事后多重比较"对话框

（5）单击"EM 均值"按钮，弹出"单变量：估算边际平均值"对话框。如图 16-10
所示，在"因子与因子交互"列表中选中"区组"和"饲料类型"，并单击 按钮，将其
选入"显示下列各项的平均值"列表框，单击"继续"按钮返回主对话框。

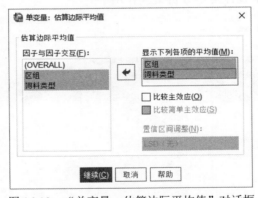

图 16-10　"单变量：估算边际平均值"对话框

（6）完成所有设置后，单击"确定"按钮执行命令，此时系统会弹出主体间因子、主
体间效应的检验等分析结果。

16.4.3　结果分析

从表 16-11 中可以看出，有区组、饲料类型两个因素。饲料类型有 3 个水平，每个水
平有 6 个观测量；区组有 6 个水平，每个水平有 3 个观测量。

表 16-11　　　　　　　　　　　　主体间因子

		值标签	N
区组	1		3
	2		3
	3		3
	4		3
	5		3
	6		3
饲料类型	1	A 饲料	6
	2	B 饲料	6
	3	C 饲料	6

表 16-12 给出了主体间效应检验的结果，可以看出，饲料类型的显著性为 0.025，小于显著性水平 0.05；区组的显著性为 0.309，大于显著性水平 0.05。由此可知饲料类型对大鼠体重的影响显著，不同区组大鼠的体重增加无差异。

表 16-12　　　　　　　　　　　主体间效应的检验

	因变量：大鼠体重				
源	III 类平方和	自由度	均方	F	显著性
修正模型	383.524[a]	7	54.789	2.535	0.088
截距	43522.334	1	43522.334	2013.877	<0.001
区组	149.423	5	29.885	1.383	0.309
饲料类型	234.101	2	117.051	5.416	0.025
误差	216.112	10	21.611		
总计	44121.970	18			
修正后总计	599.636	17			

a. R 方 = 0.640（调整后 R 方 = 0.387）。

表 16-13 和表 16-14 所示为区组和饲料类型各组的平均值和标准误差。

表 16-13　　　　　　　　　　　　区组

	因变量：大鼠体重			
区组	平均值	标准误差	95% 置信区间	
			下限	上限
1	48.767	2.684	42.786	54.747
2	49.267	2.684	43.286	55.247
3	48.867	2.684	42.886	54.847
4	54.067	2.684	48.086	60.047
5	49.900	2.684	43.920	55.880
6	44.167	2.684	38.186	50.147

表 16-14 饲料类型

饲料类型	平均值	标准误差	95% 置信区间	
			下限	上限
A 饲料	45.483	1.898	41.255	49.712
B 饲料	47.967	1.898	43.738	52.195
C 饲料	54.067	1.898	49.838	58.295

因变量：大鼠体重

表 16-15 给出了区组的多重比较的结果，可以看出各区组之间几乎不存在差异。表 16-16 给出了饲料类型的多重比较结果，可以看出饲料 A 与饲料 C、饲料 B 与饲料 C 之间的大鼠体重存在显著差异，而饲料 A 与饲料 B 之间的大鼠体重不存在显著差异。

表 16-15 区组的多重比较

因变量：大鼠体重

LSD

(I) 区组	(J) 区组	平均值差值(I−J)	标准误差	显著性	95%置信区间	
					下限	上限
1	2	−0.5000	3.79572	0.898	−8.9574	7.9574
	3	−0.1000	3.79572	0.980	−8.5574	8.3574
	4	−5.3000	3.79572	0.193	−13.7574	3.1574
	5	−1.1333	3.79572	0.771	−9.5907	7.3241
	6	4.6000	3.79572	0.253	−3.8574	13.0574
2	1	0.5000	3.79572	0.898	−7.9574	8.9574
	3	0.4000	3.79572	0.918	−8.0574	8.8574
	4	−4.8000	3.79572	0.235	−13.2574	3.6574
	5	−0.6333	3.79572	0.871	−9.0907	7.8241
	6	5.1000	3.79572	0.209	−3.3574	13.5574
3	1	0.1000	3.79572	0.980	−8.3574	8.5574
	2	−0.4000	3.79572	0.918	−8.8574	8.0574
	4	−5.2000	3.79572	0.201	−13.6574	3.2574
	5	−1.0333	3.79572	0.791	−9.4907	7.4241
	6	4.7000	3.79572	0.244	−3.7574	13.1574
4	1	5.3000	3.79572	0.193	−3.1574	13.7574
	2	4.8000	3.79572	0.235	−3.6574	13.2574
	3	5.2000	3.79572	0.201	−3.2574	13.6574
	5	4.1667	3.79572	0.298	−4.2907	12.6241
	6	9.9000*	3.79572	0.026	1.4426	18.3574
5	1	1.1333	3.79572	0.771	−7.3241	9.5907
	2	0.6333	3.79572	0.871	−7.8241	9.0907
	3	1.0333	3.79572	0.791	−7.4241	9.4907
	4	−4.1667	3.79572	0.298	−12.6241	4.2907
	6	5.7333	3.79572	0.162	−2.7241	14.1907

		因变量：大鼠体重				
			LSD			
(I) 区组	(J) 区组	平均值差值(I−J)	标准误差	显著性	95%置信区间	
					下限	上限
6	1	−4.6000	3.79572	0.253	−13.0574	3.8574
	2	−5.1000	3.79572	0.209	−13.5574	3.3574
	3	−4.7000	3.79572	0.244	−13.1574	3.7574
	4	−9.9000*	3.79572	0.026	−18.3574	−1.4426
	5	−5.7333	3.79572	0.162	−14.1907	2.7241

注：基于实测平均值。

注：误差项是均方（误差）= 21.611。

*：平均值差值的显著性水平为 0.05。

表 16-16　　　　　　　　　　　饲料类型的多重比较

		因变量：大鼠体重				
			LSD			
(I) 饲料类型	(J) 饲料类型	平均值差值(I−J)	标准误差	显著性	95%置信区间	
					下限	上限
A 饲料	B 饲料	−2.4833	2.68398	0.377	−8.4636	3.4969
	C 饲料	−8.5833*	2.68398	0.010	−14.5636	−2.6031
B 饲料	A 饲料	2.4833	2.68398	0.377	−3.4969	8.4636
	C 饲料	−6.1000*	2.68398	0.046	−12.0803	−0.1197
C 饲料	A 饲料	8.5833*	2.68398	0.010	2.6031	14.5636
	B 饲料	6.1000*	2.68398	0.046	0.1197	12.0803

注：基于实测平均值。

注：误差项是均方（误差）= 21.611。

*：平均值差值的显著性水平为 0.05。

16.5　析因设计

析因设计是一种将两个或多个因素的各水平交叉分组，进行实验的设计。在医学研究中，往往一个实验中需要安排多个因素，并且因素之间是相互联系、相互制约的，有时当一个因素的质和量改变时，另一个因素的效应随之变化。

析因设计总的实验组数等于各因素水平数的乘积。例如当两个因素各有 3 个水平时，实验组数为 9(3^2)。因此，应用析因设计时，分析的因素数和各因素的水平数不宜过多，一般因素数不超过 4，水平数不超过 3。5.2 节的数据就属于析因设计的测试数据，具体案例内容参考 5.2 节。

16.6 重复测量设计

重复测量设计是对同一受试对象的同一观察指标在不同时间点上进行多次重复测量，主要用于分析该观察指标在不同时间点上的变化特点。例如，患者在治疗后 1 周、3 周、7 周等各时间点上的某项指标变化。重复测量设计所需试验次数较少，在医学研究领域中得到了广泛的应用。

重复测量设计通过对同一个体在不同时间点进行多次重复测量，减少了个体间的变异，能更好地将处理效应显现出来，提高了设计的效率，减少了样本量，使设计更加经济。但前面的处理效应有可能影响到下一次处理的滞留效应，还可能激活原本以前不活跃的效应（称之为潜隐效应），也可能由于逐步熟悉实验，研究对象的反应能力逐步得到了提高（称之为学习效应）。

16.7 正交设计

扫码观看
配套视频

16.7 正交设计

正交设计是一种利用正交表来安排与分析多因素试验的设计方法。它是在试验因素的全部水平组合中，挑选部分有代表性的水平组合进行试验，通过对这部分水平组合进行试验找出最优的水平组合。同析因设计相比，正交设计可以大大减少试验次数，因此是一种高效率、快速、经济的实验设计方法。

数据文件	数据文件\chapter16\data16d.sav

16.7.1 数据描述

本案例使用正交实验数据，选取的是某研究机构从某物中提取的药品成分数据，影响因素有乙醇浓度（单位为%）、料液比（单位为 g/mL）、提取时间（单位为 h）和提取温度（单位为℃），其中乙醇浓度、料液比、提取时间、提取温度各有 3 个水平，即本案例是四因素三水平的实验，需要设计合适的正交实验表。根据实际设计 $L_9(3^4)$ 正交实验表，最多可观察 4 个因素，每个因素均有 3 个水平，因无空白列，所以需要做至少 10 次实验，如表 16-17 所示。

表 16-17   **"data16d.sav" 数据**

试验编号	乙醇浓度	料液比	提取时间	提取温度	药品成分提取率
1	1	1	1	1	99.66
2	1	2	2	2	105.2
3	1	3	3	3	101.35
4	2	1	2	3	115.67
5	2	2	2	1	116.54
6	2	3	1	2	108.86
7	3	1	3	2	94.24

续表

试验编号	乙醇浓度	料液比	提取时间	提取温度	药品成分提取率
8	3	2	1	3	99.52
9	3	3	2	1	83.93
10	2	2	2	2	118

16.7.2 SPSS 实现

（1）打开"data16d.sav"数据文件，执行菜单栏中的"分析"→"一般线性模型"→"单变量"命令，弹出"单变量"对话框。

（2）选中左侧变量列表中的"药品成分提取率"变量，单击 ➡ 按钮，将其选入"因变量"；选中"乙醇浓度""料液比""提取时间"和"提取温度"变量，单击 ➡ 按钮，将其选入"固定因子"，如图 16-11 所示。

（3）单击"模型"按钮，弹出"单变量：模型"对话框，如图 16-12 所示，本案例选择"构建项"模型，类型选择"主效应"，选中"乙醇浓度""料液比、提取时间"和"提取温度"变量，单击 ➡ 按钮，将其选入"模型"中，完成后单击"继续"按钮返回主对话框。

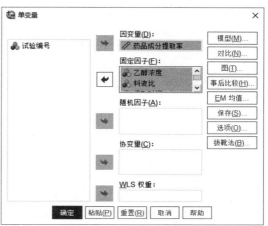

图 16-11　"单变量"对话框

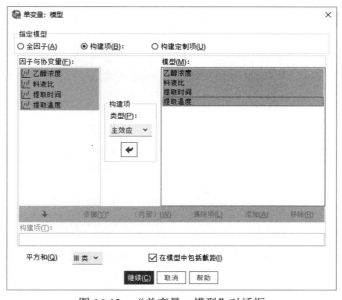

图 16-12　"单变量：模型"对话框

（4）单击"事后比较"按钮，弹出"单变量：实测平均值的事后多重比较"对话框。

如图 16-13 所示，在左侧的"因子"列表框中选中"乙醇浓度""料液比""提取时间"和"提取温度"变量，单击▣按钮，将其选入"下列各项的事后检验"列表框；勾选"假定等方差"选项组中的"LSD"复选框。单击"继续"按钮返回主对话框。

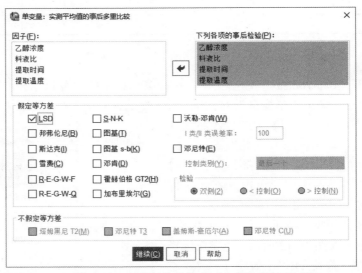

图 16-13 "单变量：实测平均值的事后多重比较"对话框

（5）单击"EM 均值"按钮，弹出"单变量：估算边际平均值"对话框。如图 16-14 所示，在"因子与因子交互"列表中选中"(OVERALL)"，并单击▣按钮，将其选入"显示下列各项的平均值"列表框，单击"继续"按钮返回主对话框。

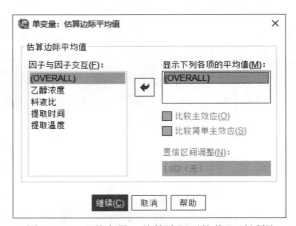

图 16-14 "单变量：估算边际平均值"对话框

（6）完成所有设置后，单击"确定"按钮执行命令，此时系统会弹出主体间因子、主体间效应的检验等分析结果。

16.7.3 结果分析

从表 16-18 中可以看出，有"乙醇浓度""料液比""提取时间"和"提取温度"4 个因素，每个因素有 3 个水平。

表 16-18　　　　　　　　　　　主体间因子

		值标签	N
乙醇浓度	1	40%	3
	2	60%	4
	3	80%	3
料液比	1	20	3
	2	30	4
	3	40	3
提取时间	1	1.5	3
	2	2	4
	3	2.5	3
提取温度	1	70	3
	2	80	4
	3	90	3

表 16-19 给出了方差检验的结果，可以看出，料液比、提取时间和提取温度的显著性水平均大于 0.05，由此可知料液比、提取时间和提取温度对药品成分提取率没有显著影响。而乙醇浓度的显著性水平小于 0.05，说明乙醇浓度对药品成分提取率有显著影响。

表 16-19　　　　　　　　　　主体间效应的检验

因变量：药品成分提取率					
源	III类平方和	自由度	均方	F	显著性
修正模型	1056.913[a]	8	132.114	189.765	0.056
截距	100783.684	1	100783.684	144762.545	0.002
乙醇浓度	753.336	2	376.668	541.034	0.030
料液比	139.631	2	69.815	100.281	0.070
提取时间	8.299	2	4.149	5.960	0.278
提取温度	44.958	2	22.479	32.288	0.123
误差	0.696	1	0.696		
总计	109836.251	10			
修正后总计	1057.609	9			

a. R 方 = 0.999（调整后 R 方 = 0.994）。

表 16-20 给出了乙醇浓度的多重比较的结果，可以看出，3 种乙醇浓度对药物成分提取率均存在显著差异。另外 3 种因素因为不显著，不需要进一步进行事后比较。

表 16-20 多重比较

因变量：药品成分提取率						
LSD						
(I) 乙醇浓度	(J) 乙醇浓度	平均值差值(I−J)	标准误差	显著性	95%置信区间	
					下限	上限
40%	60%	−12.6975*	0.63727	0.032	−20.7948	−4.6002
	80%	9.5067*	0.68127	0.046	0.8503	18.1631
60%	40%	12.6975*	0.63727	0.032	4.6002	20.7948
	80%	22.2042*	0.63727	0.018	14.1068	30.3015
80%	40%	−9.5067*	0.68127	0.046	−18.1631	−0.8503
	60%	−22.2042*	0.63727	0.018	−30.3015	−14.1068

注：基于实测平均值。

注：误差项是均方（误差）= 0.696。

*：平均值差值的显著性水平为 0.05。

16.8 小结

本章主要介绍了实验性研究设计的概念及种类，实验性研究设计必须具备的内容是干预或操纵、对照组、随机抽样和随机分组，实验性研究设计的基本要素包括处理因素、受试对象和实验效应 3 个组成部分，实验性研究设计的基本原则包括对照原则、均衡原则、随机原则、重复原则。本章还利用具体案例介绍了完全随机设计、配对设计、配伍组设计、析因设计、重复测量设计、正交设计方法在医学统计分析当中的应用。

16.9 习题

1．数据文件 ex16a.sav 包含研究 3 种药物不同用量对治疗某疾病的效果的数据，请利用本书学习的内容分析 3 种药物是否对治疗疾病有效果。

（数据存储于数据文件\chapter16\ex16a.sav 中。）

2．数据文件 ex16b.sav 包含将患者随机分成 4 组，分别使用不同药物治疗某疾病的指标数据，请利用本书学习的内容分析不同药物之间的指标数据是否存在差异。

（数据存储于数据文件\chapter16\data16c.sav 中。）

3．数据文件 ex16c.sav 包含治疗某疾病的 3 种药物连续 3 个月的销售情况，请利用本书学习的重复测量方法分析 3 种药物的销售量是否存在差异。

（数据存储于数据文件\chapter16\ex16c.sav 中。）

参考文献

[1] 李昕，张明明. SPSS 28.0 统计分析从入门到精通[M]. 北京：电子工业出版社，2022.

[2] 陈卉，李冬果. 医学统计方法及 SPSS 实现[M]. 北京：科学出版社，2016.

[3] 郭秀花. 医学统计学与 SPSS 软件实现方法[M]. 北京：科学出版社，2012.

[4] 武松. SPSS 实战与统计思维 [M]. 北京：清华大学出版社，2019.

[5] 周俊. 问卷数据分析——破解 SPSS 软件的六类分析思路[M]. 2 版. 北京：电子工业出版社，2020.

[6] 张文彤，钟云飞，王清华. IBM SPSS 数据分析实战案例精粹[M]. 2 版. 北京：清华大学出版社，2020.

[7] 杨维忠，张甜，王国平. SPSS 统计分析与行业应用案例详解[M]. 4 版. 北京：清华大学出版社，2018.

[8] 张文彤，董伟. SPSS 统计分析高级教程[M]. 3 版. 北京：高等教育出版社，2018.

[9] 马秀麟，邬彤. SPSS 数据分析及定量研究[M]. 北京：北京师范大学出版社，2020.

[10] 倪雪梅. 精通 SPSS 统计分析[M]. 北京：清华大学出版社，2010.